"十二五"职业教育国家规划立项教材

国家卫生和计划生育委员会"十二五"规划教材

全国中等卫生职业教育教材

U0304103

供营养与保健专业用

营养配餐与设计

主　编　孙雪萍

副主编　王玉华　王　丹

编　者（以姓氏笔画为序）

王　丹（长春医学高等专科学校）

王玉华（河南省郑州市卫生学校）

尹芳菲（河北省秦皇岛市卫生学校）

吕荣光（甘肃卫生职业学院）

朱秋丽（山东中医药高等专科学校）

邬晓婧（宁波卫生职业技术学院）

刘书莲（河南省郑州市卫生学校）

闫瑞霞（沧州医学高等专科学校）

孙雪萍（山东中医药高等专科学校）

高艳丽（河南省郑州市卫生学校）

韩小存（郑州旅游职业学院）

人民卫生出版社

图书在版编目（CIP）数据

营养配餐与设计/孙雪萍主编.—北京:人民卫生出版社,2015

ISBN 978-7-117-21620-3

Ⅰ.①营… Ⅱ.①孙… Ⅲ.①膳食营养-高等职业教育-教材 Ⅳ.①R151.3

中国版本图书馆 CIP 数据核字（2015）第 252667 号

人卫社官网　　www.pmph.com	出版物查询，在线购书
人卫医学网　　www.ipmph.com	医学考试辅导，医学数据库服务，医学教育资源，大众健康资讯

营养配餐与设计

主　　编：孙雪萍
出版发行：人民卫生出版社（中继线 010-59780011）
地　　址：北京市朝阳区潘家园南里 19 号
邮　　编：100021
E - mail：pmph @ pmph.com
购书热线：010-59787592　010-59787584　010-65264830
印　　刷：北京汇林印务有限公司
经　　销：新华书店
开　　本：787×1092　1/16　印张：15
字　　数：374 千字
版　　次：2016 年 2 月第 1 版　2021 年 8 月第 1 版第 5 次印刷
标准书号：ISBN 978-7-117-21620-3/R·21621
定　　价：78.00 元

打击盗版举报电话：010-59787491　E-mail：WQ @ pmph.com
（凡属印装质量问题请与本社市场营销中心联系退换）

出版说明

为全面贯彻党的十八大和十八届三中、四中、五中全会精神,依据《国务院关于加快发展现代职业教育的决定》要求,更好地服务于现代卫生职业教育快速发展的需要,适应卫生事业改革发展对医药卫生职业人才的需求,贯彻《医药卫生中长期人才发展规划(2011—2020年)》《现代职业教育体系建设规划(2014—2020年)》文件精神,人民卫生出版社在教育部、国家卫生和计划生育委员会的领导和支持下,按照教育部颁布的《中等职业学校专业教学标准(试行)》医药卫生类(第二辑)(简称《标准》),由全国卫生职业教育教学指导委员会(简称卫生行指委)直接指导,经过广泛的调研论证,成立了中等卫生职业教育各专业教育教材建设审委员会,启动了全国中等卫生职业教育第三轮规划教材修订工作。

本轮规划教材修订的原则:①明确人才培养目标。按照《标准》要求,本轮规划教材坚持立德树人,培养职业素养与专业知识、专业技能并重,德智体美全面发展的技能型卫生专门人才。②强化教材体系建设。紧扣《标准》,各专业设置公共基础课(含公共选修课)、专业技能课(含专业核心课、专业方向课、专业选修课);同时,结合专业岗位与执业资格考试需要,充实完善课程与教材体系,使之更加符合现代职业教育体系发展的需要。在此基础上,组织制订了各专业课程教学大纲并附于教材中,方便教学参考。③贯彻现代职教理念。体现"以就业为导向,以能力为本位,以发展技能为核心"的职教理念。理论知识强调"必需、够用";突出技能培养,提倡"做中学、学中做"的理实一体化思想,在教材中编入实训(实验)指导。④重视传统融合创新。人民卫生出版社医药卫生规划教材经过长时间的实践与积累,其中的优良传统在本轮修订中得到了很好的传承。在广泛调研的基础上,再版教材与新编教材在整体上实现了高度融合与衔接。在教材编写中,产教融合、校企合作理念得到了充分贯彻。⑤突出行业规划特性。本轮修订紧紧依靠卫生行指委和各专业教育教材建设评审委员会,充分发挥行业机构与专家对教材的宏观规划与评审把关作用,体现了国家卫生计生委规划教材一贯的标准性、权威性、规范性。⑥提升服务教学能力。本轮教材修订,在主教材中设置了一系列服务教学的拓展模块;此外,教材立体化建设水平进一步提高,根据专业需要开发了配套教材、网络增值服务等,大量与课程相关的内容围绕教材形成便捷的在线数字化教学资源包,为教师提供教学素材支持,为学生提供学习资源服务,教材的教学服务能力明显增强。

　　人民卫生出版社作为国家规划教材出版基地,有护理、助产、农村医学、药剂、制药技术、营养与保健、康复技术、眼视光与配镜、医学检验技术、医学影像技术、口腔修复工艺等24个专业的教材获选教育部中等职业教育专业技能课立项教材,相关专业教材根据《标准》颁布情况陆续修订出版。

营养与保健专业编写说明

2010 年,教育部公布《中等职业学校专业目录(2010 年修订)》,将卫生保健(0803)更名为营养与保健专业(100400),目的是面向医院、社区卫生保健机构、养老机构、学校、幼儿园以及餐饮、食品与保健品等行业,培养具有基础营养、公共营养、临床营养知识与技能,服务于健康人群、亚健康人群、疾病患者的德智体美全面发展的高素质劳动者和技能型人才。人民卫生出版社积极落实教育部、国家卫生和计划生育委员会相关要求,推进《标准》实施,在卫生行指委指导下,进行了认真细致的调研论证工作,规划并启动了教材的编写工作。

本轮营养与保健专业规划教材与《标准》课程结构对应,设置公共基础课(含公共选修课)、专业基础课、专业技能课(含专业核心课、专业选修课)教材。其中专业核心课教材根据《标准》要求设置共 9 种。

本轮教材编写力求贯彻以学生为中心、贴近岗位需求、服务教学的创新教材编写理念,教材中设置了"学习目标""病例 / 案例""知识链接""考点提示""本章小结""目标测试""实训 / 实验指导"等模块。"学习目标""考点提示""目标测试"相互呼应衔接,着力专业知识掌握,提高专业考试应试能力。尤其是"病例 / 案例""实训 / 实验指导"模块,通过真实案例激发学生的学习兴趣、探究兴趣和职业兴趣,满足了"真学、真做、掌握真本领"的新时期卫生职业教育人才培养新要求。

本系列教材将于 2016 年 2 月前全部出版。

第一届全国中等卫生职业教育营养与保健专业教育教材建设评审委员会

主 任 委 员　封银曼

副主任委员　张玉兰　李　勇

委　　　员（按姓氏笔画排序）

李智成　何燕文　张继新　周晓隆　施宏伟

袁　媛　顾绍年

总序号	适用专业	分序号	教材名称	版次	主编	
1	护理专业	1	解剖学基础 **	3	任 晖	袁耀华
2		2	生理学基础 **	3	朱艳平	卢爱青
3		3	药物学基础 **	3	姚 宏	黄 刚
4		4	护理学基础 **	3	李 玲	蒙雅萍
5		5	健康评估 **	2	张淑爱	李学松
6		6	内科护理 **	3	林梅英	朱启华
7		7	外科护理 **	3	李 勇	俞宝明
8		8	妇产科护理 **	3	刘文娜	闫瑞霞
9		9	儿科护理 **	3	高 凤	张宝琴
10		10	老年护理 **	3	张小燕	王春先
11		11	老年保健	1	刘 伟	
12		12	急救护理技术	3	王为民	来和平
13		13	重症监护技术	2	刘旭平	
14		14	社区护理	3	姜瑞涛	徐国辉
15		15	健康教育	1	靳 平	
16	助产专业	1	解剖学基础 **	3	代加平	安月勇
17		2	生理学基础 **	3	张正红	杨汛雯
18		3	药物学基础 **	3	张 庆	田卫东
19		4	基础护理 **	3	贾丽萍	宫春梓
20		5	健康评估 **	2	张 展	迟玉香
21		6	母婴护理 **	1	郭玉兰	谭奕华
22		7	儿童护理 **	1	董春兰	刘 俐
23		8	成人护理(上册)-内外科护理 **	1	李俊华	曹文元
24		9	成人护理(下册)-妇科护理 **	1	林 珊	郭艳春
25		10	产科学基础 **	3	翟向红	吴晓琴
26		11	助产技术 **	1	闫金凤	韦秀宜
27		12	母婴保健	3	颜丽青	
28		13	遗传与优生	3	邓鼎森	于全勇

续表

总序号	适用专业	分序号	教材名称	版次	主编	
29	护理、助产专业共用	1	病理学基础	3	张军荣	杨怀宝
30		2	病原生物与免疫学基础	3	吕瑞芳	张晓红
31		3	生物化学基础	3	艾旭光	王春梅
32		4	心理与精神护理	3	沈丽华	
33		5	护理技术综合实训	2	黄惠清	高晓梅
34		6	护理礼仪	3	耿洁	吴彬
35		7	人际沟通	3	张志钢	刘冬梅
36		8	中医护理	3	封银曼	马秋平
37		9	五官科护理	3	张秀梅	王增源
38		10	营养与膳食	3	王忠福	
39		11	护士人文修养	1	王燕	
40		12	护理伦理	1	钟会亮	
41		13	卫生法律法规	3	许练光	
42		14	护理管理基础	1	朱爱军	
43	农村医学专业	1	解剖学基础 **	1	王怀生	李一忠
44		2	生理学基础 **	1	黄莉军	郭明广
45		3	药理学基础 **	1	符秀华	覃隶莲
46		4	诊断学基础 **	1	夏惠丽	朱建宁
47		5	内科疾病防治 **	1	傅一明	闫立安
48		6	外科疾病防治 **	1	刘庆国	周雅清
49		7	妇产科疾病防治 **	1	黎梅	周惠珍
50		8	儿科疾病防治 **	1	黄力毅	李卓
51		9	公共卫生学基础 **	1	戚林	王永军
52		10	急救医学基础 **	1	魏蕊	魏瑛
53		11	康复医学基础 **	1	盛幼珍	张瑾
54		12	病原生物与免疫学基础	1	钟禹霖	胡国平
55		13	病理学基础	1	贺平则	黄光明
56		14	中医药学基础	1	孙治安	李兵
57		15	针灸推拿技术	1	伍利民	
58		16	常用护理技术	1	马树平	陈清波
59		17	农村常用医疗实践技能实训	1	王景舟	
60		18	精神病学基础	1	汪永君	
61		19	实用卫生法规	1	菅辉勇	李利斯
62		20	五官科疾病防治	1	王增源	高翔
63		21	医学心理学基础	1	白杨	田仁礼
64		22	生物化学基础	1	张文利	
65		23	医学伦理学基础	1	刘伟玲	斯钦巴图
66		24	传染病防治	1	杨霖	曹文元

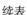

续表

总序号	适用专业	分序号	教材名称	版次	主编
67	营养与保健专业	1	正常人体结构与功能 *	1	赵文忠
68		2	基础营养与食品安全 *	1	陆 淼 袁 媛
69		3	特殊人群营养 *	1	冯 峰
70		4	临床营养 *	1	吴 苇
71		5	公共营养 *	1	林 杰
72		6	营养软件实用技术 *	1	顾 鹏
73		7	中医食疗药膳 *	1	顾绍年
74		8	健康管理 *	1	韩新荣
75		9	营养配餐与设计 *	1	孙雪萍
76	康复技术专业	1	解剖生理学基础 *	1	黄嫦斌
77		2	疾病学基础 *	1	刘忠立 白春玲
78		3	临床医学概要 *	1	马建强
79		4	康复评定技术 *	2	刘立席
80		5	物理因子治疗技术 *	1	张维杰 刘海霞
81		6	运动疗法 *	1	田 莉
82		7	作业疗法 *	1	孙晓莉
83		8	言语疗法 *	1	朱红华 王晓东
84		9	中国传统康复疗法 *	1	封银曼
85		10	常见疾病康复 *	2	郭 华
86	眼视光与配镜专业	1	验光技术 *	1	刘 念 李丽华
87		2	定配技术 *	1	黎莞萍 闫 伟
88		3	眼镜门店营销实务 *	1	刘科佑 连 捷
89		4	眼视光基础 *	1	肖古月 丰新胜
90		5	眼镜质检与调校技术 *	1	付春霞
91		6	接触镜验配技术 *	1	郭金兰
92		7	眼病概要	1	王增源
93		8	人际沟通技巧	1	钱瑞群 黄力毅
94	医学检验技术专业	1	无机化学基础 *	3	赵 红
95		2	有机化学基础 *	3	孙彦坪
96		3	分析化学基础 *	3	朱爱军
97		4	临床疾病概要 *	3	迟玉香
98		5	寄生虫检验技术 *	3	叶 薇
99		6	免疫学检验技术 *	3	钟禹霖
100		7	微生物检验技术 *	3	崔艳丽
101		8	检验仪器使用与维修 *	1	王 迅
102	医学影像技术专业	1	解剖学基础 *	1	任 晖
103		2	生理学基础 *	1	石少婷
104		3	病理学基础 *	1	杨怀宝

续表

总序号	适用专业	分序号	教材名称	版次	主编	
105		4	医用电子技术 *	3	李君霖	
106		5	医学影像设备 *	3	冯开梅	卢振明
107		6	医学影像技术 *	3	黄 霞	
108		7	医学影像诊断基础 *	3	陆云升	
109		8	超声技术与诊断基础 *	3	姜玉波	
110		9	X 线物理与防护 *	3	张承刚	
111	口腔修复工艺专业	1	口腔解剖与牙雕刻技术 *	2	马惠萍	翟远东
112		2	口腔生理学基础 *	3	乔瑞科	
113		3	口腔组织及病理学基础 *	2	刘 钢	
114		4	口腔疾病概要 *	3	葛秋云	杨利伟
115		5	口腔工艺材料应用 *	3	马冬梅	
116		6	口腔工艺设备使用与养护 *	2	李新春	
117		7	口腔医学美学基础 *	3	王 丽	
118		8	口腔固定修复工艺技术 *	3	王 菲	米新峰
119		9	可摘义齿修复工艺技术 *	3	杜士民	战文吉
120		10	口腔正畸工艺技术 *	3	马玉革	
121	药剂、制药技术专业	1	基础化学 **	1	石宝珏	宋守正
122		2	微生物基础 **	1	熊群英	张晓红
123		3	实用医学基础 **	1	曲永松	
124		4	药事法规 **	1	王 蕾	
125		5	药物分析技术 **	1	戴君武	王 军
126		6	药物制剂技术 **	1	解玉岭	
127		7	药物化学 **	1	谢癸亮	
128		8	会计基础	1	赖玉玲	
129		9	临床医学概要	1	孟月丽	曹文元
130		10	人体解剖生理学基础	1	黄莉军	张 楚
131		11	天然药物学基础	1	郑小吉	
132		12	天然药物化学基础	1	刘诗洙	欧绍淑
133		13	药品储存与养护技术	1	宫淑秋	
134		14	中医药基础	1	谭 红	李培富
135		15	药店零售与服务技术	1	石少婷	
136		16	医药市场营销技术	1	王顺庆	
137		17	药品调剂技术	1	区门秀	
138		18	医院药学概要	1	刘素兰	
139		19	医药商品基础	1	詹晓如	
140		20	药理学	1	张 庆	陈达林

** 为"十二五"职业教育国家规划教材
* 为"十二五"职业教育国家规划立项教材

前　言

　　"健康是人生最宝贵的财富"，随着国民经济的发展，人民生活水平不断提高，与膳食因素有关的慢性疾病也越来越威胁着我们的健康。合理营养、平衡膳食受到了大众的普遍关注，如何针对不同人群健康水平、营养现状，合理摄取膳食，显得尤为重要。

　　本教材在编写过程中贯彻教育部"加快发展现代职业教育"精神，以服务为宗旨，以就业为导向，遵循"三基、五性、三特定"的原则。在严格遵循营养与保健专业学生的培养目标和要求的基础上，将理论知识、职业能力和专业技能结合为一体。因此，本书理论与实践兼顾，既具有系统的膳食设计与营养配餐的理论知识，又有着丰富的实践运用内容，可操作性强，可为不同人群的膳食提供指导及配餐参考。

　　本书共分六章内容，主要介绍了常见食物原料的基础知识；编制营养食谱的理论依据和编制方法；特殊生理时期人群、特殊环境人群和特殊职业人群的膳食设计与营养配餐；常见慢性疾病人群的膳食设计与营养配餐；最后一章结合我国传统医药学基础理论，介绍了中医食补养生膳的设计；书末附有中国居民营养素参考摄入量。本书收集的材料力求全面：一方面，在课程内容上使基础知识与实践技能紧密结合；另一方面，按照营养师卫生资格考试大纲、公共营养师和营养配餐员职业资格考试大纲，将课程内容和结构设计与职业资格考试紧密接轨。另外，增加了食补养生膳的设计内容，培养学生利用食补养生膳维护健康，防治疾病的能力，适应卫生保健工作需要。

　　本教材主要面向中等职业学校营养与保健专业的学生，也可用于康复、护理专业的选修课，也是临床医师、营养师、配餐员和健康管理师等从事营养保健和健康管理行业工作人员进行膳食设计和营养食谱设计的主要参考书。

　　本书在编写过程中得到了各高等医学院校和中职卫生学校的指导和支持，以及各位参编专家的鼎力合作。在此，向所有支持、帮助本教材编写和出版工作的领导、专业同行表示衷心的感谢！

　　本教材系首次编写，由于时间和水平有限，可能会存在不少缺点，尤其是文字表达和写作风格方面，敬希读者不吝赐教和指正。

孙雪萍
2015 年 10 月

目 录

第一章 常见食物原料基础知识

学习目标

1. 掌握:常见食物的分类;常见各类食物的营养价值。
2. 熟悉:各类食物的营养特点及应用。
3. 了解:各类食物的品种及特点。

人类的食物种类繁多,根据不同的研究目的有不同的分类方法。食物常见分类方法有:

1. 按照食物来源分类

(1)植物性食物:包括粮谷类、豆类、坚果类、蔬菜类、水果类、菌藻类等。

(2)动物性食物:包括畜禽肉、水产类、蛋类、乳类等。

(3)各种食物制品:以各类天然食物为原料,加工制作而成的食品,包括糖、食用油、饮料、糕点、罐头等。

2. 按照食品加工程度分类

(1)初加工食品:如米、面、油、食糖等。

(2)再加工食品:由初加工食品进行加工制成的,如面包、糕点、酒类等。

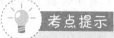

考点提示

食物的分类

(3)深加工食品:主要指一些功能性食品,如婴幼儿食品、保健食品等。

3. 按照中国饮食习惯分类

(1)主食类:是由米、面加工的食品,如米饭、馒头、面包等,它们是人体能量的主要来源。

(2)副食品:指主食以外的鱼肉蔬菜等各种食品,是人体蛋白质、脂肪、维生素、矿物质的主要来源。

(3)嗜好品:主要包括烟、酒、茶叶、咖啡等,是指某些含有特殊成分,以满足有特殊嗜好的消费者需要的食品。

4. 按照营养特点分类

(1)粮谷类:主要包括谷类、薯类和豆类。主要提供碳水化合物、蛋白质、膳食纤维和B族维生素。

(2)蔬菜类:包括叶菜类、茎菜类、花菜类、果菜类、瓜类、根菜类、食用菌类蔬菜等,主要提供膳食纤维、矿物质和维生素等。

(3)水果类:分为鲜果类和干果类。主要提供膳食纤维、矿物质、维生素等营养物质,水果中还常常含有各种芳香物质、有机酸和色素。

(4)禽畜类:包括畜、禽、畜禽制品、蛋乳制品。主要提供优质蛋白质、脂肪、维生素 A、B

族维生素及矿物质。

（5）水产品：包括鱼类、甲壳动物类、软体动物类、棘皮动物、爬行类和腔肠动物类、藻类及其他水产类，主要提供优质蛋白质、多不饱和脂肪酸、丰富的矿物质和维生素等，味道鲜美，是深受人们喜爱的食品。

（6）调味品：主要包括咸味类、甜味类、酸味类、香味类，辣味类等。调味品能增加菜肴的色、香、味，促进人体食欲。

人类的食物，除了婴儿食用的母乳和少数特殊用途食物制品外，没有一种天然食物可以为人体提供全部的营养素，因此摄入食物时要根据不同人群各自的生理特点及不同食品各自的营养特点进行合理搭配，以达到营养素供给平衡和促进健康的目的。

第一节　粮　谷　类

根据 2002 年中国居民营养与健康状况调查的结果，近 20 多年来，我国居民粮谷类食物的消费总体呈逐渐下降趋势，相比较 20 年前，每人每天少吃 2 两多的主食。随着经济的发展和生活的改善，人们倾向于食用更多的动物性食物，造成机体摄入能量和脂肪过多，膳食纤维过少，增加了高血压、高脂血症、糖尿病等慢性疾病的患病危险。

请问：1. 在我国居民膳食结构中，谷类作为主食的原因有哪些？

2. 说一说粮谷类食物存在的营养缺陷。

3. 针对粮谷类食物营养上的不足之处，应该采取哪些膳食措施？

一、谷类

（一）谷类食物的种类与营养价值

1. 蛋白质　谷类蛋白含量一般在 7.5% ~15% 之间，燕麦最多，稻米和玉米较少，主要是由谷蛋白、白蛋白、醇溶蛋白和球蛋白组成。一般谷类蛋白质中的赖氨酸含量最少，苏氨酸、色氨酸和苯丙氨酸含量也偏低，常采用氨基酸强化和蛋白质互补的方法来提高其营养价值。

2. 脂肪　谷类食品中脂肪含量普遍低，以小麦胚粉最高，稻米类最低。大米、小麦约为 1% ~2%，小米和玉米约为 4%。谷类脂肪酸主要为不饱和脂肪酸，从玉米和小麦胚粉提取的胚芽油，具有降低血清胆固醇，防止动脉粥样硬化的作用。

3. 碳水化合物　谷类中的碳水化合物最为丰富，含量约为 70% ~80%，主要形式是淀粉。根据结构不同，分为直链淀粉和支链淀粉，食物中支链淀粉含量较高，但直链淀粉使血糖升高幅度较小。淀粉是人体最经济、最主要的能量来源。

4. 维生素　谷类主要含有 B 族维生素。我国居民膳食中的维生素 B_1 和烟酸主要来自于谷类。玉米中也含有丰富的烟酸，主要以结合形式存在，不易被人体吸收利用，居民容易缺乏而患癞皮病。在烹调加工时加碱可使其游离出来，能被人体吸收利用。谷类加工越精细，维生素损失越多。

5. 矿物质　谷类食物中矿物质大约含有 1.5% ~3.0%，其中主要是磷，其次是钙、镁、钾、钠等。小麦胚粉中除铁外，其他矿物质含量较高，在大麦中，锌和硒的含量较高。由于矿物质多以植酸盐形式存在，人体对其消化吸收较差。

（二）常见谷类食品的营养特点及应用

1. 大米

（1）品种及特点：大米也叫稻米。按照国家标准，分为籼稻谷和粳稻谷，籼稻谷粒形细长而稍扁平，籽粒强度小，耐压性能差，易折断，加工时容易产生碎米，米质胀性较大而黏性较小；粳稻谷籽粒短而阔，较厚，呈椭圆形或卵圆形，籽粒强度大，耐压性能好，加工时不易产生碎米，米质胀性较小，而黏性较大。

（2）营养价值：不同品种、不同类型的大米蛋白质含量不同。平均而言，每100g 稻米中含蛋白质 7.4g、脂肪 0.8g、碳水化合物 77.9g、维生素 B_1 0.11mg、维生素 B_2 0.05mg、钙 13mg、磷 110mg、钾 103mg、铁 2.3mg、锌 1.7mg。蛋白质组成中，赖氨酸和苏氨酸含量较欠缺。稻米中 B 族维生素主要分布于谷皮和米胚中，糙米中的矿物质含量要比大米高。近年营养专家发现糙米能抑制肝癌和结肠癌的生长，并能阻止皮肤癌的转移。因此多食糙米有益健康。

（3）烹调加工：大米主要用来制作饭、粥，也可制作糕点和菜肴。此外，大米还可以调制成米粉，制作小吃、粉蒸类菜肴。

2. 小麦

（1）品种及特点：按播种期可分为春小麦和冬小麦。春小麦皮层较厚，颜色深，面筋含量高，品质较好，但出粉率较低；冬小麦一般皮层较薄，颜色浅，但出粉率较高。

（2）营养价值：每100g 小麦中含蛋白质 11.9g、脂肪 1.3g、碳水化合物 75.2g、维生素 B_1 0.40mg、维生素 B_2 0.10mg、烟酸 13mg、维生素 E 1.82mg、硒 4.05mg、锌 2.33mg。小麦中赖氨酸、缬氨酸和蛋氨酸含量较低。小麦碳水化合物主要形式是淀粉。

（3）烹调加工：小麦最主要的作用还是加工成面粉，并以此为原料制成各类食品。小麦可以加工成麦片、麦仁，也可用于熬粥或沸水冲泡。小麦还是制作酒、酱油、醋的原料。

知识链接

高筋粉、低筋粉、中筋粉的区分及应用

　　面粉按照蛋白质含量可以分为高筋粉、低筋粉、中筋粉。①蛋白质含量在8%以下的面粉叫低筋粉。低筋粉筋度低，延展性弱，弹性弱，颜色较白，用手抓易成团，适合做蛋糕、松糕、饼干以及挞皮等需要蓬松酥脆口感的西点。②蛋白质含量在9%～12%的面粉叫中筋粉。中筋粉筋度中等，延展性和弹性各有强弱，颜色乳白，介于高、低粉之间，体质半松散。一般家庭面食都可以胜任，比如包子、馒头、面条等。③蛋白质含量在13%以上的面粉叫高筋粉。高筋粉筋度高，延展性和弹性都高，颜色较深，本身较有活性且光滑，手抓不易成团状，适宜做面包、面条、口感好的馒头等，以及部分酥皮类起酥点心，比如丹麦酥。在西饼中多用于在松饼（千层酥）和奶油空心饼（泡芙）中。在蛋糕方面仅限于水果蛋糕中使用。

3. 玉米

（1）品种及特点：玉米又称玉蜀黍、包谷、苞米等，我国各地均有栽培，为重要谷物。玉米按粒色、粒质分为黄玉米、白玉米、糯玉米和杂玉米。常见的是黄玉米和白玉米。

3

（2）营养价值：玉米的品种不同，营养成分存在着一定差异。以黄玉米为例，每100g玉米中含蛋白质8.7g、脂肪3.8g、糖类66.6g。玉米蛋白质中缺乏赖氨酸和色氨酸，所以蛋白质的生物价低。黄玉米中含有一定量的胡萝卜素，脂肪主要为不饱和脂肪酸，还含有谷固醇、卵磷脂等。玉米对预防高血压、冠心病有食疗作用。玉米中富含镁，有防癌、抗癌作用。

（3）烹调加工：玉米应用广泛，可磨粉，用于制作窝头、丝糕；玉米制出的碎米叫玉米渣，可用于煮粥、焖饭；玉米胚可用于提取油脂；玉米须可煮汤代茶饮，有利尿、减肥作用。

4. 小米

（1）品种及特点：小米俗称粟，有白、红、黄、黑、橙、紫多种颜色，也有粳、糯之分，粳小米多作为主食。

（2）营养价值：小米的营养素含量均较大米多，尤其是B族维生素、维生素E、钙、磷、铁、硒等含量丰富，黄小米中还含有少量的胡萝卜素。但小米蛋白质中赖氨酸含量少，宜与大豆类食物搭配食用。每100g小米含有蛋白质9g、脂肪3.1g、碳水化合物73.5g。小米具有降血压、防治消化不良、安眠、美容的作用。

（3）烹调加工：小米可煮饭、熬粥。小米粥加适量红糖，对于产妇滋阴养血大有功效，有"补血汤"之美称。

5. 燕麦

（1）品种及特点：燕麦又称为雀麦、野麦子。燕麦属于小杂粮，主要有两种，一种是皮燕麦，一种是裸燕麦。裸燕麦成熟后不带壳，国产的燕麦大部分是裸燕麦。

（2）营养价值：燕麦的营养价值很高。每100g燕麦片含蛋白质15g、脂肪6.7g、糖类61.6g、钙186mg。燕麦中的烟酸、叶酸、泛酸都比较丰富，特别是维生素E，每100g燕麦粉中高达15mg。燕麦蛋白质含有人体需要的全部必需氨基酸，特别是赖氨酸含量高。燕麦可以降低胆固醇，对脂肪肝、糖尿病、便秘等也有辅助疗效。此外，燕麦中还含有多种酶类，有抗衰老的作用。

（3）烹调加工：燕麦多制粉食用，也可熬粥，还可制成麦片。

二、薯类

（一）薯类食品的营养价值

薯类包括甘薯、木薯等，是植物的块根、块茎。鲜薯中含水分70%～80%，其余主要是碳水化合物，包括淀粉和多糖类，占干物质量的80%左右。薯类蛋白质是完全蛋白，但含量较低，如将薯类与其他谷物混合食用，可提高蛋白质的营养价值。薯类中维生素含量丰富，特别是鲜薯中含较多的维生素C。

（二）常见薯类食品的营养特点及应用

甘薯

（1）品种及特点：甘薯又称红薯、白薯、番薯、地瓜等。根据用途可以分为淀粉加工型、食用型、兼用型、菜用型、色素加工型、饮料型、饲料加工型；按肉质的颜色分红心甘薯和白心甘薯两种。

（2）营养价值：甘薯主要营养成分是碳水化合物，其蛋白质氨基酸组成与大米相似，维生素C、胡萝卜素及钙、镁含量丰富，属于碱性食品。每100g红心甘薯中含碳水化合物23.1g（白心甘薯24.2g）、蛋白质1.1g（白心甘薯1.4g）、脂肪0.2g。此外，甘薯中还含有较多的淀

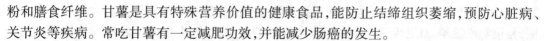

粉和膳食纤维。甘薯是具有特殊营养价值的健康食品,能防止结缔组织萎缩,预防心脏病、关节炎等疾病。常吃甘薯有一定减肥功效,并能减少肠癌的发生。

（3）烹调加工:甘薯作为主食,可直接食用鲜薯或薯干,也可与大米、玉米面等掺在一起,做成煎饼、馒头、面条等食品。作为副食,主要是经过简单加工可以制成各种食品及食品添加剂。

三、豆类

（一）豆类的种类及营养价值

1. 豆类的种类　豆类种类繁多,按食用种子的营养成分可分成两大类:一类是大豆类,含高蛋白和高脂肪,碳水化合物含量较低,包括黄豆、黑豆、青豆、褐豆等;另一类是其他豆类,含碳水化合物和蛋白质较高,脂肪含量较低,如豌豆、蚕豆、绿豆、赤豆等。豆类是自然界罕见的高钾、高镁、低钠食品,其加工制品,是植物蛋白的重要来源。

2. 豆类的营养价值　蛋白质含量较高,脂肪含量中等,碳水化合物含量较低。

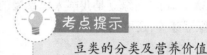

考点提示

豆类的分类及营养价值

（1）蛋白质:含量一般为 35% 左右,其中黑豆的含量最高。蛋白质由球蛋白、清蛋白、谷蛋白及醇溶蛋白组成,其中球蛋白含量最高。蛋白质中含有人体需要的全部氨基酸,属完全蛋白,其中赖氨酸含量较多,但蛋氨酸较少,与谷类食物混合食用,可较好地发挥蛋白质的互补作用。

（2）脂肪:含量为 15% ~ 20% ,以不饱和脂肪酸居多,其中油酸占 32% ~ 36% ,亚油酸占51.7% ~ 57.0% 、亚麻酸占 2% ~ 10% ,此外,尚有 1.64% 左右的磷脂。由于大豆富含不饱和脂肪酸,所以是高血压、动脉粥样硬化等患者的理想食物。

（3）碳水化合物:含量为 20% ~ 30% ,其组成比较复杂,多为纤维素和可溶性糖,几乎不含淀粉或含量极微,在体内较难消化,其中有些成为肠道细菌营养素的来源,被细菌代谢产生过多的气体而引起肠胀气。

（4）维生素和矿物质:大豆还含有丰富的维生素和矿物质,其中 B 族维生素和铁等的含量较高。干豆类几乎不含维生素 C,但经发芽做成豆芽后,其含量明显提高。

3. 其他豆类的营养价值　蛋白质含量为 20% ~ 25% ,蛋白质也属完全蛋白,含有较多的赖氨酸,蛋氨酸含量较少。脂肪含量 1% 左右,碳水化合物在 55% 以上,被称为淀粉类干豆,常被并入粮食类。鲜豆类和豆芽中除含有丰富的蛋白质和矿物质外,其维生素 B_1 和维生素 C 的含量较高,常被列入蔬菜类。

（二）常见豆类的营养特点及应用

1. 大豆

（1）品种及特点:大豆一般都指其种子而言。根据大豆的种子种皮颜色可分为五类:黄豆、黑豆、青豆、褐豆、双色豆。黄豆最常用来做各种豆制品、酿造酱油和提取蛋白质。青大豆富含不饱和脂肪酸、大豆磷脂、皂角苷、异黄酮、钼、硒等成分,是人体摄取维生素的主要食物来源;黑大豆具有高蛋白、低能量的特性,外皮黑,里面黄色或绿色。

（2）营养价值:蛋白质含量为 35% ~ 40% ,是植物类食物中能够提供优质蛋白的食物,所以黄豆又被称为"植物肉"或"绿色牛乳",特别是它含有丰富的赖氨酸、苏氨酸,比谷类高10 倍和 5 倍。碳水化合物含量为 25.3% ,几乎不含淀粉,多为纤维素、棉籽糖、水苏糖等。

脂肪含量为 15%～20%，主要为不饱和脂肪酸，此外，还含 1.64% 的磷脂。大豆中富含异黄酮，是植物雌激素，对更年期妇女有重要的保健功能。此外，大豆还能发挥抗氧化、抗溶血、抗菌、促进和改善大脑功能等作用，是冠心病、高血压、动脉粥样硬化的理想保健食品。

（3）烹调加工：大豆可以加工成豆腐、豆浆、腐竹、腐乳、臭豆腐、豆瓣酱、酱油、豆豉等豆制品，还可以提炼大豆异黄酮，豆粉可代替高蛋白肉类，制成多种食品。大豆中还可提取食用油，所剩副产品为优质的蛋白饲料。

2. 绿豆

（1）品种及特点：绿豆别名青小豆、菉豆、植豆等，种子和茎被广泛食用。在我国已有两千余年的栽培史。

（2）营养价值：绿豆每 100g 含蛋白质 20.6g、脂肪 0.8g、碳水化合物 55.6g、钙 81mg、磷 268mg、铁 3.2mg，还含有胡萝卜素、维生素 B_1、维生素 B_2、维生素 E、烟酸及多种矿物质。现代医学认为，绿豆能降低血脂，长期食用可减肥、养颜、降压，预防心血管疾病的发生。

（3）烹调加工：绿豆是我国人民喜爱的药食兼用食物，可制成粉丝、粉皮、粉条、凉粉、绿豆糕、绿豆芽等，还可煮粥、煮汤。

3. 红小豆

（1）品种及特点：红小豆又名赤豆、赤小豆、红豆、红赤豆、小豆。因富含淀粉，又被人们称为"饭豆"。多呈赤褐色或暗紫色，籽粒长圆形，两端钝圆，脐白色。

（2）营养价值：红小豆营养丰富，每 100g 红小豆含蛋白质 20.2g、脂肪 0.6g、碳水化合物 55.7g，还含有钙、磷、铁及胡萝卜素、维生素 B_1、维生素 B_2、维生素 E 等营养素。蛋白质中赖氨酸含量较高，宜与谷类食品混合食用。

（3）烹调加工：红小豆可整粒食用，一般用于煮饭、煮粥、做赤豆汤或冰棍、雪糕之类，用于菜肴有"红豆排骨汤"等。由于红小豆淀粉含量较高，蒸后呈粉沙性，而且有独特的香气，故常用来做成豆沙，作为各种糕团面点的馅料。

第二节 蔬 菜 类

案例

32 岁的张先生，身高 1.73m、体重 75kg，在一家公司做策划。工作压力大，基本不运动，经常性饮食不规律、饮食口味较重、喜食动物性烧烤食物，很少摄入蔬菜、水果。在医院体检时发现，血甘油三酯、胆固醇超过正常值，并有中度脂肪肝。

请问：1. 造成张先生血脂升高的饮食因素有哪些？

2. 列举一些具有降血脂功效的蔬菜。

3. 学习教材内容，并查找资料，说一说蔬菜中都有哪些成分具有降脂作用？

蔬菜是人体维生素、矿物质和膳食纤维的主要来源，此外还含有较多的有机酸，能促进人们的食欲和帮助消化。

1. 蔬菜分类　蔬菜按其结构及可食部分不同，可分为叶菜类、茎菜类、花菜类、果菜类、瓜类、根菜类、食用菌类，所含的营养成分因其种类不同，差异较大。

2. 蔬菜的营养价值　新鲜蔬菜在我国居民膳食结构中占有重要地位，其主要提供矿物质、维生素、膳食纤维和天然抗氧化物。蔬菜是维生素的重要来源,包括胡萝卜素、维生素 B_2、维生素 C 和叶酸。另外也是矿物质的良好来源,包括钙、磷、铁、钾等。蔬菜含有的水分比较多,一般新

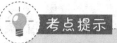

考点提示
蔬菜的分类及其营养价值

鲜的蔬菜含有的水分是 65% ~ 95%,多数的蔬菜含水量都在 90% 以上。相对于其他的食物来说蔬菜含有的能量是比较低的,是一类低能量的食物。蔬菜还含有一些植物化学物如色素、有机酸、芳香物质等,这些物质赋予了蔬菜特殊的颜色、风味和香气,有利于促进人们的食欲,并呈现一些特殊的生理活性。

一、叶菜类蔬菜

叶菜类是指以植物肥嫩的叶作为食用对象的蔬菜。按照栽培特点分为普通叶菜、结球叶菜、香辛叶菜三类。主要包括白菜、菠菜、油菜、韭菜、苋菜等。

1. 大白菜

(1)品种及特点:大白菜又称结球白菜、包心白菜、黄芽白、胶菜等,原产于我国北方,引种南方,南北各地均有栽培。大白菜种类很多,可分为早熟、中熟、晚熟三个品种。

(2)营养价值:每100g 鲜白菜含碳水化合物 3.1g、蛋白质 1.7g、脂肪 0.2g,含有膳食纤维、钙、磷、铁、维生素 B_1、烟酸等营养素,尤以锌、胡萝卜素、维生素 C 含量丰富。经常食用对预防动脉硬化、心血管疾病、便秘有一定疗效。

(3)烹调加工:大白菜有炖、炒、腌、拌多种加工方式。大白菜耐储存,可在室外堆储或窖藏,中国北部寒冷地区习惯用渍酸菜的方法储存白菜。

2. 卷心菜

(1)品种及特点:卷心菜学名结球甘蓝,俗称包菜、卷心菜、莲花白或圆白菜。

(2)营养价值:卷心菜的水分含量高,能量低。每 100g 卷心菜含碳水化合物 3.6g、蛋白质 1.5g、脂肪 0.2g、维生素 C 含量达 39mg。卷心菜还富含维生素 B_1、叶酸和钾。新鲜的卷心菜中含有植物杀菌素,有抗菌消炎的作用,对溃疡有着很好的治疗作用,还可增进食欲,促进消化,预防便秘和肿瘤。

(3)烹调加工:适于炒、烩、拌、熘等,可作汤和馅料。需要注意的是,烹调过度会使香味丢失而产生不良的味道,也大大降低其营养价值,因此烹饪时,应在最后加入卷心菜。

3. 菠菜

(1)品种及特点:菠菜又名波斯菜、赤根菜、鹦鹉菜等。菠菜的种类很多,按种子形态可分为有刺种与无刺种两个变种。有刺种,叶较小而薄,质地柔软,涩味少,适于食用;无刺种,叶片肥大,适于越冬栽培。

(2)营养价值:菠菜营养成分很丰富,有"营养模范生"之称。每100g 鲜菠菜中含蛋白质 2.6g、脂肪 0.3g、碳水化合物 2.8g、胡萝卜素达 1.5mg,且钙和铁含量较多,但钙易与草酸结合形成草酸钙沉淀,吸收率较低。菠菜中的胡萝卜素在人体内利用率极高,大部分可转化为维生素 A,常吃菠菜,可帮助维持上皮细胞的健康,防止夜盲,增强免疫力,促进生长发育。此外,常食菠菜对预防口角溃疡、唇炎、舌炎、皮炎、阴囊炎也有作用。

(3)烹调加工:菠菜经常用来烧汤,凉拌,单炒,配荤菜合炒或垫盘。常见做法有鸡翅金针菠菜汤、菠菜猪肝炒饭、鸡蛋菠菜饼等。烹饪时用开水把菠菜快焯一下,可除掉大部分草酸,提高钙的吸收、利用。

4. 油菜

（1）品种及特点：油菜，又叫油白菜，苦菜，原产我国，茎颜色深绿。目前油菜主要栽培品种有白菜型油菜、芥菜型油菜、甘蓝型油菜。

（2）营养价值：油菜质地脆嫩，略有苦味，含有多种营养素。每100g油菜中含蛋白质1.8g、胡萝卜素620μg、维生素C 36mg、钙108mg，钾、镁、钠、磷等矿物质较丰富，且油菜中草酸含量很少，有利于矿物质吸收。油菜种子含油量达35%~50%，油脂中含有丰富的脂肪酸和多种维生素，营养价值较高。

（3）烹调加工：油菜的食用方法较多，可炒、烧、焐，油菜心可做配料，如"蘑菇油菜"、"扒菜心"、"海米油菜"等。食用油菜时要现做现切，并用旺火爆炒，这样既可保持鲜脆，又可使其营养成分不被破坏。

5. 荠菜

（1）品种及特点：荠菜又名护生草、地米菜、菱闸菜、花紫菜等，是一种人们喜食的野菜。人工栽培以板叶荠菜和散叶荠菜为主。板叶荠菜又叫大叶荠菜，叶片大而厚，风味鲜美，但香气不够浓郁。散叶荠菜又叫小叶荠菜，碎叶荠菜、碎叶头等，香气浓郁，味极鲜美。

（2）营养价值：每100g鲜荠菜中含蛋白质2.9g、脂肪0.4g、碳水化合物3g、维生素C 43mg，还含有丰富的钙、磷、铁等。由于荠菜含吲哚类化合物和芳香异硫氰酸等癌细胞抑制剂，故具有防癌功效。

（3）烹调加工：荠菜食用方法多样，风味特殊。可炒食、凉拌、做菜馅、菜羹。传统习俗则是在特定的日子吃荠菜煮的鸡蛋，味道鲜美。在黄土高原地区，冬季常用荠菜腌制成酸菜。

6. 茼蒿

（1）品种及特点：茼蒿又称同蒿、蓬蒿、蒿菜、桐花菜等，分为大叶茼蒿和小叶茼蒿。大叶茼蒿叶片大而肥厚，质地柔嫩，膳食纤维少，品质好。小叶茼蒿叶肉较薄，香味浓。

（2）营养价值：每100g鲜茼蒿中含蛋白质1.9g、脂肪0.3g、碳水化合物2.7g、胡萝卜素1.51mg。此外，茼蒿中还含有挥发性的精油及胆碱等物质，具有开胃、健脾、降压、补脑等食疗功效。

（3）烹调加工：茼蒿可清炒、凉拌，或与肉蛋搭配制作菜肴，最适合冠心病、高血压病人食用。

7. 生菜

（1）品种及特点：生菜是叶用莴苣的俗称，又称鹅仔菜、莴仔菜，可生食，脆嫩爽口，略甜。生菜依叶的生长形态可分为结球生菜、皱叶生菜和直立生菜。

（2）营养价值：每100g生菜中含蛋白质1.3g、脂肪0.3g、碳水化合物2.0g、维生素C 13mg，尤以胡萝卜素的含量最为丰富，高达1.79mg。此外，生菜中还含有抗癌、抗病毒的活性物质，起到一定的预防疾病的作用。

（3）烹调加工：生菜脆嫩爽口，最适宜生食，也可凉拌或炒食。如凉拌生菜、蚝油蒜蓉生菜、素炒生菜、蚝油生菜等。

8. 韭菜

（1）品种及特点：韭菜又称丰本、壮阳草、懒人菜等，具特殊强烈气味。按韭菜叶片的宽度可分为宽叶韭和窄叶韭两类。

（2）营养价值：韭菜的主要营养成分有维生素C、维生素B_1、维生素B_2、烟酸、胡萝卜素、碳水化合物及矿物质。韭菜还含有丰富的纤维素,每100g韭菜含1.4g膳食纤维,可以促进肠道蠕动、预防大肠癌的发生,同时又能减少对胆固醇的吸收,起到预防和治疗动脉粥样硬化、冠心病等疾病的作用。但膳食纤维较多,不易消化吸收,大量食用,刺激肠壁,往往引起腹泻。韭菜中含有的硫化物,也可起到降血压、降血脂的作用。

(3)烹调加工:韭菜叶、花薹和花均作蔬菜食用。韭菜制作菜肴,可做主料、配料,还常作馅料。烹调韭菜时需要急火快炒起锅,以免失去韭菜风味。

二、茎菜类蔬菜

茎菜类是指以植物的嫩茎或变态茎作为食用部位的蔬菜。包括地上茎和地下茎。地上茎如芦笋、茭白;地下茎为变态的植物茎,如马铃薯、山药、莲藕、洋葱等。

1. 马铃薯

(1)品种及特点:又称土豆、洋芋、山药蛋等。马铃薯按皮色可分为白皮、黄皮和红皮品种;按薯块肉质颜色可分为黄肉和白肉品种。

(2)营养价值:马铃薯中碳水化合物占14.6%~25.8%,主要由淀粉和糖分组成。鲜马铃薯的脂肪含量较低,平均为0.1%左右,马铃薯的蛋白质含量平均为2.3%左右。马铃薯中维生素C含量尤为丰富,还含少量B族维生素。矿物质中钾含量高。马铃薯中含有少量有毒成分茄碱(又称龙葵素),低量茄碱不但对人体无害,而且可控制胃液分泌过量、缓解胃痉挛。但当马铃薯发芽经光照后,茄碱含量会升高,高茄碱含量会引起人、畜中毒。发芽严重的马铃薯,不宜食用。

(3)烹调加工:马铃薯是家常菜材料之一,烹饪土豆的手法多样,去了皮的土豆如不马上烧煮,浸在凉水里可以防氧化变黑,同时滤去表面多余的淀粉,但不能浸泡太久,使其中的营养成分流失。土豆要用文火煮烧,才能均匀地熟烂,一般白色的土豆用于制作土豆泥,黄色的土豆用于制作汤,而红色的土豆则用于煎炒。

2. 芋头

(1)品种及特点:芋头又称芋、芋艿,肉质因品种而异,通常食用的为小芋头。主要品种有红芋、白芋、九头芋、槟榔芋等。

(2)营养价值:芋头为细菜品种,营养丰富。水分含量是薯类中最高的,碳水化合物主要成分是淀粉,占69.9%~73.7%,含蛋白质1.75%~2.30%,矿物质及维生素较丰富。芋头质地细软,具有保健作用,能增强机体的免疫力。

(3)烹调加工:芋头可熟食、制干或制粉。可用于煮、蒸、烤、炒,味道清香。特别是蒸熟,捣烂,佐以调料,则为香甜可口的芋泥。

3. 山药

(1)品种及特点:山药又称薯蓣、土薯、淮山、白山药等。山药块茎肥厚多汁,且带黏性,生食热食俱佳。块茎有长柱形、纺锤形、团块状等,表面密生须根,肉质色白者为佳。

(2)营养价值:每100g山药中含蛋白质1.9g、脂肪0.2g、碳水化合物12.4g,还含有维生素C、维生素 B_1、维生素 B_2、烟酸及钙、磷、铁等矿物质。山药中的黏性物质可预防动脉粥样硬化,有助于消化吸收。山药还含多种酶,有降血糖、增强免疫力的作用。

(3)烹调加工:山药可炒、蒸、煮、烧、烩、拔丝等。如山药萝卜粥是一款咸粥,营养好消化;玫瑰山药泥口味清甜,健脾除湿,还能美容养颜;山药炒羊肉,对虚寒、哮喘有一定的补益效果。

4. 洋葱

(1)品种及特点:洋葱别名球葱、圆葱、玉葱、葱头、荷兰葱、皮牙子等,是中国主栽蔬菜之一。其肉质柔嫩,汁多辣味淡,适于生食。根据皮色,洋葱可分为白皮、黄皮和紫皮三种,紫皮洋葱的营养价值更高一些。

(2)营养价值:每100g洋葱中含蛋白质1.1g、脂肪0.2g、碳水化合物9.0g,还含多种维生素和矿物质。洋葱含有挥发性芳香物质,因而有特殊的风味。洋葱还具有预防癌症、维护心血管健康、杀菌、刺激食欲,帮助消化等保健功能。

(3)烹调加工:洋葱普遍生吃,也可同肉类炒食或做菜肴的配料,或做汤。

5. 藕

(1)品种及特点:又称莲藕,属莲科植物根茎,微甜而脆,可餐食也可药用。根据食用习惯,可区分为炒食型、煨汤型、卤菜型。

(2)营养价值:莲藕营养丰富,含多种维生素和矿物质。每100g含蛋白质1.9g、脂肪0.2g、碳水化合物16.4g、膳食纤维1.2g。此外,莲藕中钙、磷、铁含量也较高,常吃可预防缺铁性贫血。莲藕还含有多酚类化合物、过氧化物酶,对肝病、便秘、糖尿病等颇有裨益。莲藕通常被视为健胃剂,主要是因为它对胃溃疡的伤口具有止血效果。

(3)烹调加工:鲜藕除炒、煨、蒸、卤、制作藕夹外,还可加工为藕粉及制品,如莲藕面条、莲藕豆丝、莲藕罐头、莲藕酥、盐渍藕、糖藕脯等。

三、花菜类蔬菜

花菜类是以植物幼嫩的花或花序作为食用部位的蔬菜。该类蔬菜食用价值和经济价值较高,供食用的部位依蔬菜种类不同而不同。常见的有菜花、绿菜花、黄花菜、韭菜花等。

1. 菜花

(1)品种及特点:菜花,又称花菜、花椰菜或椰菜花,是一种十字花科蔬菜,为甘蓝的变种,食用部位是其幼嫩花朵。

(2)营养价值:粗纤维含量少,品质鲜嫩。每100g鲜菜花含蛋白质2.1g、脂肪0.2g、碳水化合物4.6g、维生素C 61mg。菜花是含有类黄酮最多的食物之一,可以防止感染和血小板凝集,从而降低心脑血管疾病与肿瘤的风险。

(3)烹调加工:菜花虽然营养丰富,但常有残留的农药,还容易生菜虫,所以在食用之前,可将菜花放在盐水里浸泡一段时间。菜花可用于制作凉菜或烧、煮、炒,但加盐时间不宜过长,以减少抗癌营养成分的损失。菜花烹炒后柔嫩可口,适宜于老年人、小孩和脾胃虚弱者食用。

2. 绿菜花

(1)品种及特点:绿菜花又称青花菜、西兰花、茎椰菜等,分为宽叶种和长叶种,原产于地中海东部沿岸地区,我国有少量栽培,主要供西餐使用。

(2)营养价值:绿菜花中的营养成分,不仅含量高,而且十分全面。每100g鲜绿菜花含蛋白质4.1g、脂肪0.6g、碳水化合物4.3g、胡萝卜素7.21mg、维生素C 51mg。绿菜花具有较强的抗氧化能力,可以降低某些肿瘤、心脏病和脑卒中的发病风险,还有杀菌作用。同时,绿菜花属于高纤维蔬菜,能有效控制糖尿病的病情。

(3)烹调加工:绿菜花主要供西餐配菜或做色拉;如果对这些蔬菜里面的苦味比较敏感,可以在烹饪过程中加入酱油、柠檬汁或醋之类的调味品。另外,烹饪过程中多加大蒜和香料,能减少蔬菜中抗氧化剂的流失。但要注意,不能过度烹饪。

 知识链接

花菜类蔬菜的抗癌作用

花菜类蔬菜可防肿瘤。一般认为主要是基于其富含硫甙葡萄甙类化合物,在体内分解后产生异硫氰酸酯和吲哚衍生物,具有很好的抗癌活性。此外,花菜类蔬菜中含有丰富的维生素C、胡萝卜素和微量元素硒,这些营养素具有抗氧化功能,可帮助清除体内的氧自由基,对组织细胞起到保护作用。经常食用花菜类蔬菜,可降低乳腺癌、食管癌、胃癌、肠癌、肺癌的发病概率。

四、果菜类蔬菜

果菜类是指以植物的果实或幼嫩的种子作为食用部位的蔬菜。主要类型有瓠果、浆果和荚果。包括黄瓜、西葫芦、番茄、茄子、辣椒、豇豆、菜豆等。

1. 番茄

(1)品种及特点:番茄别名西红柿、洋柿子。古名六月柿、喜报三元。在秘鲁和墨西哥,最初称之为"狼桃"。是茄科番茄属植物的浆果,有强烈气味,浆果扁球状或近球状,果肉多汁。有红色、粉红色、黄色等品种。

(2)营养价值:番茄中含多种营养成分,每100g番茄中含蛋白质0.9g、脂肪0.2g、碳水化合物4.0g、维生素C 19mg、胡萝卜素550μg,还含有钙、磷等矿物质。番茄是理想的高营养、低能量果蔬,有减肥作用,含有多种有机酸,可使维生素C稳定而不易被破坏,同时有分解脂肪的作用。所含的番茄红素是强抗氧化剂,对前列腺癌有预防作用,对多种细菌和真菌也有抑制作用。

(3)烹调加工:番茄主要还是作为调味料烹调菜肴,如番茄炒蛋、番茄蛋汤、番茄鸡蛋面等,但不宜长时间高温加热,也可制成浆料。番茄忌空腹生食,也不宜吃未成熟的青色番茄。

2. 茄子

(1)品种及特点:茄子,又称"茄",别称"落苏",是为数不多的紫色蔬菜之一。茄子果实为浆果,形状圆形、长棒状或卵圆形,颜色紫色、红紫色、绿色、白色等。

(2)营养价值:每100g茄子中含蛋白质1.1g、脂肪0.2g、碳水化合物4.9g、维生素E 1.13mg。茄子中芦丁含量最为丰富。芦丁是黄酮类化合物,具有增强血管弹性、降低毛细血管通透性、防止毛细血管破裂的生理功能。茄子中含有丰富的维生素E,可保护维生素A不受氧化,间接地起到预防癌症的作用。茄子含有多种生物碱,食用能降低血胆固醇,并有利尿作用。

(3)烹调加工:茄子的吃法荤素皆宜,既可炒、烧、蒸、煮,也可油炸、凉拌、做汤。吃茄子最好不要去皮,带皮吃茄子有助于促进维生素C的吸收。茄子与苦瓜同食,是心血管疾病患者的理想菜肴。

3. 辣椒

(1)品种及特点:又称番椒、辣子、辣茄等。果实通常呈圆锥形或长圆形,未成熟时呈绿色,成熟后变成鲜红色、绿色或紫色,以红色最为常见。按果实的形状可分为樱桃椒、圆锥椒、簇生椒、长椒。

（2）营养价值:辣椒营养价值较高,含有丰富的维生素 C 和胡萝卜素,维生素 C 含量居蔬菜之首。每 100g 辣椒(小红辣椒)中含维生素 C 144mg、胡萝卜素 1.39mg、蛋白质 1.3g、脂肪 0.4g、碳水化合物 8.9g,以及维生素 B_1、维生素 B_2、烟酸和多种矿物质。另外还含有辣椒碱、辣椒红素等,有显著增进食欲、帮助消化的作用,但因刺激性较强,咽喉肿痛、溃疡、胃肠炎、肺结核、高血压患者不宜多食。

（3）烹调加工:辣椒与葱、姜、蒜一起,被人们称之为"四辣",是家庭常备的调味佐餐佳品。也可煎炒烹饪,或研磨为粉食用。

4. 柿子椒

（1）品种及特点:柿子椒又称甜椒、灯笼椒、青椒、菜椒等。特征与辣椒基本相似。果肉厚,果腔多,果实表面光滑,常有纵沟。柿子椒有绿、红、黄、紫、白等颜色。

（2）营养价值:柿子椒营养价值较高,含有丰富的维生素。每 100g 柿子椒中含蛋白质 1.0g、脂肪 0.2g、碳水化合物 5.4g,还含有多种维生素及钙、磷、铁等矿物质。其中维生素 C 的含量最为丰富,多达 72mg。青椒含有抗氧化的维生素和微量元素,能增强免疫力,防治维生素 C 缺乏症,对贫血有辅助治疗作用。

（3）烹调加工:柿子椒适用于炒、拌、焖。因喷洒过的农药积累在其凹陷的果蒂上,所以清洗时应先去蒂。

5. 豇豆

（1）品种及特点:豇豆又名江豆、长豆、裙带豆、饭豆。豇豆依茎的生长习性可分为蔓生型和矮生型。蔓生型产量高,专作蔬菜栽培;矮生型成熟早,产量较低。鲜荚嫩,成熟坚硬。按荚果的颜色,可分为青荚、白荚和豇荚三种类型。

（2）营养价值:每 100g 豇豆中含蛋白质 2.9g、脂肪 0.3g、碳水化合物 5.9g、膳食纤维 2.3g、烟酸 1.4mg、维生素 E 4.39mg,还含有多种矿物质。

（3）烹调加工:豇豆适宜炒,可拌、焖、烧等,也可做馅。

6. 菜豆

（1）品种及特点:菜豆也称四季豆、玉豆、棉豆等,可分为硬荚类和软荚类两种。按其生长习性,菜豆可分为蔓生型和矮生型两种,是常见的蔬菜。

（2）营养价值:菜豆营养丰富,据测定每 100g 菜豆中含蛋白质 2g、脂肪 0.4g、碳水化合物 5.7g,还含有多种维生素及矿物质。菜豆具有提高人体免疫力,促进新陈代谢,促使机体排毒的作用。

（3）烹调加工:适于炒、烧、焖等。菜豆籽粒中含有一种毒蛋白,必须在高温下才能被破坏,所以食用菜豆必须煮熟煮透。

五、瓜类蔬菜

瓜类蔬菜包括黄瓜、冬瓜、苦瓜、南瓜、丝瓜等。瓜类蔬菜因水分含量高,营养素含量相对较低。

1. 黄瓜

（1）品种及特点:黄瓜也称胡瓜、青瓜,肉质脆嫩,多汁而味甘。果实颜色呈油绿或翠绿,表面有柔软的小刺。按成熟期可分为早熟、中熟、晚熟品种;按果实的形状可分为刺黄瓜、鞭黄瓜、刺鞭黄瓜、短黄瓜和小黄瓜。

（2）营养价值:每 100g 黄瓜中含蛋白质 0.8g、脂肪 0.2g、碳水化合物 2.9g、胡萝卜素

90μg、维生素 B₁ 0.02mg、维生素 B₂ 0.03mg、烟酸 0.2mg、维生素 C 9mg,还含有钙、磷、铁等矿物质。黄瓜含水量达96%~98%,具有生津解渴作用。黄瓜所含的膳食纤维非常细嫩,可促进肠道腐败食物的排泄,同时有降低胆固醇的作用。鲜黄瓜含有丙醇二酸,可抑制体内的糖转化成脂肪,因此可去脂减肥。

(3)烹调加工:黄瓜可生食,常加入调味料凉拌,也可炒、炝、酱、腌、入汤或熬粥。

2. 冬瓜

(1)品种及特点:冬瓜又称白瓜、枕瓜。分早熟、中熟、晚熟品种,熟后发青色,皮坚厚有粉,瓜肉肥白。瓜瓤叫做瓜练,籽叫瓜犀。冬瓜的大小和形状因品种不同而有很大差异。

(2)营养价值:冬瓜包括果肉、瓤和籽,营养价值较高。每100g冬瓜中含蛋白质0.4g、脂肪0.2g、碳水化合物2.6g、膳食纤维0.7g、烟酸0.2mg、维生素 C 18mg、含钾78mg,属于典型的高钾低钠型蔬菜,不但肥胖症患者食之可以减肥,而且对肾脏疾病、糖尿病、水肿患者大有益处。

(3)烹调加工:食用时,冬瓜去皮,或同时去瓜瓤、种子,洗净鲜用。现今,利用冬瓜皮、果肉及瓤、子进行饮料生产,从而极大地提高了冬瓜的利用率。冬瓜也可入汤和烹调菜肴,如冬瓜排骨汤、海带冬瓜汤等。

3. 苦瓜

(1)品种及特点:苦瓜为葫芦科、苦瓜属植物。又称凉瓜、锦荔枝、菩达、癞瓜等。按照形状分为短圆形、短圆锥形、长形和长圆锥形。

(2)营养价值:苦瓜营养丰富,风味独特。每100g苦瓜中含蛋白质1.0g、脂肪0.1g、碳水化合物4.9g,维生素 C 多达56mg。苦瓜含有抗氧化作用的物质,可以促进血液循环,预防动脉硬化。苦瓜还具有降血糖和防癌的功效。

(3)烹调加工:因苦瓜味极苦,仅适于煸、炒、拌等烹调方法,如苦瓜排骨汤、苦瓜炒蛋。

4. 南瓜

(1)品种及特点:为葫芦科植物南瓜的果实。别名有麦瓜、番瓜、倭瓜、北瓜、金冬瓜等。南瓜有橘黄色和青色两种,外形呈扁圆或不规则葫芦形状。

(2)营养价值:每100g南瓜中含蛋白质0.7g、碳水化合物5.3g、膳食纤维0.8g、胡萝卜素0.89mg、硒0.46μg 及其他维生素和矿物质。南瓜有降血糖的作用,是治疗糖尿病、高血压和动脉粥样硬化的食疗良药。并可吸附清除体内有害物质,如重金属和放射性元素等。常食生南瓜子有预防前列腺增生的食疗作用。

(3)烹调加工:未成熟果实皮脆肉质致密,可配菜、做馅;成熟果实甜面,可熬粥。南瓜的皮含有丰富的胡萝卜素和维生素,所以最好连皮一起食用,如果皮较硬,可将硬的部分削去再食用。在烹调的时候,南瓜心含有相当于果肉 5 倍的胡萝卜素,所以尽量要全部加以利用。

5. 丝瓜

(1)品种及特点:丝瓜为葫芦科植物丝瓜或粤丝瓜的鲜嫩果实,所含各类营养素在瓜类食物中较高。丝瓜分为有棱和无棱两类。丝瓜表皮硬,肉色白,质较脆嫩。

(2)营养价值:每100g新鲜丝瓜中含有蛋白质1.0g、脂肪0.2g、碳水化合物4.2g、膳食纤维0.6g、钙29mg、磷38mg、铁0.4mg、胡萝卜素90μg、维生素 B₁ 0.02mg、维生素 B₂ 0.06mg、烟酸0.4mg、维生素 C 5mg。还含有丰富的氨基酸。含有皂苷类物质、丝瓜苦味质、黏液质、木胶、瓜氨酸、木聚糖和干扰素等物质具有特殊的作用,有清凉、利尿、活血、通经、解

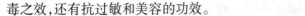

毒之效,还有抗过敏和美容的功效。

(3)烹调加工:丝瓜煮汤和清炒皆可,也可搭配其他食材凉拌或烹饪菜肴,如丝瓜炒蛋、丝瓜肉丝等。

六、根菜类蔬菜

根菜类蔬菜一般是植物膨大的肉质根,富含大量的水分、碳水化合物,一定量的维生素和矿物质。根茎类蔬菜产量高、耐储存、适用于加工腌制,主要包括萝卜、胡萝卜、牛蒡等。

1. 萝卜

(1)品种及特点:萝卜又称莱菔,长圆形、球形或圆锥形,外皮绿色、白色或红色,味微辣、脆嫩、汁多,有极高的营养价值,民间有"萝卜小人参"的说法。可分为冬萝卜、春萝卜、夏秋萝卜、四季萝卜,是四季家常菜。

(2)营养价值:萝卜营养丰富,民间有"冬吃萝卜夏吃姜,一年四季保安康"的说法。每100g 萝卜中含蛋白质0.9g、脂肪0.1g、碳水化合物5.0g,还含有矿物质、维生素、淀粉酶和氧化酶等。萝卜肉质根中含有萝卜苷和红根苷,酶解后可产生萝卜芥子油和红根芥子油,因而能促进胃肠蠕动,帮助消化。常吃萝卜可以降血脂,预防冠心病和动脉硬化,并有明显的减肥作用。

(3)烹调加工:萝卜可以生食,也适于烧、拌、做汤、炖等。也可做馅料,还可腌渍,用于食品装饰雕刻。

2. 胡萝卜

(1)品种及特点:胡萝卜也称黄萝卜、丁香萝卜。胡萝卜素有"金笋""甘笋"、地下"小人参"之称。有紫红、橘红、橘黄等颜色。

(2)营养价值:每100g 胡萝卜(黄)含营养成分为蛋白质1.4g、脂肪0.2g、碳水化合物10.2mg、胡萝卜素4.1mg,也含有多种矿物质。胡萝卜的胡萝卜素含量居蔬菜之首,有提高人体的免疫力,延缓人体细胞衰老的功能,并具有保护视力、养颜和促进儿童生长发育的功效,对预防恶性肿瘤、心血管疾病也有作用。

(3)烹调加工:胡萝卜可炒食、煮食、生吃、酱渍、腌制等,耐贮藏。

3. 牛蒡

(1)品种及特点:牛蒡又名牛菜、大力子等。牛蒡以肉质根为主要食用部位,肉质根呈圆柱形,外皮粗,暗黑色,肉质灰白。叶片心脏形,淡绿色,叶片嫩者也可食用。

(2)营养价值:每100g 牛蒡中约含蛋白质4.7g、脂肪0.8g、碳水化合物5.1g、钙242mg,以及多种维生素和矿物质。牛蒡蛋白质和钙的含量为根茎类之首。现代医学研究表明,牛蒡有促进血液循环、预防脑卒中、治疗便秘和降低血糖的功效。其肉质根含有菊糖,适于糖尿病患者食用。牛蒡还可提升体内细胞活力,防止癌细胞产生,防止老化。

(3)烹调加工:牛蒡具有特殊的香味,口感滑嫩,风味独特。在烹调中可炒、煮、凉拌或与肉同炖。也可将牛蒡加工制作成特殊的茶叶。

七、食用菌类

食用菌类是指真菌中能形成肉质或胶质子实体并能供人们食用的大型真菌。常被称为"蕈""菌""菇"和"耳"等,广泛栽培食用的有蘑菇、香菇、金针菇、木耳、银耳等。食用菌是一类营养丰富并兼具食疗价值的食品原料。

1. 香菇

(1)品种及特点:香菇又名香草、香菌、香菰,两广及港澳地区又称香信。一般香菇按外形分为花菇、厚菇、薄菇和菇丁四种。花菇质肥厚、鲜嫩,香味浓郁,是香菇中的佳品;厚菇背面隆起,边缘下卷,菇质厚实,香味也佳,因产于冬季,又称冬菇;薄菇又叫香信,生长迅速,个大而薄,产量虽高,而质味较逊。

(2)营养价值:香菇的营养成分极为丰富,香菇是一种高蛋白、低脂肪的"健康食品"。每100g干品中含蛋白质20.0g、脂肪1.2g、碳水化合物30.1g、膳食纤维31.6g、维生素B_2 1.26mg。香菇中还含有30多种酶和18种氨基酸,其中必需氨基酸中就含有7种,因此香菇又成为补充氨基酸的首选食物。香菇还对糖尿病、肺结核、传染性肝炎、神经炎等起治疗作用,对消化不良、便秘、减肥也有食疗作用。

(3)烹调加工:香菇作为原料用于烹制菜肴、汤羹,如香菇油菜、香菇鸡汤。

2. 金针菇

(1)品种及特点:金针菇学名毛柄金钱菌。金针菇因菇柄和色泽类似金针菜,故名金针菇。人工栽培的金针菇类型,按出菇的快慢、迟早分为早生型和晚生型;按子实体的色泽可分为浓色品系和浅色品系。

(2)营养价值:100g金针菇中含蛋白质2.4g、脂肪0.4g、碳水化合物3.3g。鲜金针菇富含B族维生素、维生素C、胡萝卜素和多种矿物质。含有多种氨基酸、植物血凝素、多糖、牛磺酸、香菇嘌呤等物质,能促进儿童智力发育,故被誉为"智力菇"。经常食用金针菇还能防治高血压、肝病、胃肠道溃疡等。

(3)烹调加工:金针菇口感润滑脆嫩,味道鲜美,适于凉拌、炒食,可做汤和菜肴的配料。

3. 黑木耳

(1)品种及特点:黑木耳,因形似耳,加之其颜色黑褐色而得名,又名黑菜、木茸。

(2)营养价值:黑木耳的营养成分丰富,每100g干品中含蛋白质12.1g、脂肪1.5g、碳水化合物35.7g、膳食纤维29.9g、维生素E 11.34mg、钙247mg、铁97.4mg,此外还含有维生素B_1、维生素B_2、烟酸。黑木耳含有木耳多糖、蛋白质、麦角甾醇、B族维生素等。黑木耳能抑制血小板聚集,因而对防治冠心病或其他血管硬化性疾患有着十分重要的价值。

(3)烹调加工:黑木耳历来深受广大人民的喜爱,常作为菜肴的配料,可与肉、蛋和蔬菜等同炒。

4. 银耳

(1)品种及特点:银耳又称作白木耳、雪耳、银耳子等,银耳由菌丝体和子实体两大部分组成。子实体为乳白色,胶质、半透明,呈菊花状或鸡冠状,有"菌中之冠"的美称。

(2)营养价值:银耳营养价值高。每100g银耳中含蛋白质10.0g、脂肪1.4g、碳水化合物36.9g、膳食纤维30.4g、钙36mg,还含有多种维生素。银耳含有多种氨基酸及酸性异多糖等化合物,可增强机体免疫能力,促进骨髓造血功能,促进蛋白质、核酸的合成。现对血管硬化、高血压、失眠、眼底出血有效,并有延年益寿、延缓衰老的作用。

(3)烹调加工:银耳多用于甜菜、甜汤的制作,也可制作凉菜,还可与其他烹饪原料同煮成粥,也可以配炒荤素菜肴。银耳也可与红枣、莲子加糖炖熟,不仅清脆鲜美,滑嫩爽喉,而且有增加食欲和滋补强身的作用。

第三节 水 果 类

案例

李某,女,身高175cm,体重53kg,职业为模特。为了减轻体重,她采用网络流行的"水果减肥法",即全日只吃水果,不吃其他食物。坚持半月有余,李某陆续出现了腹部胀气、胀痛、乏力、头晕,掉发严重,运动量稍大,即伴有呼吸急促、心率增快的现象。

请问:1. 李某出现上述症状的原因是什么?

2. 结合水果的营养价值,说一说水果减肥法是否科学?

1. 水果的种类　按照构造和特性大致可将水果分为:

(1)浆果:外果皮为一层表皮,中果皮及内果皮几乎全部为浆质。如葡萄、杨桃和猕猴桃等。

(2)瓜果:果皮在老熟时形成坚硬的外壳,内果皮为浆质,如西瓜、哈密瓜等。

(3)橘果:外皮含油泡,内果皮形成果瓣,如橘子、橙子等。

(4)核果:内果皮形成硬核,包有一枚种子,如桃、李等。

(5)仁果:花托发育成肥厚的果肉,包围在子房的外面,外果皮及中果皮与果肉相连;内果皮形成果心,里面有种子,如苹果、梨等。

按照性味分为:寒性水果,如梨、桃、李子、杏、西瓜、香瓜等。温性水果,如苹果、橘子、橙子。热性水果,如荔枝、龙眼等。

2. 水果的营养价值　新鲜水果的水分含量较高,营养素含量相对较低。蛋白质、脂肪含量均不超过1%,碳水化合物含量差异较大,低者为6%,高者可达28%。矿物质含量除个别水果外,

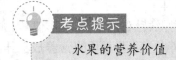
考点提示
水果的营养价值

相差不大。维生素 B_1 和维生素 B_2 含量也不高,胡萝卜素和维生素 C 的含量因品种不同而异。水果中的碳水化合物主要以双糖或单糖形式存在,所以食之甘甜。干果是果实成熟时果皮成干燥状态的果子或者人为加工后的果实。它们大多含有丰富的蛋白质、维生素、脂质等。生活中常见的干果有栗子、核桃、杏仁、松子、核桃、莲子等。

一、鲜果类

1. 苹果

(1)品种及特点:苹果又名频婆、平安果、奈子和智慧果等。苹果品种繁多,全世界约一万余种,仅中国就有四百多种,主要有金帅、元帅、国光、富士等。

(2)营养价值:每100g 鲜苹果中含碳水化合物13.5g、蛋白质0.2g、脂肪0.2g、膳食纤维1.2g、维生素 E 1.12mg,苹果中钾含量较多,每100g 含钾119mg,是高血压患者的理想食疗食品。此外,苹果中含有大量的苹果酸,可分解脂肪,降低胆固醇,缓解动脉硬化,预防肥胖。苹果中还含有鞣酸、果胶等成分,它们具有抑制和消除细菌毒素的作用。苹果中的有机酸和膳食纤维有促进肠蠕动的作用。由于苹果含糖分较多、性凉,因而糖尿病患者和心、肾功能较差者宜少食。

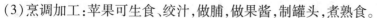

（3）烹调加工：苹果可生食、绞汁，做脯，做果酱，制罐头，煮熟食。

2. 梨

（1）品种及特点：梨别名快果、沙梨、玉乳、白梨、宗果、秋梨、雅梨。梨的品种繁多，我国栽培的梨有四大种系，即白梨、沙梨、秋子梨、西洋梨。梨有"百果之宗"的声誉。

（2）营养价值：梨的营养价值很高。每100g梨中含有碳水化合物13.3g、蛋白质0.4g、脂肪0.2g，还富含钙、磷、铁、胡萝卜素、维生素C等营养素。碳水化合物主要包括葡萄糖、果糖和蔗糖。据现代医学研究，梨具有降血压、保肝的作用，梨皮能清心润肺、降火生津，常用治疗暑热烦渴、咳嗽、痢疾等症。

（3）烹调加工：梨可生食，绞汁、蒸或制成膏等食之。

3. 桃

（1）品种及特点：有硬肉桃、蜜桃、水蜜桃、黄肉桃、油桃和蟠桃。

（2）营养价值：每100g桃子约含蛋白质0.9g、脂肪0.1g、碳水化合物12.2g，还含有较多B族维生素、胡萝卜素、钙、磷等营养素。桃含铁较高，在鲜果中居于前列，故吃桃能防治贫血。另含多种有机酸，能促进消化腺的分泌，增加胃肠蠕动，从而增进食欲。桃中果胶含量较多，有润肠的作用，经常食用可预防便秘。

（3）烹调加工：桃子可以生食或制桃脯、罐头等，核仁也可以食用。

4. 香蕉

（1）品种及特点：香蕉是食用蕉类的习惯统称，根据形态特征，大致可分为香蕉、大蕉、粉蕉三大种类。香蕉类：果肉黄白色，味甜纤维少，果皮容易剥离；大蕉类：果皮厚而韧，果肉杏黄色，味甜中带微酸，香气较少；粉蕉类：成熟果皮黄白色，果肉乳白色，柔软甜滑，果皮不易分离。

（2）营养价值：香蕉含有较丰富的营养成分，每100g果肉中含有碳水化合物28.9g、蛋白质1.2g、脂肪0.1g，还含有钙、磷、铁、钾和胡萝卜素、维生素C、维生素B_1、维生素B_2和烟酸等营养物质。矿物质尤以钾的含量较为丰富，高达330mg。此外，还含有果胶、5-羟基色胺前体物质等。香蕉可以降低胃酸，保护胃黏膜，促进溃疡愈合，还有降血压、预防便秘的作用。

（3）烹调加工：香蕉多生食，也可用于菜肴烹调，如拔丝香蕉。香蕉也可制成果脯食用。

5. 荔枝

（1）品种及特点：荔枝又名丽枝、丹枝、丹荔。外果皮革质，有疣状凸起，果肉乳白色，半透明，多汁，味甘美。优良品种有增城挂绿、糯米滋、妃子笑、桂味大丁香、水晶球等。

（2）营养价值：每100g鲜荔枝果肉中含有碳水化合物16.6g、蛋白质0.9g、脂肪0.2g及钙、磷、铁、钾等矿物质，富含B族维生素、维生素C。还含有枸橼酸、苹果酸等有机酸。民间有"一颗荔枝三把火"之说，因此在生疮、感冒或有急性炎症时，不适宜吃荔枝，身体虚寒、胃寒者则适宜多吃。

（3）烹调加工：荔枝入菜，一般与水产或禽类等"白肉"搭配：一是因为色泽的考虑；二是因为这些"白肉"在口味上也容易和荔枝相互烘托。其中最适合的就是海鲜，因为海鲜的寒性恰好可以中和荔枝的热性。

6. 菠萝

（1）品种及特点：是著名热带水果之一。菠萝又称凤梨、香梨、黄梨、露兜子。我国沿海地区盛产菠萝。菠萝的果实较大，呈圆柱形，外皮厚，有鳞片牙苞。果肉为淡黄色，味甜酸，多汁,有独特的果香。

(2)营养价值:菠萝果实品质优良,营养丰富。每100g果肉中含有碳水化合物10.8g、蛋白质0.5g、脂肪0.1g,还含有多种维生素、矿物质及各种有机酸等。菠萝果肉含有一种独特的蛋白酶可分解蛋白质,溶解血栓。经常食用可预防血栓形成,减少冠心病的发病率和死亡率。因此,吃了大量肉类菜肴后,再嚼上几片鲜菠萝,对消化吸收帮助很好。

(3)烹调加工:菠萝鲜食,香味浓郁,甜酸适口,清脆多汁。把菠萝泡在盐水里再吃,可使其中所含的一部分有机酸分解而去掉酸味,让菠萝吃起来更甜。菠萝果实多加工为罐头。菠萝也可烹制菜肴,如菠萝咕噜肉。

7. 葡萄

(1)品种及特点:又名蒲桃、草龙珠和提子等。葡萄的品种繁多,按照颜色,可分成红、白两类。

(2)营养价值:每100g葡萄中含蛋白质0.5g、碳水化合物10.3g、维生素C 25mg、胡萝卜素50μg及钙、磷、铁等矿物质。葡萄中所含的葡萄糖、有机酸等物质,对大脑神经有补益和兴奋作用。葡萄中含有的白藜芦醇可以阻止细胞癌变,具有抗癌防癌作用。葡萄籽中含有强抗氧化物质,食用葡萄最好带籽食下。

(3)烹调加工:葡萄鲜食最佳,或制葡萄干、葡萄汁、酿酒以及烘烤点心制馅。老年贫血者用葡萄干和龙眼肉同煮,或加血糯米煮粥,有补气益血的功效。

8. 西瓜

(1)品种及特点:西瓜又称夏瓜、寒瓜。西瓜主要的食用部分为发达的胎座。果实外皮光滑,呈绿色或黄色,果瓤多汁为红色或黄色,罕见白瓤。

(2)营养价值:西瓜水分多,营养也丰富,几乎所有的维生素和糖类均含有。每100g西瓜中含蛋白质0.6g、胡萝卜素450μg、钾87mg。西瓜还含有多种氨基酸、有机酸。西瓜虽好,但糖尿病患者、体虚胃寒者、口腔溃疡者、充血性心力衰竭者和慢性肾病患者不能多吃。

(3)烹调加工:瓜肉可绞汁或生食,也可制成西瓜酪、西瓜汁。

9. 猕猴桃

(1)品种及特点:别名猕猴梨、猴子梨、羊桃、野梨、藤梨等,国外还称之为中国醋梨、基维果等,被誉为"世界珍果"。果形一般为椭圆状,外观呈绿褐色,表皮覆盖浓密绒毛,不可食用,其内是呈亮绿色的果肉和一排黑色的种子。我国栽培的优良品种有早鲜、魁蜜、早香等。

(2)营养价值:猕猴桃营养价值较高,富含维生素C。每100g果肉(中华猕猴桃)中含碳水化合物14.5g、蛋白质0.8g、脂肪0.6g、维生素C 62mg、胡萝卜素130μg、钙27mg、磷26mg、铁1.2mg,还含有维生素B_1、维生素B_2、烟酸、有机酸和猕猴桃碱等。现代医学研究证实猕猴桃可降脂防癌,所含生物活性物质可抑制体内致癌物质亚硝胺的合成,对胃癌、食管癌、直肠癌均有防治作用并可降低胆固醇和甘油三酯,用于高血压、冠心病的食疗。

(3)烹调加工:猕猴桃果实肉肥汁多,清香鲜美,甜酸宜人,耐贮藏。除鲜食外,还可加工成果汁、果酱、果酒、糖水罐头、果干、果脯等。猕猴桃汁也是保健饮品。

10. 桂圆

(1)品种及特点:桂圆又称龙眼,益智,果近球形,新鲜的龙眼肉质极嫩,汁多甜蜜,美味可口。鲜龙眼制成干果后即成为中药里的桂圆。

（2）营养价值：每100g鲜桂圆中含碳水化合物16.2g、蛋白质1.2g、脂肪0.1g、维生素$B_2$0.14mg，还含有维生素B_1、胡萝卜素、烟酸及矿物质。龙眼含丰富的葡萄糖、蔗糖和蛋白质、维生素等，含铁量也比较高。还有多种氨基酸、皂素、鞣质、胆碱等，具有强大的滋补功效。体弱贫血，年老体衰，久病体虚者，龙眼是重要的调补食品。龙眼肉的补益作用对脑细胞特别有效，能增强记忆，消除疲劳。

（3）烹调加工：新鲜的果实，剥壳后食用。龙眼除鲜食外，还可加工制干、制罐、煎膏等。龙眼带壳带核晒干后，叫龙眼干；去壳去核，只留果肉，晒干后就叫桂圆，可以水煎服用，也可制成果羹食用。

11. 柑橘类

（1）品种及特点：橘子常与柑子一起被统称为柑橘。柑果实大，近球形，果皮橙黄色，粗糙，橘络较多。顶端常有嘴，不易剥离；橘果实扁球形，果皮淡黄、橙黄或橙红色，顶端无嘴，果皮易剥，味甜带酸，多汁味浓。

（2）营养价值：水分含量高，每100g柑橘含碳水化合物11.9g、膳食纤维0.4g、胡萝卜素890μg、维生素C 28mg、钙35mg。还含有橙皮苷、陈皮素和挥发油等成分。

（3）烹调加工：柑橘可直接剥皮食用。皮在烹饪方面还有巧妙应用：①炖肉汤时加入，提鲜去油腻；烹制羊肉、鱼时加入，去腥膻味。②泡茶，通气爽神。③泡酒，清肺化痰。

12. 甜橙类

（1）品种及特点：果圆球形，扁圆形或椭圆形，橙黄至橙红色，果皮难或稍易剥离。根据果实的形状和特点，可分为4个品种：①脐橙：特征为果顶有脐，果肉淡黄、橙红或紫红色，味甜或稍偏酸。②血橙：果肉及果汁全呈紫红色或暗红色。果肉细嫩多汁，具特殊香味。③普通甜橙：果一般为圆形，橙色，果顶无脐，或间有圈印，是甜橙中数量最多的种类。④糖橙：果形与普通甜橙相似，含酸量极低，是极早熟的甜橙品种。

（2）营养价值：甜橙鲜品每100g含水分87.4g、蛋白质0.8g、脂肪0.2g、碳水化合物11.1g、膳食纤维0.6g、胡萝卜素160μg、维生素C 33mg、钾159mg、钙20mg。甜橙还含有较多的橙皮苷、黄酮苷、有机酸。甜橙多吃无不良反应，不会致咽干舌燥。

（3）烹调加工：甜橙一般作为水果鲜食，果实主要榨汁。也可用于制作菜肴、面点、小吃。用于菜肴，多用于做甜菜。果皮可以磨碎用于烘焙，还可用于菜肴的盛器。

13. 柚类

（1）品种及特点：柚子别名酸柚、气柑、壶柑、香栾、沙田柚等。柚子果实硕大，扁球形或梨形，果皮光滑，绿色或淡黄色。柚子清香、酸甜、凉润，营养丰富，药用价值很高，是人们喜食的水果之一。

（2）营养价值：柚子有"天然水果罐头"之称。柚子营养价值很高，含有丰富的蛋白质、有机酸、维生素以及钙、磷、镁、钠等人体必需的矿物质。每100g柚子含碳水化合物9.5g、膳食纤维0.4g、维生素C 23mg、钾119mg。它含有的果胶能降低低密度脂蛋白，减轻动脉血管壁的损伤，维护血管功能，预防动脉粥样硬化和心脏病。柚子是高钾低钠食物，是心脑血管及肾脏病患者最佳的食疗水果之一。新鲜的柚子肉中含有作用类似于胰岛素的成分，能降低血糖。

（3）烹调加工：柚子的吃法有很多种，剥皮后可直接食用，柚子皮也是可以食用的，如辣炒柚子皮。柚子也可入菜，如蜂蜜柚子茶、柚子鸡翅等。

二、干果类

1. 核桃

（1）品种及特点：核桃又称胡桃、胡桃仁等。核桃可食部分为去除果壳后的种仁，即核桃仁。核桃仁营养丰富，在干果中享有"干果之王"的美誉，是人们喜食的保健品之一。我国栽培的核桃主要有普通核桃和铁核桃两种。

（2）营养价值：核桃含有丰富的脂肪，每100g 干核桃仁中含脂肪高达58.8g，主要成分为亚油酸、亚麻酸和油酸。含维生素 B_1 0.15mg、维生素 B_2 0.14mg、维生素 E 43.21mg、铁 2.7mg、磷 294mg。其含磷丰富对脑神经有良好的营养作用。此外，核桃所含金丝桃苷、胡桃甙、脂肪、黄酮类、槲皮素，对保持心血管健康、维持内分泌的正常功能和延缓衰老起重要作用。

（3）烹调加工：核桃可生食，烹饪时取鲜或干核桃仁可做冷盘，也可作为主料或配料制作糕点，此外核桃仁还可作为冬令滋补食物。

2. 栗子

（1）品种及特点：栗子又名毛栗、板栗。我国品种主要分为南方栗和北方栗。北方栗坚果较小，果肉糯性，适于炒食；南方栗坚果较大，果肉偏粳性，适宜于菜用。

（2）营养价值：栗子营养丰富，每100g 栗子（鲜板栗）中含碳水化合物 40.5g、蛋白质 4.2g、脂肪 0.7g、胡萝卜素 190μg、钾 442mg，还含有其他维生素和矿物质。现代医学认为，栗子中所含的不饱和脂肪酸和多种维生素能抗高血压、冠心病、动脉粥样硬化。

（3）烹调加工：栗子种子可做菜肴、主食、糕点、小吃，一般取栗肉整用，最易烧、焖。用作菜肴如栗子烧白菜、黄焖栗子鸡；用作主食，可将栗子切粒，伴米煮饭熬粥，蒸食也可代替粮食；用作糕点，将栗子制成泥，添加各种辅料制成栗子糕；用作小吃，如糖炒栗子。

3. 花生

（1）品种及特点：花生又名长生果、落地生，种子称为花生米或花生仁。花生按照荚角性状可分为四类：①普通型花生，荚角茧状，含油和蛋白质适中，可以榨油，也可以食用，也称为大花生。②龙生型花生，荚角曲棍型，有明显的果嘴和龙骨（背脊），因其形状似龙而得名。果仁稍小，含油少，含蛋白质高。③珍珠豆型，果仁多为圆形或桃形，硕大饱满，皮色粉红，含油较高，适合于榨油。④多粒型，果仁皮色深红，光滑，含油量 52%，产量较低。

（2）营养价值：花生含有丰富的蛋白质和脂肪，每100g 生花生仁中含蛋白质 24.8g、脂肪 44.3g、碳水化合物 21.7g、维生素 E 18.1mg、锌 2.50mg。花生中的脂肪大多为油酸和亚油酸等不饱和脂肪酸。此外，花生还含有丰富的卵磷脂和脑磷脂及一定量的维生素 E 和锌，有降低胆固醇和促进大脑功能的作用。富含的叶酸、膳食纤维、精氨酸等，能对心脏起到保护作用。花生仁外层的红衣可促使血小板生成。

（3）烹调加工：花生的食法很多，可生食，常熟食。带壳者多炒制或煮制为小菜，去壳果仁多干炒制成小食，或煮、炸、酱、卤、凉拌制成小菜，于菜肴中多做配料，也可做馅料。此外，还可做成花生酱、花生粥、鱼皮花生等食品。

4. 莲子

（1）品种及特点：莲子，是睡莲科水生草本植物莲的种子。又称莲实、莲米、莲肉。我国大部分地区均有出产。秋、冬季果实成熟时，割取莲蓬，取出果实，鲜用或晒干用，或剥去莲子的外皮和心用，称为莲肉。

（2）营养价值：干莲子每100g含蛋白质17.2g、脂肪2g、碳水化合物64.2g、钙97mg、磷550mg、钾846mg、铁3.6mg，及多种维生素。此外，莲子心中的莲心碱有强心和降压的作用，所以高血压患者常服莲子心茶能平肝降压，强心安神。

（3）烹调加工：莲子作为保健药膳食疗，一般是不去莲子心的，食用时则除去。莲子的吃法也很多。鲜嫩莲子生食，清甜爽脆；做成冰糖莲子和蜜饯莲子，香糯甜美；做成莲子羹，是滋补佳品。

第四节 禽 畜 类

 案例

张某，男生，19岁，某大学一年级学生，身高172cm，体重90kg，体质指数 BMI = 30.4，目前渴望减轻体重。

请问：1. 有人建议采用素食控制体重，合适吗？

2. 如果选择畜禽类食物，应选择哪类食物？为什么？

畜禽类主要是指由人工饲养、驯化的畜、禽、畜禽制品、蛋乳制品四大类。肉类含有多种营养物质，包括蛋白质、脂类、B族维生素和多种矿物质。肉类蛋白属完全蛋白，是膳食中优质蛋白的来源之一。肉类脂肪以饱和脂肪酸居多，饱和脂肪酸不易被人体消化吸收。肉类中胆固醇含量较多，100g肥猪肉、牛肉、羊肉中的胆固醇含量一般可达100~200mg，内脏及脑中胆固醇含量更高。禽肉所含的营养成分与畜肉接近，由于禽肉有较多柔软的结缔组织，而且脂肪均匀地分布于肌肉组织中，所以禽肉比畜肉味道更鲜美、细嫩，且易消化。

一、家畜类

（一）家畜类食品的营养价值

我国肉用家畜主要由猪、牛、羊组成，其中猪占首要地位，此外，还包括马、骡、驴、狗、兔等，但所占比重较小。家畜肉中脂肪的平均含量要比家禽高，其中猪肉是最高的，鸡肉是最低的。所有肉类含有丰富的维生素 B_2、维生素 B_6、维生素 B_{12} 和烟酸，另外，肉类中颜色较深的肉（如牛肉）比浅色的肉含铁量多。

（二）常见家畜类食品的营养特点及应用

1. 猪

（1）品种及特点：按商品用途可分为瘦型、脂肪型（脂用型）、肉脂兼用型（腌肉型）三种。按产地可分为：①地方品种：如太湖猪、金华猪、荣昌猪、藏猪等。②培育品种：如哈尔滨白猪、上海白猪、湖北白猪、新淮猪、北京黑猪、东北猪等。③引进品种：主要有大约克夏（大白）猪、兰德瑞斯（长白）猪、杜洛克猪、汉普夏猪、皮特兰猪等。其中，我国的地方猪种品种占多数，与外来品种相比，其主要优点是繁殖率高，耐粗饲，适应性强，肉质风味好，主要缺点是体小、日增重低、瘦肉率低等。

（2）营养价值：猪肉营养丰富，每100g瘦猪肉含蛋白质20.3g、脂肪6.2g、胆固醇81mg、铁3.0mg、锌2.99mg、硒9.5μg，还富含 B 族维生素。猪肝富含蛋白质、铁、锌、磷、B 族维生素、维生素 A 和维生素 D 等，如100g猪肝含铁22.6mg、锌5.78mg、硒19.21μg。猪肉脂肪含量高,肉质细嫩,因而味道鲜香。

(3)烹调加工:猪肉既可做主料,又可做配料,还可做馅心料,适应各种烹调加工。可炒、煮、蒸、烩、煎、烧、炸、爆、做汤。

2. 牛

(1)品种及特点:我国供食用的牛主要有黄牛、水牛、牦牛及引进和培育的良种肉牛。黄牛肉质紧密,肉色暗红,肌纤维较细,肌间脂肪含量较高,肉质较佳。水牛肌肉发达,纤维粗,肉色比黄牛暗,肉质较差。牦牛又称藏牛,肉色比黄牛略显深红,肌间脂肪含量高,肌肉呈大理石纹状,肉质柔嫩香醇,质量优于黄牛肉。

(2)营养价值:牛肉味道鲜美,营养丰富,蛋白质含量高。每100g瘦牛肉含蛋白质20.2g、脂肪2.3g、胆固醇58mg、铁2.8mg、锌3.17mg、硒10.55μg;牛肝富含蛋白质、维生素A、维生素D及磷、铁、铜和锌等。

(3)烹调加工:牛肉肌纤维长而粗糙,肌间筋膜等结缔组织多,故肉质老韧,烹调时多采用炖、焖、煨、卤、酱等烹调方式;牛背腰部、臀部肌肉纤维短,较柔嫩,可采用爆、炒等旺火速成的烹调方式。

3. 羊

(1)品种及特点:羊主要有绵羊和山羊两种。绵羊是我国羊的主要品种,多为皮、毛、肉兼用,肉质丰满而鲜美,肌纤维细而嫩,肌间脂肪较少,腥味较小,为上等肉用羊。山羊多为皮肉兼用,皮质厚,肉呈较淡的暗红色,腥味较浓,肉质逊于绵羊。

(2)营养价值:每100g瘦羊肉含蛋白质20.5g、脂肪3.9g、胆固醇60mg、铁3.9mg、锌6.06mg、硒7.18μg。羊肝中维生素A、维生素D、烟酸含量很高。羊肉的能量高于牛肉低于猪肉,是冬令最佳补品,有增温御寒的作用。现代医学证明羊肉中含有大量的左旋肉碱可促进长链脂肪酸燃烧,能增强酶和激素的活力,对心脏和血管有保健作用。

(3)烹调加工:羊肉多采用烧、酱、卤、炖、涮、炒、爆、熘、烤、扒等多种烹调方式。

二、家禽类

(一)家禽类食品的营养价值

家禽类主要有:鸡、鸭、鹅、鹌鹑、鸽等。禽肉营养丰富,肌肉纤维细腻易消化,蛋白质含量丰富,含丰富的矿物质和维生素。

(二)常见家禽类食品的营养特点及应用

1. 鸡

(1)品种及特点:鸡是人类饲养最普遍的家禽。鸡的品种很多,按用途可分为肉用型、蛋用型、肉蛋兼用型三种。优良品种有贵妇鸡、九斤黄、寿光鸡、北京油鸡、狼山黑鸡、洛岛红鸡、澳洲黑鸡等。

(2)营养价值:鸡肉的营养丰富,每100g鸡肉含蛋白质19.3g、脂肪9.4g、胆固醇106mg、铁1.4mg、锌1.09mg、硒11.75μg。还可供给一定量的维生素A和B族维生素。每100g鸡肝可提供能量121kcal、蛋白质16.6g、脂肪4.8g、胆固醇356mg、铁12mg、锌2.4mg、硒38.55μg,维生素A、B族维生素均高于鸡肉。除鸡肉外,鸡肝、鸡肾、鸡心、鸡血、鸡油、鸡蛋、鸡内金等均有食疗作用。例如,鸡内金中含有大量消化酶,有消食化积作用。

(3)烹调加工:鸡适宜炖、煨、烧、酱、焖、蒸、爆、炒、炸、烤等。孕妇、老、弱、多病者皆可用炖鸡来滋补,不但味道鲜美,而且易于消化吸收。

2. 乌鸡

（1）品种及特点：乌鸡又称乌骨鸡，因皮、骨、肉、内脏和脂肪均为黑色而得名，是我国特有的药食兼用珍禽。乌鸡品种较多，著名品种有黑凤鸡、泰和鸡、江山乌鸡、金阳丝毛鸡、雪峰乌鸡等，其中黑凤鸡是人工养殖最多的品种。

（2）营养价值：乌鸡营养丰富，每100g乌鸡肉含蛋白质22.3g、脂肪2.3g、胆固醇106mg、铁2.3mg、锌1.60mg、硒7.73μg；不含维生素A，含有一定量的B族维生素；钙的含量17mg高于其他品种（肉鸡除外）。乌鸡体内的黑色物质富含铁和铜等元素，对病后、产后贫血者有补血、促进康复作用。

（3）烹调加工：乌鸡味鲜美，最适宜煮汤。

3. 鸭

（1）品种及特点：鸭的品种较多，可分为肉用鸭、蛋用鸭和肉蛋兼用鸭三种。北京鸭是世界著名的肉用型良种鸭。

（2）营养价值：鸭的品种不同，其营养成分含量亦不同。北京填鸭每100g含蛋白质9.3g、脂肪41.3g、胆固醇96mg、铁1.6mg、锌1.31mg、硒5.80μg、维生素A 30μg。安徽合肥的母麻鸭每100g鸭肉含蛋白质13g、脂肪44.8g、胆固醇132mg、铁2.9mg、锌1.38mg、维生素A 476μg。各品种鸭还含有一定量B族维生素和其他矿物质。每100g鸭肝含蛋白质14.5g、脂肪7.5g、胆固醇341mg、铁23.1mg、锌3.08mg、硒57.27μg，维生素A含量均低于鸡肝。鸭肉适用体

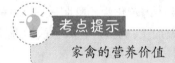

考点提示

家禽的营养价值

热、上火的人食用，特别是一些有低热、虚弱、食少、大便干燥和有水肿的人，食鸭最宜。

（3）烹调加工：鸭适宜烧、烤、酱、蒸、扒、焖、炸等。

三、畜禽肉制品

畜禽肉制品的种类很多，按地方风味不同，可分为京式肉制品、苏式肉制品、广式肉制品、西式肉制品；按加工方法不同，可分为腌腊制品、脱水制品、灌肠制品、其他肉制品。

1. 腌腊制品　腌腊制品主要是以盐腌为主。它是利用食盐的渗透压作用，使水分从原料中析出，而盐则渗入鲜肉组织中，此过程称为腌制。常见品种有火腿、腊肉、咸肉等。

（1）火腿：火腿的品种较多，其中以浙江金华火腿最为有名，称为南腿；江苏如皋腌制的火腿称北腿；以云南腾越和榕峰为中心所产的火腿称云腿。

（2）腊肉：腊肉是指肉经腌制后再经过烘烤所制成的肉制品。我国南方生产较多，如广东腊肉、四川腊肉、湖南腊肉、云南腊肉等，其中以广东无皮腊花肉与湖南带骨腊肉最为有名。按原料不同又分为腊羊肉、腊牛肉、腊鸡肉等。

2. 脱水制品　脱水制品主要是将肉类初步加工后，经调味、煮熟后，再经脱水而成的一种肉制品。如肉松、肉脯等。

（1）肉松：肉松是我国的著名特产，将精瘦肉煮烂后加上多种调料烘干，再搓制成松。按加工原料不同，分为猪肉松、牛肉松、鸡肉松、鱼肉松、虾肉松等。著名品种有江苏太仓肉松、福建肉松。

（2）肉脯：肉脯是将瘦肉加工成薄片，经腌制、烘干、烤制等工序加工而成的肉制品。根据加工原料不同，分为猪肉脯、牛肉脯、鸡肉脯等。著名品种是江苏靖江猪肉脯。

四、蛋和蛋制品

(一) 蛋的营养价值

蛋类主要有鸡蛋、鸭蛋、鹅蛋和鹌鹑蛋等。蛋还可以加工成多种蛋制品,如松花蛋、咸蛋、糟蛋等。蛋类富含完全蛋白、脂肪、卵磷脂以及矿物质和多种维生素,吸收率高,是人类理想的滋补食品。其蛋白质含量为 12% ~ 14% ,脂肪则几乎全部包含于蛋黄部分,每 100g 蛋黄中含胆固醇 250 ~ 270mg。一般成人胆固醇每日摄取量不宜超过 300mg,患有高脂血症的人应注意减少摄取蛋类食物。蛋白中含有卵黏蛋白和抗生物素蛋白,会与胰蛋白酶及生物素结合,影响营养素的吸收,故蛋白不宜生吃。

(二) 常见蛋类的营养特点及应用

1. 鸡蛋

(1)品种及特点:鸡蛋呈椭圆形,重约 50g,壳多为白色或棕红色,鲜蛋表面有白霜。

(2)营养价值:鸡蛋的营养价值很高,含有丰富的蛋白质、脂肪、维生素、矿物质等。每 100g 鸡蛋含蛋白质 12.3g、脂肪 8.8g、胆固醇 585mg、铁 2.0mg、锌 1.10mg、硒 14.34μg。蛋黄中蛋白质含量高于蛋清,约为 15.2% 。蛋白的消化率和利用率最高。此外,蛋黄中含有丰富的卵磷脂,在体内转化为乙酰胆碱,是保持人脑记忆旺盛所不可缺少的物质。

(3)烹调加工:鸡蛋适宜煎、煮、炒等,还可腌制,但忌生食。

2. 鸭蛋

(1)品种及特点:鸭蛋呈椭圆形,较鸡蛋大,一般可达 70 ~ 90g。蛋壳表面光滑,呈青色或青灰色。著名品种有高邮鸭蛋、白洋淀鸭蛋。

(2)营养价值:鸭蛋的营养成分与鸡蛋相近,每 100g 鸭蛋含蛋白质 12.6g、脂肪 13.0g、胆固醇 565mg、铁 2.9mg、锌 1.67mg、硒 15.68μg。蛋白质含量稍低于鸡蛋。脂肪、维生素及矿物质的含量均高于鸡蛋。

(3)烹调加工:鸭蛋多用于腌制,也可煮或炒食,腌制的咸鸭蛋及用鸭蛋制作的皮蛋(松花蛋)享誉海内外。

3. 鹌鹑蛋

(1)品种及特点:鹌鹑蛋近圆形,一般只有 5g 左右,表面有棕褐色斑点。

(2)营养价值:鹌鹑蛋营养丰富,其蛋白质含量为 12.8% 、脂肪 11.1% ,还含有多种矿物质及维生素,尤以维生素 D 的含量较高,居禽类之首。鹌鹑蛋是禽蛋中胆固醇含量最高的,故不宜多食。

(3)烹调加工:鹌鹑蛋适宜煮食。

五、乳及乳制品

(一) 乳的分类

乳是哺乳动物从乳腺中分泌出来的一种不透明的液体。按畜种分为牛乳、羊乳、马乳、水牛乳和牦牛乳。

(二) 常见乳及乳制品的营养特点及应用

1. 牛奶

(1)品种及特点:牛奶根据泌乳期不同分为初乳、常乳和末乳三种。乳牛产犊后 1 周内的奶称为初乳。初乳蛋白质含量丰富,其中乳蛋白和乳球蛋白含量高,乳糖含量低,色黄而

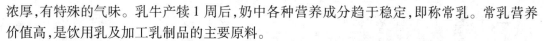

浓厚,有特殊的气味。乳牛产犊1周后,奶中各种营养成分趋于稳定,即称常乳。常乳营养价值高,是饮用乳及加工乳制品的主要原料。

(2)营养价值:牛奶中最主要的成分是蛋白质。牛奶中的脂肪称为乳脂,乳脂是高度乳化的脂肪,有利于消化。牛奶中钙、磷、镁等矿物质含量丰富,是补钙首选食物。牛奶中的糖类大部分为乳糖,含少量葡萄糖、半乳糖及其他糖类。乳糖对肠道中乳酸菌生长有利,乳酸菌产生乳酸使肠道 pH 下降,抑制腐败菌的生长,有利于钙和磷在小肠的吸收及肠道微生物合成 B 族维生素。牛奶为维生素 B_2 的重要来源之一,同时还含有维生素 A、维生素 B_1、维生素 B_6、维生素

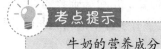

考点提示

牛奶的营养成分

B_{12} 及少量的烟酸。牛奶中含有两种催眠物质:一种是能促进睡眠血清素合成的原料 L- 色氨酸,另一种是具有麻醉作用的天然吗啡类物质,睡前喝奶,有助于睡眠。

2. 乳制品　乳制品主要包括奶粉、酸奶、稀奶油、黄油、奶酪等。

(1)奶粉:奶粉是以鲜牛奶为原料,经喷雾干燥、真空干燥或冷冻干燥等方法脱水后制成的粉末状奶制品。奶粉的种类很多,由于加工方法及原料处理不同,可分为全脂奶粉、脱脂奶粉、低乳糖奶粉、速溶奶粉、酪乳奶粉等。全脂奶粉是用新鲜的全脂牛奶脱水制成,其营养成分含量与鲜牛奶相比,除水分减少,其他成分均增加。脱脂奶粉是用脱脂牛奶干制而成,有全脱脂与半脱脂两种。低乳糖奶粉是在鲜牛奶中加入乳糖酶,使牛奶中的乳糖分解为葡萄糖和半乳糖,从而降低了乳糖的含量。适宜乳糖不耐症的人饮用。

(2)酸牛奶:酸牛奶是以鲜牛奶为原料,加入乳酸菌发酵制成的乳品。其种类较多,按照添加物的不同可分为天然酸奶、调味酸奶、水果酸奶等。酸奶的营养成分比牛奶更加丰富,更容易消化、吸收和利用。同时具有抑制肠道有害细菌生长、助消化、增食欲的作用。

(3)稀奶油:稀奶油又称奶油,是从鲜牛乳中分离出来的密度较小的脂肪和其他成分的混合物。含脂率一般为 20% ~ 40%,其他成分主要是水分、蛋白质及乳糖等。稀奶油为乳白色,略带浅黄,呈半流质,在低温下较稠,经加热可溶为液态。优质奶油气味芳香纯正,口味稍甜。

(4)奶酪:奶酪又称干酪、计司。是鲜乳在凝乳酶的作用下,使乳中的酪蛋白凝固,再经加热、加压成型,在微生物和酶的作用下,发酵熟化制成的乳制品。奶酪的种类较多,按加工方法不同,有硬奶酪、软奶酪、半软奶酪、多孔奶酪、大孔奶酪等。优质奶酪呈白色或淡黄色,表皮均匀,具有特有的醇香味。奶酪在西餐中使用广泛,常用于调制各种冷菜、沙司、沙拉等,也可切片直接食用。

第五节　水　产　品

水产品是指水生的具有经济价值的动、植物性原料,包括鱼类(海水鱼、淡水鱼)、甲壳动物类、贝壳动物类、藻类植物和其他水产类产品等。水产品种类繁多,营养特点各异,大多数蛋白质含量高,脂肪含量低,且含多种维生素、矿物质,具有较高的营养价值。

考点提示

水产品的营养价值

一、鱼类

(一) 鱼类的营养价值

鱼类按其生存环境分为海水鱼和淡水鱼。鱼肉不仅富含蛋白质,还含有丰富的钙、磷等矿物质,有助于骨骼和大脑的发育,对防治佝偻病、骨质疏松或软骨病有良好的效果。部分鱼铁含量高,是婴幼儿和贫血者的补铁佳品。有些鱼含碘丰富,具有防治碘缺乏病的作用。鱼肉中的脂肪含有多种不饱和脂肪酸,具有降胆固醇作用。鱼的肝脏是维生素 A、维生素 D 的重要来源。

(二) 常见鱼类的营养特点及应用

1. 海水鱼

(1) 带鱼

1) 品种及特点:带鱼又称刀鱼、牙带、鳞带鱼等。体表光滑无鳞,鳞退化成表皮银膜,全身银白发亮。带鱼肉质肥嫩,味鲜美,肉多刺少。

2) 营养价值:带鱼是我国最主要的海产经济鱼类之一。每 100g 肉含蛋白质 17.7g、脂肪 4.9g、胆固醇 76mg、钙 28mg、磷 191mg、铁 1.2mg、锌 0.70mg、硒 36.57μg,还含有多种维生素。带鱼的银膜中含有一种抗癌成分 6-硫代鸟嘌呤,能有效地治疗急性白血病和其他癌症,还可促进毛发的生长。

3) 烹调加工:适于红烧、煎、蒸、干炸等。

(2) 鲈鱼

1) 品种及特点:鲈鱼又称鲁鱼、花鲈、鲈板等。因体色不同分为白鲈和黑鲈。

2) 营养价值:鲈鱼每 100g 肉含蛋白质 18.6g、脂肪 3.4g、胆固醇 86mg、钙 138mg、磷 161mg、铁 2.0mg、锌 2.83mg、硒 33.06μg 及多种维生素。鲈鱼肉质坚实,肉多刺少,色泽洁白,味鲜美。

3) 烹调加工:整鱼可清蒸、红烧、干烧等,也可加工成片、丝、丁、茸等形状,用于炒、爆、熘、汆等。

(3) 鳕鱼

1) 品种及特点:鳕鱼又名大头青、大口鱼、明太鱼。

2) 营养价值:北京鳕鱼每 100g 肉含蛋白质 20.4g、脂肪 0.5g、胆固醇 114mg、钙 42mg、磷 232mg、铁 0.5mg、锌 0.86mg、硒 24.80μg 及多种维生素。鳕鱼肉质细嫩,色泽洁白,滋味鲜美。

3) 烹调加工:可采用烧、焖、炸、蒸等烹调加工成菜,以清炖和红焖为主。

(4) 大黄鱼

1) 品种及特点:大黄鱼又称大黄花、大王鱼、大鲜、黄瓜鱼。

2) 营养价值:大黄鱼营养丰富,每 100g 肉含蛋白质 17.7g、脂肪 2.5g、胆固醇 86mg、钙 53mg、磷 174mg、铁 0.7mg、锌 0.58mg、硒 42.57μg,还含有多种维生素。肉质鲜嫩,呈蒜瓣状,色泽洁白,肉多刺少。黄花鱼含有丰富的微量元素硒,能清除人体代谢产生的自由基,能延缓衰老,并对各种癌症有防治功效。

3) 烹调加工:适于红烧、干烧、糖醋、清蒸、干炸等。其鳔可加工成名贵的海珍品鱼肚。

(5) 小黄鱼

1) 品种及特点:小黄鱼又称小黄花、小王鱼、小鲜、小黄瓜等。其外形与大黄鱼极相似,但体形较小,一般体长 15～25cm。

2)营养价值:小黄鱼的营养丰富,每 100g 肉含蛋白质 17.9g、脂肪 3.0g、胆固醇 74mg、钙 78mg、磷 188mg、铁 0.9mg、锌 0.94mg、硒 55.20μg,还含有多种维生素。

3)烹调加工:适于红烧、干烧、糖醋、清蒸、干炸等。

（6）三文鱼

1)品种及特点:三文鱼也叫撒蒙鱼或萨门鱼,又名大西洋鲑鱼、细鳞鲑鱼、银色鲑鱼等。是一种生长在加拿大、挪威、日本和美国等高纬度地区的冷水鱼类。三文鱼肉色橘红,肌肉呈木纹状,肉质坚实、细嫩,口感爽滑,味极鲜美,肌间脂肪含量高。

2)营养价值:三文鱼营养丰富,每 100g 肉中约含蛋白质 20.7g、脂肪 8.4g 及多种维生素和矿物质。其所含有的 n-3 系列不饱和脂肪酸,在所有鱼类中是最多的,每 100g 三文鱼约含 27g。n-3 系列不饱和脂肪酸,不仅能有效地降低高血压和心脏病的发病率,还对防治关节炎、乳腺癌等慢性病有益处,对胎儿和儿童的生长发育有促进作用。

3)烹调加工:三文鱼多是制作生鱼片直接食用,也可采用红烧、清蒸、清炖等烹调加工。

2. 淡水鱼类

（1）鲤鱼

1)品种及特点:鲤鱼又名鲤拐子、鲤子、仁鱼等。因品种不同,其形态和颜色各异。鲤鱼经人工选育的品种很多,如镜鲤、团鲤、火鲤、芙蓉鲤、荷包鲤等。

2)营养价值:鲤鱼每 100g 肉含蛋白质 17.6g、脂肪 4.1g、胆固醇 84mg、钙 50mg、磷 204mg、铁 1.0mg、锌 2.08mg、硒 15.38μg 及多种维生素。鲤鱼肉厚刺少,肉质肥嫩。

3)烹调加工:适于红烧、干烧、糖醋、清炖、清蒸、酱汁等。

（2）鲫鱼

1)品种及特点:鲫鱼又名鲫瓜子、鲋鱼等。鲫鱼肉质细嫩,刺极多,滋味鲜美。

2)营养价值:鲫鱼营养丰富,每 100g 肉含蛋白质 17.1g、脂肪 2.7g、胆固醇 130mg、钙 79mg、磷 193mg、铁 1.3mg、锌 1.94mg、硒 14.31μg 及多种维生素,尤以维生素 A 和维生素 D 较为丰富。煮汤可治乳汁少和水肿等,鲫鱼红小豆汤是肝硬化的食疗良方。

3)烹调加工:鲫鱼最适于氽汤、焖酥鱼。

（3）鲢鱼

1)品种及特征:鲢鱼又名白鲢、鲢子等。鲢鱼肉质发面,刺较多。

2)营养价值:鲢鱼每 100g 肉含蛋白质 17.8g、脂肪 3.6g、胆固醇 99mg、钙 53mg、磷 190mg、铁 1.4mg、锌 1.17mg、硒 15.68μg 及多种维生素,尤以维生素 A 和维生素 D 较为丰富。

3)烹调加工:鲢鱼适于红烧、清炖、清蒸、红焖等。

（4）青鱼

1)品种及特点:青鱼又名青鲩鱼、黑鲩鱼、青根鱼等。青鱼肉质细嫩,刺粗而少,味鲜美。

2)营养价值:青鱼每 100g 肉含蛋白质 19.5g、脂肪 5.2g、胆固醇 108mg、钙 31mg、磷 184mg、铁 0.9mg、锌 0.96mg、硒 37.69μg 及多种维生素和矿物质。青鱼富含二十碳五烯酸（EPA）与二十二碳六烯酸（DHA）,EPA 具有扩张血管、防止血液凝结作用;DHA 对大脑细胞、特别对脑神经突触的生长和传导功能有着极其重要的关系。

3)烹调加工:青鱼适宜红烧、干烧、糖醋、清炖等。还可加工成片、丝、条、块等形状烹制成菜。

（5）黄鳝

1）品种及特点：黄鳝又名鳝鱼、长鱼。为我国特产经济鱼类。其体细长，形似蛇状，呈黄褐色，体黏滑无鳞。黄鳝其肉质细嫩，味鲜美，肉厚无刺。

2）营养价值：黄鳝每 100g 肉中含蛋白质 18g、脂肪 1.4g、胆固醇 126mg、钙 42mg、磷 206mg，维生素 A 50μg、烟酸 3.7mg、钾 263mg、铁 2.5mg、锌 1.96mg 及硒 34.56μg 等。鳝鱼中含黄鳝鱼素，有降血糖作用，因此食用鳝鱼可调节血糖，是糖尿病病人的食疗食品。

3）烹调加工：黄鳝适于爆、炒、煸、炸、烧等。鳝鱼体内含组氨酸较多，死后体内的组氨酸迅速分解为有毒的物质组胺，食后中毒，故死鳝鱼不可食用。

二、甲壳动物类

1. 虾 虾中含磷量丰富，仅次于鱿鱼干和全脂奶粉，居第三位。虾皮和虾的连壳制品，含钙量特别高，可使血压下降，并能预防脑血栓、脑出血等疾病，是补钙的最好食品之一。虾的种类繁多，可分为海水虾和淡水虾两大类。

（1）淡水虾

1）品种及特点：淡水虾以青虾最为有名，青虾又称河虾、沼虾。

2）营养价值：虾肉每 100g 含蛋白质 16.4g、脂肪 2.4g、胆固醇 240mg、钙 325mg、磷 186mg、铁 4.0mg、锌 2.24mg 及硒 29.65μg。虾肉提取物可使蛋白浓度升高，凝固性下降，胸导管淋巴流量显著增加，血浆中三磷酸腺苷出现，所以虾有免疫的作用。虾皮是补钙的最好食品之一，由于血压与含钙量有关，所以常食虾皮可调节血压。

3）烹调加工：适于蒸、炒、烧、炸、油焖等，也可加工成馅心及虾丸。

（2）海水虾

1）中国对虾：①品种及特点：中国对虾又名大虾、对虾、明虾等。一般体长 13～14cm，雌虾青白色，雄虾棕黄色。中国对虾肉质鲜嫩，味美。②营养价值：每 100g 虾肉含蛋白质 16.8g、脂肪 0.6g、胆固醇 117mg、钙 146mg、磷 196mg、铁 3.0mg、锌 1.44mg、硒 56.41μg 及多种维生素。③烹调加工：适宜炒、烧、炸、油焖等，还可制作馅心及虾丸。

2）龙虾：①品种及特点：主要有中国龙虾、波纹龙虾、密毛龙虾、日本龙虾、锦绣龙虾、杂色龙虾等多种，其中产量最多的为中国龙虾。龙虾体大肉厚，味极鲜美，最大个体达 5000g 以上。②营养价值：龙虾为我国名贵虾类。每 100g 虾肉（北京）含蛋白质 18.9g、脂肪 1.1g、胆固醇 121mg、钙 21mg、磷 221mg、铁 1.3mg、锌 2.79mg、硒 39.36μg 及多种维生素。③烹调加工：适于蒸、炒、烧、炸等，也可加工成虾肉片生食。

2. 蟹

（1）中华绒螯蟹

1）品种及特点：中华绒螯蟹又名河蟹、毛蟹、清水蟹等。其螯足强大并密生绒毛。雌蟹的腹部为圆形，俗称团脐；雄蟹的腹部呈三角形，俗称尖脐。中华绒螯蟹肉质极细嫩，味极鲜。

2）营养价值：中华绒螯蟹是我国最著名的淡水蟹。每 100g 蟹肉含蛋白质 17.5g、脂肪 2.6g、胆固醇 267mg、钙 126mg、磷 182mg、铁 2.9mg、锌 3.68mg、维生素 A 389μg、维生素 D 389μg、硒 56.72μg。

3）烹调加工：最适宜蒸、煮，还可采用炸、炒、醉、糟等方法烹制。中华绒螯蟹组氨酸的含量极为丰富，死后体内的组氨酸会迅速分解为有毒的组胺，食后中毒，故死河蟹不可食用。

（2）三疣梭子蟹

1）品种及特点：三疣梭子蟹又名梭子蟹、海螃蟹、海蟹，其头胸甲呈梭子形，表面有三个显著的疣状隆起。螯足发达，呈梭柱形。三疣梭子蟹肉质特点与中华绒螯蟹相似，但不如中华绒螯蟹味鲜。

2）营养价值：三疣梭子蟹每100g肉含蛋白质15.9g、脂肪3.1g、胆固醇142mg、钙280mg、磷152mg、铁2.5mg、锌5.5mg、维生素A 121μg、维生素D 121μg、硒90.96μg。

3）烹调加工：最适宜蒸、煮，还可采用炸、炒、醉、糟等方法烹制。

三、贝壳动物类

1. 扇贝

（1）品种及特点：贝壳呈圆扇形，一般呈紫褐色、淡褐色、红褐色、杏黄色、灰白色等。肉质细嫩，味鲜美。

（2）营养价值：每100g鲜扇贝（山东烟台地区）含蛋白质11.1g、脂肪0.6g、胆固醇140mg、钙142mg、磷132mg。还含有丰富的铁、锌和硒，每100g扇贝中含铁7.2μg、锌11.69μg、硒20.22μg。

（3）烹调加工：最适宜蒸、煮。大多将其闭壳肌加工成海珍品鲜贝和干贝。

2. 牡蛎

（1）品种及特点：牡蛎又称蚝、海蛎子、蛎黄等。品种有褶牡蛎、近江牡蛎、长牡蛎和大连湾牡蛎等。①褶牡蛎因外形皱褶较多而得名，贝壳较小，多呈延长形或三角形。②近江牡蛎因在淡水入海的河口生长最繁盛而得名，贝壳大，体形多变化，有圆形、卵圆形、三角形和长方形。③长牡蛎壳大而坚厚，呈长条形。④大连湾牡蛎贝壳大，近似三角形；壳表面灰黄色，具有紫褐色斑纹。

（2）营养价值：牡蛎味鲜美，营养丰富，每100g肉含蛋白质5.3g、脂肪2.1g、胆固醇100mg、钙131mg、磷115mg、铁7.1mg、锌9.39mg、硒86.64μg及多种维生素和牛磺酸等。牡蛎中含有某种天然生物反应调节剂，能调解人体免疫功能，提高抗病能力。牡蛎提取物有明显的抑制血小板聚集的作用，有利于胰岛素的分泌和利用，使肿瘤细胞对放射线的敏感性增强，并能升高白细胞水平。牡蛎中还含有丰富的牛磺酸，有明显的保肝利胆作用。

（3）烹调加工：牡蛎适宜蒸、煮、烧、爆、炒等。除鲜食外，还可加工成蚝豉和蚝油。

3. 蛏子

（1）品种及特点：主要品种有缢蛏、大竹蛏、长竹蛏等。缢蛏贝壳长形，壳薄而脆；大竹蛏贝壳长，两壳合抱呈竹筒状，肌肉发达，味极鲜美，品质佳。

（2）营养价值：蛏子每100g肉含蛋白质7.3g、脂肪0.3g、胆固醇131mg、钙134mg、磷114mg、铁33.6mg、锌2.01mg、硒55.14μg及丰富的维生素D。

（3）烹调加工：蛏子其肉质鲜嫩，适于蒸、煮、炒、爆等。还可加工成蛏干、蛏油等。

4. 鲍鱼

（1）品种及特点：鲍鱼又称九孔螺、耳贝。我国常见的有皱纹盘鲍、杂色鲍、耳鲍等。皱纹盘鲍贝壳大而坚厚，呈椭圆形，壳内有彩色珍珠光泽。耳鲍贝壳狭长，整个贝壳扭曲成耳状，壳薄肉厚，品质优良。杂色鲍与皱纹盘鲍相似，体螺层极大，壳表面呈布纹状，品质不如皱纹盘鲍。鲍鱼肉质紧密，味极鲜美。

（2）营养价值:鲍鱼为海味中的珍品。每100g杂色鲍(山东烟台地区)含蛋白质12.6g、脂肪0.8g、胆固醇242mg、钙266mg、磷77mg、铁22.6mg、锌1.75mg、硒21.38μg及多种维生素。

（3）烹调加工:可采用蒸、烧、焖、扒、爆、炒等方法烹制。

四、藻类及其他水产类

（一）藻类

1. 海带

（1）品种及特点:海带又名海带菜、昆布等。叶片似宽带,一般长2~4m,叶边缘薄软,呈波浪褶。通体橄榄色,干品呈深褐色。海带质脆滑爽。

（2）营养价值:海带营养丰富,每100g鲜海带(山东青岛地区)含蛋白质1.2g、脂肪0.1g、钙46mg、磷22mg、铁0.9mg、锌0.16mg、硒9.54μg等矿物质,还含有一定量的维生素D、B族维生素。海带富含多糖类成分藻朊酸、碘、多糖和甘露醇等成分。藻朊酸和食物纤维一样不被消化,直接进入大肠刺激结肠蠕动,促进排便。碘可治疗或预防甲状腺肿大,对预防乳腺癌也很有效。甘露醇可降压、利尿、消肿,降低血液黏稠度。多糖降低血液中的胆固醇和甘油三酯含量,另有抗凝血作用,可防治冠心病和脑卒中。

（3）烹调加工:海带多用于凉拌,也可与肉同炖。

2. 紫菜

（1）品种及特点:紫菜又名子菜、膜菜、乌菜等。叶体呈膜状,多为紫色或紫红色。紫菜的种类较多,常见的有圆紫菜、皱紫菜、长紫菜、坛紫菜、条斑紫菜等。

（2）营养价值:紫菜营养丰富,每100g紫菜中含蛋白质26.7g、脂肪1.1g及多种维生素和矿物质,尤以胡萝卜素、碘、钙、铁、磷较为丰富,碘含量居菌藻类之首,蛋白质比鲜蘑菇高9倍。现代医学研究认为紫菜可降低血浆胆固醇含量。含有丰富的胆碱,是神经细胞传递信息不可缺少的化学物质,可增强人的记忆力。

（3）烹调加工:在烹饪中紫菜多用于汤菜,也可用于菜肴的配菜与配色。

（二）其他水产品

1. 海参

（1）品种及特点:海参又名海鼠、乌龙、刺参、海黄瓜等,被列为"海八珍"之一。海参的种类繁多,常见品种有刺参(灰参)、梅花参、方刺参、大乌参等。海参肉质柔糯,味鲜香。目前价值最高的是黄海、渤海的刺参,被称之为"参中之冠"。

（2）营养价值:海参的营养价值较高,被誉为"海中人参"。每100g海参含蛋白质约16.5g、脂肪0.2g、胆固醇51mg、钙285mg、磷28mg、铁13.2mg、锌0.63mg、硒63.93μg。此外,碘的含量极为丰富,并含有大量的黏蛋白,其中包括硫酸软骨素的成分,有延缓衰老的功效。海参中提取的海参素,能抑制某些癌细胞的生长,结构类似皂角霉素,对脑卒中导致的痉挛性麻痹亦有治疗作用。所含刺参酸性多糖有抗放射损伤、促进造血功能、降血脂和抗凝血作用。

（3）烹调加工:海参适宜红烧、葱烧、白扒等。

2. 海蜇

（1）品种及特点:海蜇又称水母。其伞部呈半球形,一般伞径为30~45cm,大者可达1m。海蜇按产地不同分为南蜇、北蜇和东蜇三种。南蜇体大肉厚,色浅黄,质脆嫩,质量最佳,主要产于浙江、福建、广东、广西和海南等地。北蜇色白个小,质地脆硬,质次,主要产于

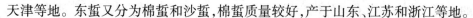

天津等地。东蜇又分为棉蜇和沙蜇,棉蜇质量较好,产于山东、江苏和浙江等地。

(2)营养价值:每100g海蜇皮含蛋白质约3.7g、脂肪0.3g、胆固醇8mg、钙150mg、磷30mg、铁4.8mg、锌0.55mg、硒15.54μg及多种维生素。近代医学研究证明,海蜇有类似乙酰胆碱的作用,能扩张血管、降低血压。它含有丰富的甘露多糖等胶质,故有防治动脉硬化的功效。

(3)烹调加工:海蜇含水分很多,通常用盐、矾加工成蜇皮和蜇头。入菜前需用冷水泡发,多用于凉菜。

3. 中华鳖

(1)品种及特点:中华鳖又名鳖、甲鱼、元鱼、水鱼、王八等。

(2)营养价值:中华鳖具有高蛋白、低脂肪、多胶质的特点。每100g肉中含蛋白质17.8g、脂肪4.3g、钙70mg、磷114mg及多种维生素,尤以维生素A和维生素D的含量较为丰富。食鳖有助于解除疲劳,用脑过度者可适当食用鳖。鳖甲具有显著的抗应激反应和增强耐力的作用。

(3)烹调加工:中华鳖味极鲜美,适于烧、炖、煨、蒸等,主要菜肴有清蒸和红烧两种。死中华鳖不可食用,其原因同鳝鱼。

第六节 调味品

一、调味品的分类

调味品是用来调和食品风味,促进食欲的一类物质的总称。调味料种类繁多,按味道分为咸味料、甜味料、酸味料、鲜味料、辣味料和香味料等六大类。按性质则可分为天然调味料及化学调味料。

1. 咸味类调味品主要有食盐、酱油、酱、豆豉等。

2. 甜味类调味品主要有食糖、饴糖、蜂蜜、糖精等。

3. 酸味类调味品有食醋、番茄酱、枸橼酸等。

4. 鲜味类调味品主要有化学调味料(味精)和天然调味料(蚝油、虾油、鱼露等)。所谓化学调味料是指化学合成或者通过抽提并加提纯的鲜味成分,例如谷氨酸钠、肌苷酸、鸟苷酸、琥珀酸等。

5. 辣味类调味品主要有辣椒油、泡辣椒、胡椒、芥末油等。

6. 香味类调味品是指含有挥发性香气成分,主要用来调配菜肴香味的原料。包括芳香料和酒香料两种。芳香料在烹饪中起除异味、增香味的作用,包括大料、桂皮、小茴香和花椒等;酒香料包括黄酒、白酒和啤酒等。

二、常见调味品的营养价值及应用

1. 食盐

(1)品种及特点:食盐按来源不同可分为海盐、湖盐、井盐和矿盐等;按加工精度可分为粗盐、洗涤盐、精盐;按用途可分为普通盐、风味盐(海鲜盐、麻辣盐)、营养盐(碘盐、锌强化盐)。

(2)营养价值:食盐的主要成分是氯化钠,纯净的食盐中含氯60.60%,含钠39.34%;此外,食盐中还含有少量的其他盐类。海盐中含碘较多,井盐中含少量的碘,湖盐和矿盐中则缺碘。目前的食用盐中一般含有碘的化合物。

(3)烹调加工:盐可用于各种菜肴及汤的调味品,尤其腌制食品中盐的用量较多。食盐不易过多摄入,每天食盐摄入量不超过6g。

2. 酱油

(1)品种及特点:酱油的品种很多,配料各异,色味有别。按生产工艺和方法的不同分为酿造酱油和调配酱油;按风味分为辣味酱油、五香酱油、海鲜酱油、蘑菇酱油等。酱油的色泽深浅、成分组成因原料和酿造方法而异。优质酱油色泽红褐、鲜艳透明、香气浓郁、滋味鲜美醇厚、浓度适宜。

(2)营养价值:酱油含蛋白质、多肽和多种氨基酸,如酪氨酸、胱氨酸、丙氨酸、亮氨酸、脯氨酸、天冬氨酸、赖氨酸、精氨酸、组氨酸、谷氨酸等。含有食盐和磷酸盐、钙、镁、钾、铁等。此外,还含有多种糖类及有机酸,能赋予食品适当的色、香、味。

(3)烹调加工:酱油多用于红烧菜肴,可起到增鲜、增香的作用。对需要进食少盐、无盐或无钠膳食的居民,少用或禁用酱油。

3. 酱

(1)品种及特点:酱是以富含蛋白质的大豆、蚕豆和富含淀粉的面粉、谷物等为主要原料,经发酵酿造而成的糊状调味品以及在此基础上添加各种辅料(如蔬菜、肉类、禽类等)加工而成的调味品,包括面酱、大豆酱、豆瓣酱和复合酱。

1)面酱:面酱也称甜酱或甜面酱,是以小麦粉为主要原料,利用曲霉类微生物分泌的淀粉酶和蛋白酶,将原料中淀粉和蛋白质分解为糊精、麦芽糖、葡萄糖和各种氨基酸。优质面酱为黄褐色或红褐色,色泽鲜艳有光泽,具有特殊酱香和酯香,味鲜醇厚,甜咸适口,黏稠适度,无杂质,无霉花。

2)大豆酱:大豆酱是以大豆、面粉、食盐和水为原料酿造而成的酱,也称黄豆酱或豆酱,我国北方地区称之为大酱。优质大豆酱呈红褐色,色泽浓厚,味鲜、浓醇,咸淡适口,具有酱香和酯香,厚薄适中,无霉花,无杂质。

3)豆瓣酱:豆瓣酱又称蚕豆酱,盛产于四川,是采用蚕豆和辣椒等原料酿制而成的酱。优质的蚕豆酱为红褐色或棕褐色并有光泽,具有蚕豆固有香气,其味鲜、咸淡适中,有碎豆瓣,且细腻无渣,厚薄适中,无异味、无杂质。

4)复合酱:复合酱是以豆酱、面酱为基料,添加其他辅料调配混合制成的酱类,如芝麻酱、花生酱、蒜蓉辣酱、海鲜辣椒酱、牛肉辣酱、香菇辣酱等。

(2)营养价值:各类酱的营养价值与制作原料类似。

(3)烹调加工:一般用于蘸料、干炒、烧等烹调加工。

4. 食糖

(1)品种及特点:食糖是以甘蔗、甜菜等为原料加工制成的一种甜味调味品,主要成分是蔗糖。主要品种有白砂糖、赤砂糖、绵白糖、红糖、冰糖等。

(2)营养价值:红糖约含95%的蔗糖,颜色呈暗黄色或棕色。100g红糖含钙157mg、钾240mg、硒4.2μg、铁2.2mg;100g白砂糖含钙20mg、钾5mg、铁0.6mg;绵白糖含钙6mg、钾2mg、铁0.2mg;冰糖含钙23mg、钾1mg、铁1.4mg。

(3)烹调加工:直接食用或用于制作某些菜肴的原料等。

5. 蜂蜜

(1)品种及特点:蜂蜜是蜜蜂采集花蜜后经酿造加工制成的。新鲜成熟的蜂蜜为黏稠、透明或半透明的黄褐色胶状液体,香气浓郁,甜味纯正。蜂蜜按蜜源分为紫云英蜜、油菜蜜、刺槐蜜、枣花蜜、苹果蜜、柑橘蜜等。

(2)营养价值:蜂蜜的主要成分是糖类,约占70%~80%,其中葡萄糖、果糖的含量较高。100g蜂蜜含钙4mg、钾28mg、铁1.0mg、维生素C 3.0mg等多种维生素和矿物质。蜂蜜中含有天然抗生素,有杀菌和防腐作用,并有吸湿、收敛、消炎、止痛、生肌、加速伤口愈合和保护皮肤等多种功能。蜂蜜有强壮身体,调节体内酸碱平衡,延缓衰老的作用。

(3)烹调加工:直接食用或制作甜菜。

6. 食醋　食醋是以粮食、果实、酒类等含有淀粉、糖类、酒精的原料,经微生物酿造而成的一种液体酸性调味品。

(1)品种及特点:按原料及加工工艺不同可分为酿造食醋和调配食醋。①酿造食醋:包括米醋、熏醋、糖醋、水果醋等。米醋香味浓郁,质量较好。按酸度不同可分为超级米醋、高级米醋、一级米醋。按制作方法又可分为熏醋、香醋、麸醋,适用于蘸食或炒菜之用。糖醋色泽较浅,味纯酸,质量不如米醋。②调配食醋:也称醋精,是以酿制食醋为主体、与食用冰醋酸、食品添加剂等混合调配而成。酸味大,刺激性强,无香味,主要分为色醋和白醋两种。

(2)营养价值:食醋不仅有酸味、芳香味,还能去腥解腻,增食欲,助消化,促进钙的消化吸收,有一定的杀菌和消毒作用。

(3)烹调加工:适用于蘸食或炒菜之用。

7. 味精

(1)品种及特点:味精又称味素或味之素,主要成分是谷氨酸钠,可分为普通味精、特鲜味精、复合味精、营养强化味精四大类。复合味精是按一定比例由味精加调味料配制而成的混合型鲜味调料。如鸡肉味精、牛肉味精、香菇味精等;营养强化味精是由味精和某些营养素经加工制成的,如赖氨酸味精、维生素A强化味精等。

(2)营养价值:谷氨酸钠是氨基酸的一种,二钠盐无鲜味,不能作为调味料,一钠盐即L-谷氨酸单钠(简称MSG),为味精的主要成分。当有食盐共存时,鲜味尤为强烈。谷氨酸能改善脑组织的结构,增强大脑记忆力,消除大脑疲劳。适当服用谷氨酸,可以改善智力、保护脑功能、改善脑血管出血后遗症的记忆障碍等。还能治疗癫痫小发作、神经衰弱和萎缩性胃炎等。味精还能安定情绪、保护肝脏,与葡萄糖配合服用,对大脑会起良好作用。

(3)烹调加工:在烹调中主要用于冷、热菜和面点馅心调制。制作菜肴时一般提倡在菜肴即将成熟或出锅之前加入味精,而在冷菜中,由于温度低,不易溶解,鲜味较差,可用少量温水溶化浇在冷菜上。使用味精一定要适量,用量过多会产生一种似涩非涩,似咸非咸的怪味。

8. 蚝油

(1)品种及特点:又称牡蛎油,是鲜牡蛎的汁经浓缩后调制而成的一种液体调味品。蚝油按加工方法不同分为两种:一种以干牡蛎为原料煮汁浓缩制成;一种是以鲜牡蛎肉为原料,经搅碎、研磨后,取汁熬制而成。按调味不同,分为咸味蚝油和淡味蚝油两种。

(2)营养价值:蚝油含丰富的锌和多种氨基酸,营养价值与牡蛎相近。优质蚝油呈稀糊状,无杂质,色红褐至棕褐,鲜艳而有光泽,具有特有的香气,味道鲜美、醇厚而稍甜,无焦、苦、涩和腐败等异味。

(3)烹调加工:蚝油在烹调中既可以炒、烧菜肴,又可做菜肴味碟蘸食使用。在烹调中主要作用是提鲜、增香、增色。在使用时,不宜加热过度,否则鲜味降低,一般在菜肴即将成熟时或出锅后趁热加入。

9. 辣椒制品

(1)品种及特点:辣椒经干制后可加工成各种辣椒制品,如辣椒酱、辣椒粉、泡辣椒、辣椒油等。辣椒晒干后经碾磨即可制成辣椒粉;辣椒粉末与酱可加工成辣椒酱;红干辣椒与油熬制可制成辣椒油;以红鲜辣椒为原料,添加食盐、糖、花椒、姜、酒等,经腌渍可制成泡辣椒。

(2)烹调加工:辣椒制品可开胃助消化,增进食欲。适用于炒、烧、蒸、拌等多种烹调加工。

10. 芥末

(1)品种及特点:芥末又称芥末粉、芥子粉,是利用芥菜白芥、黑芥的成熟种子干燥后研磨成的一种粉末调味料。现在市场上还有芥末油、芥末膏等制品。芥末干燥时无臭,润湿后则略有香气,味刺鼻而带有辛烈,辣感如灼。优质芥末含油多、辣味大、有香味、无异味。

芥末的主要辣味成分是芥子油,其辣味强烈,可刺激唾液和胃液的分泌,有开胃之功,增强人的食欲。芥末有很强的解毒功能,能解鱼蟹之毒,故生食三文鱼等生鲜食品经常会配上芥末。

(2)烹调加工:芥末在烹调中多用于凉菜的制作,如芥末肘子、芥末鸭掌、芥末三丝等。

11. 大料

(1)品种及特点:大料又称八角、茴香、大茴香。八角果实有6~8个角,一般有8个角。按收获季节可分为秋八角和春八角,秋八角质量最佳,春八角质量较次。优质八角色泽棕红,鲜艳,菁葖饱满干裂,香气浓郁,无杂质。

(2)烹调加工:大料主要用于煮、炸、卤、酱及烧等烹调加工中,常在制作牛肉、兔肉的菜肴中加入,可除腥膻等异味,增添芳香气味,并可调剂口味,增进食欲。

12. 花椒

(1)品种及特点:花椒是花椒树的果实。花椒外皮为深红色,内含黑色的花椒籽,圆形,有光泽。优质花椒果实干燥、不含籽粒、大而均匀,外皮为深红色,麻辣味足,无杂质,无霉变。花椒浓郁的香气主要来源于花椒油香烃、水芹香烯、香叶醇、香草醇等挥发性物质,在烹调中可去腥,去异味,增香味。

(2)烹调加工:花椒主要用于炒、炝、烧、蒸等多种烹调加工,还可用于面点和小吃,同时也是制作五香粉、椒盐的主料。

13. 黄酒

(1)品种及特点:黄酒又称料酒、绍酒、烹调酒,是烹调菜肴专用的酒类调味品,是用糯米、大米或小米为主要原料制成的酒。酒精浓度较低,一般在15%左右。优质黄酒色泽淡黄或棕黄,清澈透明,香味浓郁,味道醇厚。

(2)营养价值:黄酒的主要成分有酒精、糖类、有机酸类、氨基酸、酯类、醛类、杂醇油等。

(3)烹调加工:黄酒用于畜禽肉及水产品食品原料的码味。黄酒在烹调中主要起去腥臊异味,增香味的作用。同时醇类与原料中的有机酸生成有香气的酯,可使菜肴具有香气。

14. 白酒

(1)特点:白酒又称白干、烧酒等。以粮谷为主要原料,以大曲、小曲或麸曲及酒母等为糖化发酵剂,经蒸煮、糖化、发酵、蒸馏而制成的蒸馏酒。酒质无色(或微黄)透明,气味芳香纯正,入口绵甜爽净,酒精含量较高,经贮存老熟后,具有以酯类为主体的复合香味。

(2)烹调加工:在烹调脂肪较多的肉类、鱼类时,加少许白酒,可除腻;剖鱼时若弄破苦胆,立即在鱼肚内抹一点白酒,可消苦;烹调菜肴时,加醋过多时,再加些白酒,可减轻酸味;在醋中加几滴白酒和少许食盐,可增香味。

15. 啤酒

（1）特点：啤酒以大麦芽、酒花、水为主要原料，经酵母发酵作用酿制而成的饱含二氧化碳的低酒精度酒，被称为"液体面包"，是一种低浓度酒精饮料。

（2）营养价值：啤酒花含有蛋白质、维生素、挥发油、苦味素、树脂等，具有强心、健胃、利尿、镇痛等功效。啤酒含有4%的酒精，能促进血液循环，适量饮用对高血压病、心脏病等均有较好的辅助疗效。但过度饮用冰冻啤酒伤脾胃，加重体内湿气，影响健康。

16. 香糟

（1）品种及特点：香糟是酒糟的一种，可分为白糟和红糟。白糟即普通香糟，以糯米和小麦为原料发酵而成，含有一定量的酒精，具有特殊香味。红糟是以糯米为原料，在酿造时加入5%的红曲米酿造而成，香味强烈。

（2）营养价值：香糟中的主要香味成分为酯类、醛类等物质，还含有淀粉、蛋白质及各种维生素等。

（3）烹调加工：香糟主要用于烧、熘、爆等烹调加工，可用来糟制肉、禽、蛋或鱼类等多种风味的菜肴。

表 1-1　含蛋白质丰富的食物（g/100g）

食物名称	蛋白质	食物名称	蛋白质
牛奶	3.0	猪肝	22.7
酸奶	3.1	猪腰	15.2
鸡蛋	13.3	牛肚	12.1
猪瘦肉	21.3	小麦粉	10.9
牛瘦肉	19.8	大米	8.0
羊瘦肉	17.1	玉米面	9.2
鸡肉	19.1	黄豆	35.6
鸡腿	17.2	豆腐	11.0
鸭肉	17.3	红小豆	20.1
黄鱼	20.2	绿豆	20.6
带鱼	21.2	花生	26.6
鲤鱼	18.2	香菇	20.1
鲢鱼	17.4	木耳	12.4
对虾	16.5	海带(鲜)	4.0
海蜇	12.2	紫菜	18.2

表 1-2　含糖类（碳水化合物）丰富的食物（g/100g）

食物名称	名称	糖类	名称	糖类
粮食类	稻米	78.8	小米	71.9
	富强粉	75.8	黑米	70.4
	荞麦粉	74.8	玉米	67.5
豆类	绿豆	60.2	蚕豆	57.1
	红小豆	59.6	黄豆	19.5

续表

食物名称	名称	糖类	名称	糖类
块根类	甘薯	28.2	芋头	15.3
	马铃薯	19.4	山药	13.9
干果类	莲子(干)	58.9	炒花生仁	21.2
	鲜板栗	44.4	炒葵花子	12.5
纯糖类	绵白糖	98.6	蜂蜜	80.2

表1-3 含钙丰富的食物（mg/100g）

食物名称	钙	食物名称	钙
虾皮	1037	木耳	295
牛乳	161	炒花生仁	284
海蟹	207	豆腐干	179
水发海参	236	香菇	172
麻酱	1394	芹菜(茎)	152
黑芝麻	814	芹菜(叶)	366
海带(鲜)	445	炒葵花子	332
紫菜	422	油菜	148

表1-4 含铁丰富的食物（mg/100g）

食物名称	铁	食物名称	铁
海蜇皮	17.6	黄豆	8.3
虾米皮	16.5	木耳	6.3
鸡肝	8.5	炒西瓜子	5.9
猪肝	7.9	小米	5.6
猪腰	3.9	小红枣	2.7
牛肉	2.3	小白菜	2.1
鸡蛋	1.2	小麦粉	1.5
芝麻酱	10.1		

表1-5 含锌丰富的食物（mg/100g）

食物名称	锌	食物名称	锌
牡蛎	13.25	牛奶	3.36
蚌肉	8.50	螃蟹	2.98
炒西瓜子	6.47	鲫鱼	2.75
芝麻酱	6.24	鸡肝	2.64

续表

食物名称	锌	食物名称	锌
松仁	5.49	对虾	2.62
黑芝麻	5.00	鸡胗	2.55
海蜇头	4.73	牛肉	2.36
海米	4.65	鹌鹑蛋	2.32
猪肝	3.86	虾皮	2.28
黑米	3.79		

表1-6 含胡萝卜素丰富的食物（mg/100g）

食物名称	胡萝卜素	食物名称	胡萝卜素
菠菜	13.32	柑橘	0.82
小白菜	5.33	青豆	0.75
胡萝卜	4.81	莴笋叶	0.72
金针菜	2.63	海棠	0.71
紫菜	2.42	柿子椒	0.62
南瓜	2.40	豆油	0.52
哈密瓜	0.92	花生	0.45
红心甘薯	0.21	番茄	0.38
西瓜	12.00	芝麻酱	0.19

表1-7 含维生素A丰富的食物（μg/100g）

食物名称	维生素A	食物名称	维生素A
牛肝	5490	鸡蛋	310
羊肝	8970	鸡翅	68
猪肝	2610	牛奶(强化)	66
鸡肝	15270	河蟹	1788
鸭肝	2670	猪腰	41
鸡心	910	酸奶	26
奶油	1042		

表1-8 含维生素B_1丰富的食物（mg/100g）

食物名称	维生素B_1	食物名称	维生素B_1
稻米	0.22	鲜蘑	0.11
标准粉	0.40	猪里脊	0.54
富强粉	0.18	猪肝	0.20

续表

食物名称	维生素 B_1	食物名称	维生素 B_1
小米	0.67	猪肾（腰子）	0.32
玉米面（黄）	0.30	鸡心	0.46
黄豆	0.83	鸡蛋	0.15
红小豆	0.25	牛奶	0.02
绿豆	0.78	菜花	0.13
花生仁（炒）	0.12	蒜苗	0.17
葵花子（炒）	0.43	青蒜	0.10
黑芝麻	0.74	芹菜	0.05

表 1-9　含维生素 B_2 丰富的食物（mg/100g）

食物名称	维生素 B_2	食物名称	维生素 B_2
猪肝	2.41	紫菜	1.10
猪肾（腰子）	1.39	冬菇	0.92
鸭肉	0.34	黑芝麻	0.30
鸡心	0.26	芹菜叶	0.20
鸡蛋	0.26	芝麻酱	0.16
羊肉	0.26	鲜玉米	0.12
牛肉	0.24	鲜豌豆	0.29
黄鳝	0.20	炒花生仁	0.10
猪肉	0.14	炒葵花子	0.26

表 1-10　含维生素 C 丰富的食物（mg/100g）

食物名称	维生素 C	食物名称	维生素 C
枣	297	小红萝卜	33
草莓	35	鲜毛豆	29
橙	22	白萝卜	27
红果	19	白菜	21
苦瓜	125	菜花	17
甘蓝	73	菠菜	15
土豆	40	韭菜	15

表 1-11 含膳食纤维丰富的食物（g/100g）

种类	食物名称	膳食纤维	食物名称	膳食纤维
谷类及其制品	大麦米	6.5	大豆粉（全脂）	11.9
	麦麸	44.0	大豆粉（低脂）	14.3
	全麦面粉	9.6	面包（全麦粉）	8.5
	"八五"面	7.5	面包（标准粉）	5.1
	富强粉	3.0	面包（富强粉）	2.7
	燕麦片	7.0	玉米片（干）	11.0
	白米	2.4		
果类	苹果肉	2.0	橙子（汁）	0
	鲜杏	2.1	鲜桃	1.4
	杏干	24.0	桃干	14.3
	罐头杏	1.3	梨（肉）	2.3
	香蕉	3.4	梨（皮）	8.5
	樱桃	1.7	梨（罐头）	1.7
	干枣	8.7	菠萝（鲜）	1.2
	葡萄（紫）	0.4	菠萝（罐头）	0.9
	葡萄（白）	0.9	李子	2.1
	葡萄（干）	6.8	梅子干	16.1
	柠檬（整）	5.2	草莓（鲜）	2.3
	柠檬（汁）	0	草莓（罐头）	1.0
	橙子（鲜）	2.0	蜜橘	1.9
坚果	杏仁	6.8	花生仁	7.6
	栗子	13.6	核桃	5.2
	椰子	8.1	榛子	6.1
蔬菜	芦笋（煮）	1.5	青椒	0.9
	蚕豆（煮）	4.2	土豆	2.1
	豌豆（鲜）	5.2	南瓜	0.5
	豌豆（干）	16.7	小水萝卜	1.0
	架扁豆	2.9	老玉米（生）	3.7
	豆芽菜	3.0	黄瓜	0.4

续表

种类	食物名称	膳食纤维	食物名称	膳食纤维
蔬菜	圆白菜	3.7	菠菜(煮)	6.3
	胡萝卜	2.9	红薯	2.5
	菜花	2.1	番茄(生)	1.5
	芹菜	1.8	番茄(罐头)	0.9
	韭菜	3.1	萝卜	2.8
	生菜	1.5	山药	4.1
	鲜蘑	2.5	荠菜	3.7
	洋葱	1.3		

 本章小结

　　中国幅员辽阔,自然条件千差万别,在不同自然环境中,各地出产食物原料的种类、品种不同;民族众多,饮食习俗丰富,对食物加工制作的方法不同;人们每天摄入的食物种类不同,不同的食物所具备的营养价值也各有差异。营养配餐的任务就是将具有不同营养和功效的食物进行搭配,从而提高食物的营养价值,减少某些食物成分的副作用,促进机体健康。烹饪原料是配餐的重要物质基础。本章内容,立足于营养配餐所用烹饪原料的整体范围,按照食物营养特点不同,将食物原料分为粮谷类、蔬菜类、水果类、禽畜类、水产品和调味品六类。对所选的原料从品种及特点、营养价值、烹调加工三方面加以介绍,是营养配餐必须具备和掌握的知识。

（吕荣光　闫瑞霞）

 目标测试

单选题

1. 以下属于再加工食品的是
   A. 米　　　　　　　　　B. 油　　　　　　　　　C. 保健食品
   D. 婴儿配方奶粉　　　　E. 糕点

2. 我国膳食结构中,能量主要来自于
   A. 粮谷类　　　　　　　B. 蔬菜类　　　　　　　C. 水果类
   D. 肉禽类　　　　　　　E. 水产类

3. 大豆的蛋白质含量为
   A. 15%　　　　　　　　B. 25%　　　　　　　　C. 35%
   D. 45%　　　　　　　　E. 55%

4. 蔬菜提供的主要营养成分是
   A. 氨基酸　　　　　　　B. 不饱和脂肪酸　　　　C. 蔗糖

D. 淀粉　　　　　　　　　　E. 膳食纤维

5. 发芽马铃薯中有毒成分是
    A. 亚硝酸盐　　　　　　B. 草酸　　　　　　　C. 龙葵素
    D. 有机酸　　　　　　　E. 含硫化合物

6. 人体必需氨基酸的良好来源是
    A. 香菇　　　　　　　　B. 银耳　　　　　　　C. 黄瓜
    D. 菜豆　　　　　　　　E. 甘薯

7. 铁含量最高的鲜果是
    A. 葡萄　　　　　　　　B. 柑橘　　　　　　　C. 荔枝
    D. 苹果　　　　　　　　E. 桃

8. 下列水果含维生素C最高的是
    A. 甜橙　　　　　　　　B. 西瓜　　　　　　　C. 梨
    D. 猕猴桃　　　　　　　E. 菠萝

9. 哪类干果脂肪含量较少
    A. 核桃　　　　　　　　B. 花生　　　　　　　C. 莲子
    D. 松子　　　　　　　　E. 杏仁

10. 芋头属于
    A. 叶菜类　　　　　　　B. 茎菜类　　　　　　C. 果菜类
    D. 根菜类　　　　　　　E. 菌藻类

11. 下列不属于辣味调料的是
    A. 海椒　　　　　　　　B. 姜　　　　　　　　C. 葱
    D. 八角　　　　　　　　E. 蒜

12. 大多数合成醋无色透明,有时也可称之为
    A. 米醋　　　　　　　　B. 熏醋　　　　　　　C. 白醋
    D. 糖醋　　　　　　　　E. 麸醋

13. 畜类的胃又称为
    A. 门腔　　　　　　　　B. 腰子　　　　　　　C. 肚子
    D. 口条　　　　　　　　E. 肠

14. 蛋黄中维生素含量最多的是
    A. 维生素A　　　　　　B. 维生素B_2　　　　C. 维生素C
    D. 维生素K　　　　　　E. 维生素E

15. 简称"蚝"的动物是
    A. 贻贝　　　　　　　　B. 牡蛎　　　　　　　C. 蚶子
    D. 蛏子　　　　　　　　E. 鲍鱼

16. 味精的鲜味物质是
    A. 谷氨酸钠　　　　　　B. 酰胺　　　　　　　C. 核苷酸
    D. 三甲胺　　　　　　　E. 精氨酸

17. 下列不属于香味调味料的是
    A. 丁香　　　　　　　　B. 陈皮　　　　　　　C. 桂皮
    D. 茴香　　　　　　　　E. 大料

18. 下列海参中质量最好的是
    A. 刺参　　　　　　　　B. 茄参
    C. 白石参　　　　　　　D. 方刺参
    E. 大乌参

第二章　营养配餐与设计的理论依据

学习目标

1. 掌握:中国居民膳食指南的内容;中国居民平衡膳食宝塔的结构及应用。
2. 熟悉:中国居民膳食营养素参考摄入量;食物成分表的使用。
3. 了解:膳食平衡的十大理论。

　　营养配餐就是按照人体的需要,根据食物中各种营养成分的含量,设计一天、一周或一段时间的食谱,使人们摄入的营养比例合理,以达到平衡膳食的要求。

　　营养配餐与设计是一项实践性很强的工作,并且与人们的日常饮食息息相关,要做到营养配餐科学合理,需要掌握基本营养学知识,并以一系列的营养理论为指导。营养配餐的理论依据主要有《中国居民膳食指南》、中国居民平衡膳食宝塔、中国居民膳食营养素参考摄入量、食物成分表和膳食平衡理论。

案例

中国长寿之乡——巴马人的饮食

　　广西壮族自治区西北部巴马瑶族自治县是世界五大长寿之乡中百岁老人分布率最高的地区,被誉为"世界长寿之乡·中国人瑞圣地"。据中国老年人科研中心显示,巴马现有百岁老人 81 人,占当地总人口的 31.7/10 万。联合国确定长寿之乡的标准是百岁老人比例不小于 0.75/10 万,巴马的这一比例居世界首位。巴马的长寿现象与当地优美宜人的环境、朴素纯净的生活及遗传、饮食、劳动等多种因素有关,但最直接、最重要的就是饮食。

　　巴马人的饮食主要以植物性食物为主,主食品种多样,并注意粗细搭配,长寿老人常年以玉米、稻米为主食,以红薯、芋头为补充。豆类的摄入量大,长寿老人每人每年会食用豆类 25~50kg。蔬菜品种丰富,摄入量充足,长寿者每人每天食用蔬菜 0.5~0.75kg。巴马当地盛产巴马香猪、油鱼、黑山羊等优质动物性食物,当地人经常适量地食用。长寿老人主要食用油是火麻油和山茶油。

　　请问:1. 巴马人的饮食有哪些优点?

　　　　　2. 针对我国目前非传染性慢性病患者逐渐增多的趋势,应如何改善我国居民的膳食结构?

第一节 中国居民膳食指南

膳食指南是根据营养学原则,结合国情,教育人民群众采用平衡膳食,以达到合理营养、促进健康目的的指导性意见。核心是倡导平衡膳食与合理营养以达到促进健康的目的,也就是现代生活中提倡的均衡营养概念。

《中国居民膳食指南》(2007)是根据营养学原理,紧密结合我国居民膳食消费和营养状况的实际情况制定的,其目的是引导我国居民合理选择并搭配食物,达到平衡膳食,减少或预防疾病,提高居民的健康素质。该《膳食指南》由一般人群膳食指南、特定人群膳食指南和中国居民平衡膳食宝塔三部分组成。一般人群膳食指南适合于 6 岁以上的正常人群。内容如下:

(一) 食物多样,谷类为主,粗细搭配

人类的食物种类繁多,各种食物所含营养素的种类和数量各不相同。除母乳对 0~6 个月婴儿外,自然界中任何一种天然食物都不能提供人体所需的全部营养素。所以平衡膳食必须由多种食物组成,才能满足人体各种营养需要,达到合理营养、促进健康的目的。因而提倡人们广泛食用多种食物,包括以下五大类:

1. 谷类及薯类 谷类包括米、面、杂粮;薯类包括马铃薯、甘薯、木薯等。主要提供碳水化合物、蛋白质、膳食纤维及 B 族维生素。

2. 动物性食物 包括肉、禽、鱼、蛋、奶等。主要提供蛋白质、脂肪、矿物质、维生素 A、维生素 D 和 B 族维生素。

3. 豆类和坚果 包括大豆、其他干豆类及花生、核桃、杏仁等坚果类。主要提供蛋白质、脂肪、膳食纤维、矿物质、维生素 E 和 B 族维生素。

4. 蔬菜水果和菌藻类 主要提供膳食纤维、矿物质、维生素 C、胡萝卜素、维生素 K 及有益健康的植物化学物。

5. 纯能量食物 包括动植物油、淀粉、食用糖和酒类。主要提供能量,动植物油还可以提供维生素 E 和必需脂肪酸。

谷类食物是我国传统膳食的主体,是人体能量的主要来源。随着经济的发展及居民生活水平的提高,动物性食物在我国膳食结构中所占的比例越来越高。为了避免高能量、高蛋白和高脂肪膳食对健康的影响,人们应保持每天适量谷类食物的摄入,满足人体对能量的需求。另外要注意粗细搭配,经常吃一些粗粮、杂粮和全谷类食物。

(二) 多吃蔬菜水果和薯类

新鲜蔬菜水果是人类平衡膳食的重要组成部分。不同品种的蔬菜水果含有的营养成分不尽相同:蔬菜中嫩茎、叶、花菜类是胡萝卜素、维生素 C、维生素 B_2、矿物质及膳食纤维的良好来源。一般深色蔬菜的胡萝卜素、维生素 B_2 和维生素 C 含量较浅色蔬菜高,而且含有更多的植物化学物。水果中,红色和黄色水果(如芒果、柑橘、木瓜、山楂)中胡萝卜素含量较高,枣类(鲜枣、酸枣)、柑橘类(橘、柑、橙、柚)和浆果类(猕猴桃、沙棘、黑加仑、草莓、刺梨)中维生素 C 含量较高。有些水果中维生素及一些矿物质的含量不如新鲜蔬菜高,但水果中含有的葡萄糖、果酸、枸橼酸、苹果酸、果胶等物质比蔬菜丰富,所以蔬菜水果不能相互替换。

薯类含有丰富的淀粉、膳食纤维及多种维生素和矿物质。近 20 年来,我国居民薯类的摄入量明显下降,建议应适当增加薯类的摄入。

富含蔬菜、水果和薯类的膳食对保持身体健康,保持肠道正常功能,提高免疫力,降低患肥胖、糖尿病、高血压等慢性疾病的风险和预防某些癌症具有重要作用,所以近年来各国膳食指南都特别强调增加蔬菜水果的摄入种类和数量。

（三）每天吃奶类、大豆或其制品

奶类含有丰富的优质蛋白质和维生素,而且是天然钙质的最好来源,含钙量高利用率也高。大量的研究表明,儿童、青少年饮奶有利于生长发育、增加骨密度;中老年人饮奶可以减少骨质丢失,避免骨质疏松,有利于骨骼健康。2002 年中国居民营养与健康状况调查结果显示,我国城乡居民钙摄入量仅为 389mg/标准人日,不足推荐摄入量的一半。因此,应大力提倡增加奶类的摄入量。对于饮奶量较多或有高血脂和超重肥胖倾向者应选择减脂、低脂、脱脂奶及其制品;乳糖不耐受者可少量多次饮用或选用含益生菌的酸奶。

大豆含丰富的优质蛋白质、必需脂肪酸、B 族维生素、维生素 E 和膳食纤维等营养素,同时还含有多种植物化学物如卵磷脂、低聚糖、异黄酮、皂苷和植物固醇等。大豆是我国的传统食物,是优质蛋白质的重要来源,为提高农村居民的蛋白质摄入量及防止城市居民过多消费肉类带来的不利影响,应多吃大豆及其制品。

（四）常吃适量的鱼、禽、蛋和瘦肉

鱼、禽、蛋和瘦肉均属于动物性食物,是人类优质蛋白质、脂肪、脂溶性维生素、B 族维生素和钙、铁、锌等矿物质的良好来源。动物性食物不仅蛋白质含量高,而且氨基酸组成比例更接近人体,尤其是富含赖氨酸和蛋氨酸,如与谷类或豆类食物搭配食用,可发挥蛋白质互补作用。但动物性食物一般都含有一定量的饱和脂肪酸和胆固醇,摄入过多可能增加患心脑血管疾病的危险性。

畜肉瘦肉脂肪含量较低,铁含量高且利用率好;肥肉脂肪含量高,摄入过多会引起肥胖,是某些慢性病的危险因素,应当少吃。禽类脂肪含量较低,不饱和脂肪酸含量较高,其脂肪酸组成优于畜类脂肪。蛋类富含优质蛋白质,各种营养成分比较齐全,是优质蛋白质的良好来源。鱼类脂肪含量一般较低,且含有较多的多不饱和脂肪酸,有些海产鱼类富含二十碳五烯酸(EPA)和二十二碳六烯酸(DHA),对预防血脂异常和心脑血管疾病等有一定作用。

目前我国城市居民动物性食物摄入较多,尤其是猪肉摄入过多,应当调整膳食结构,适当多吃鱼、禽肉,减少猪肉的摄入量。

（五）减少烹调油用量,吃清淡少盐膳食

脂肪是人体能量的重要来源之一,能提供必需脂肪酸,促进脂溶性维生素的消化吸收。脂肪摄入过多是引起肥胖、高血脂、动脉粥样硬化等多种慢性疾病的原因之一,应该适量摄入。食盐的摄入量过高与高血压的患病率呈正相关。为此,建议我国居民应养成吃清淡少盐膳食的习惯,即饮食不要太油腻,太咸,不要摄食过多的动物性食物和油炸、烟熏、腌制食物。

（六）食不过量,天天运动,保持适宜体重

饮食和运动是保持健康体重的两个主要因素,饮食可提供人体能量,运动可消耗人体能量。如果摄入食量过大运动过少,能量就会在体内以脂肪的形式储存下来,体重增加,造成超重或肥胖;相反摄入食量过少,能量不足就会造成体重过低或消瘦。体重过高或过低都是

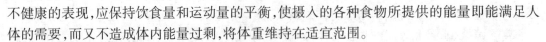

不健康的表现,应保持饮食量和运动量的平衡,使摄入的各种食物所提供的能量即能满足人体的需要,而又不造成体内能量过剩,将体重维持在适宜范围。

（七）三餐分配要合理，零食要适当

合理安排一日三餐,进餐定时定量。早餐提供的能量应占全天总能量的 25% ~ 30%,午餐应占 30% ~ 40%,晚餐应占 30% ~ 40%,个人可根据职业、劳动强度和生活习惯的不同进行适当调整。考虑到日常生活习惯和消化系统的特点,一日三餐的时间应相对规律。一般情况下,早餐的时间在 6:30 ~ 8:30,午餐在 11:30 ~ 13:30,晚餐在 18:00 ~ 20:00 进行适宜。要养成天天吃早餐的习惯,并保证其营养充足,午餐要吃好,晚餐要适量。不要暴饮暴食,尽量不经常在外就餐,尽可能与家人共同进餐,并营造出轻松愉悦的就餐氛围。

零食作为一日三餐之外的营养补充,可以合理选用,但来自零食的能量应该计入全天总能量摄入之中。合理选择零食,要遵循以下原则:①根据个人自身情况及正餐的摄入状况选择适合自己的零食。比如三餐能量摄入不足,可选择能量相对较高的零食加以补充;对于需要控制能量摄入的人,含糖或脂肪较多的零食要尽量少吃;三餐蔬菜、水果摄入不足的人,可以选择蔬菜水果作为零食。②应选择营养价值高的零食。如水果、奶制品、坚果等,它们所提供的营养素,可作为正餐之外的一种补充。③应选择合适的时间。两餐之间可适当吃些,但睡觉前半小时不宜再进食。④零食的量不宜太多,以免影响正餐的食欲和食量。

（八）每天足量饮水，合理选择饮料

水是一切生命必需的物质,在生命活动中发挥着重要的功能,是人类膳食的重要组成部分。体内水的来源由饮用水、食物中所含的水和体内代谢水三部分组成。水的排泄主要是通过肾脏,以尿液的形式排出体外,其次是经肺呼出、经皮肤蒸发和随粪便排出。进入体内的水和排出来的水应基本相等,保持水的动态平衡。饮水过多或不足都会对人体造成影响,饮水时间应分配在一天中任何时刻,喝水要少量多次,要主动,切莫感到口渴时再喝水。饮水最好选择白开水。水的需要量主要受到年龄、身体活动、环境温度等因素的影响。一般来讲,健康成人每天水的需要量为 2500ml 左右,建议在温和气候条件下从事轻体力活动的成年人每日最少饮水 1200ml(约 6 杯);在高温或高强度体力活动的条件下,应适当增加饮水。

饮料品种繁多,需要合理选择。绝大部分饮料都含有80%以上的水,有些含有一定的营养成分。因此,选择饮料要根据个人的情况而定:果蔬汁饮料可以补充水溶性维生素、矿物元素和膳食纤维;运动后大量出汗和天热时可以选择富含电解质的运动饮料;对于需要控制能量和控制糖分的人,可以选择能量较低的同类饮料。大多数饮料都含有一定的糖,大量饮用含糖量高的饮料,会在不经意间摄入过多的能量,造成体内能量过剩。另外,饮后应用清水漱口,避免高糖和高酸饮料对牙齿的损害。尤其是儿童青少年,每天喝大量含糖的饮料代替喝水,是一种不健康的习惯,应当予以改正。

（九）饮酒应限量

无节制地饮酒,会使人体食欲下降,食物摄入量减少,导致多种疾病,如营养素缺乏、急慢性酒精中毒、酒精性脂肪肝,严重时还会造成酒精性肝硬化。过量饮酒还会增加患高血压、脑卒中等疾病发生的危险。另外,长期过量饮酒还会增加患乳腺癌和消化道癌症的危险;使矿物质代谢发生显著变化,增加骨质疏松症的发生;还可以导致酒精依赖症、成瘾以及

其他严重的健康问题,所以饮酒应限量,严禁酗酒。

高度酒含能量高,白酒基本上是纯能量食物,不含其他营养素。如饮酒尽可能适量饮用低度酒。孕妇、儿童和青少年应忌酒。

(十)吃新鲜卫生的食物

食物长时间放置会引起变质,可能产生对人体有毒有害的物质。另外,食物中还可能含有或混入各种有害因素,如致病微生物、寄生虫和有毒化学物质等。吃新鲜卫生的食物是防止食源性疾病、实现食品安全的根本措施。

> 💡 **考点提示**
>
> 中国居民膳食指南内容

第二节 中国居民平衡膳食宝塔

中国居民平衡膳食宝塔(以下简称膳食宝塔,图2-1)是根据《中国居民膳食指南》的核心内容,结合中国居民膳食的实际状况,以直观的形式告诉居民每日应摄入的食物种类、合理数量及适宜的身体活动量,便于人们在日常生活中实行。平衡膳食宝塔提出了一个在营养上比较理想的膳食模式,同时注意了运动的重要性。

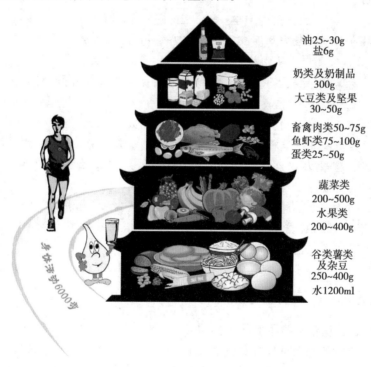

图2-1 中国居民平衡膳食宝塔

一、中国居民平衡膳食宝塔说明

膳食宝塔共分五层,包含人们每天应吃的主要食物种类。第一层是谷类、薯类及杂豆类食物,每人每天应该摄入 250 ~ 400g;第二层是蔬菜和水果,每天应分别摄入 300 ~ 500g和 200 ~ 400g;第三层是鱼、禽、肉、蛋等动物性食物,每天应摄入 125 ~ 220g(鱼虾类 75 ~ 100g,畜禽肉类 50 ~ 70g,蛋类 25 ~ 50g);第四层是奶类、豆类及坚果类食物,每天应摄入相当于鲜奶300g的奶类及奶制品,相当于大豆30～50g的豆类及制品;第五层塔顶是烹调油和食盐,每天烹调油不超过25～30g,食盐不超过6g。膳食宝塔各层食物位置和面积不同,这在一定程度上反映了各类食物在膳食中的地位和应占的比重。膳食宝塔并没有建议食糖的摄入量,因为目前我国居民糖的摄入量还不多,少吃或适当吃些对健康的影响也不大。但多吃糖有增加龋齿的危险,尤其是儿童、青少年不应吃太多的糖和含糖高的食品及饮料。

膳食宝塔还包含了水和身体活动量的形象,强调足量饮水和增加身体活动对健康的重要性。在温和气候条件下从事轻体力活动的成年人每日最少饮水1200ml,饮水应少量多次。目前,我国大多数成年人身体活动不足或缺乏体育锻炼,因此,

考点提示

中国居民平衡膳食宝塔的结构

应养成每天运动的好习惯。建议成年人每天进行累计相当于步行6000步以上的身体活动,如果条件允许,最好进行30分钟中等强度的运动。

知识链接

合理膳食:一、二、三、四、五

"一"是指每天喝一袋牛奶。我国膳食普遍缺钙,结果造成骨质疏松、腰疼、骨折等问题,因而在日常饮食中应注意补充牛奶。

"二"是每天250g的碳水化合物,意指调控主食。专家认为,控制主食就可以控制体重。

"三"是每天三份高蛋白。蛋白不能太多也不能太少,三份至四份就好,不多不少。一份就是一两瘦肉或者一个鸡蛋,或者二两豆腐,或者二两鱼虾,又或二两鸡、鸭,半两黄豆;一天三份。蛋白质以鱼类蛋白质最好,吃鱼越多,患冠心病、脑卒中的概率越少。植物蛋白则以黄豆最好。

"四"是指四句话,即"有粗有细,不甜不咸,三四五顿,七八分饱"。

"五"是指每天500g蔬菜和水果,即应多吃新鲜蔬菜和水果,新鲜蔬菜和水果的一个重要作用就是减少癌症的发病率。

二、中国居民平衡膳食宝塔的应用

(一)确定自己适合的能量水平

膳食宝塔中建议的每人每日各类食物适宜摄入量范围适用于一般健康成年人,在日常实际应用时,要根据个人年龄、性别、体重、劳动强度等实际情况适当调整。如年轻人、身体活动强度大者,应适当多吃些主食;老年人、活动少者,可少吃些主食。对于正常成年人,判定能量平衡的最好指标是体重,每个人应根据自身的体重及其变化适当调整食物的摄入,主要调整的是含能量较高的食物的摄入量。

中国成年人平均能量摄入水平(表2-1)是根据2002年中国居民营养与健康状况调查的结果进行适当修正形成的。它可以作为居民选择能量摄入水平的参考,但是在实际应用时每个人可以根据自己的生理状态、生活特点、身体活动强度及体重变化情况进行适当调整。

表2-1 中国成年人*的平均能量摄入水平（修正值）

年龄组	城市 kJ（kcal）		农村 kJ（kcal）	
	男	女	男	女
18～59 岁	9200（2200）	7550（1800）	1 0900（2600）	9200（2200）
60 岁以上	8350（2000）	6700（1600）	1 0050（2400）	8350（2000）

* 年龄 18～79 岁，BMI：18.5～24.9kg/m²，无高血压、糖尿病、血脂异常

（二）根据能量确定自己的食物需要量

膳食宝塔建议的每人每日各类食物适宜摄入量范围适用于一般健康成年人，按照 7 个不同能量水平分别建议了各类食物的摄入量（表 2-2），应用时要根据自身的能量需要进行选择。建议量均为食物可食部分的生重量。

表2-2 按照 7 个不同能量水平建议的食物摄入量

能量水平	6700kJ 1600kcal	7550kJ 1800kcal	8350kJ 2000kcal	9200kJ 2200kcal	10500kJ 2400kcal	10900kJ 2600kcal	11700kJ 2800kcal
谷类	225	250	300	300	350	400	450
大豆类	30	30	40	40	40	50	50
蔬菜	300	300	350	400	450	500	500
水果	200	200	300	300	400	400	500
肉类	50	50	50	75	75	75	75
乳类	300	300	300	300	300	300	300
蛋类	25	25	25	50	50	50	50
水产品	50	75	75	75	75	100	100
烹调油	20	25	25	25	30	30	30
食盐	6	6	6	6	6	6	6

膳食宝塔建议的各类食物摄入量是一个平均值和比例。每日膳食中应尽量包含膳食宝塔中的各类食物，但无需每日都严格按照宝塔推荐的各类食物的量吃。例如烧鱼比较麻烦，就不一定每天都吃 50～100g 鱼，可以改成每周吃 2～3 次、每次 150～200g，这样较为切实可行。实际上平时爱吃鱼的多吃些鱼、爱吃鸡的多吃些鸡都可以，重要的是一定要遵循膳食宝塔各层、各类食物的大体比例。在一段时间内，摄入的各类食物量平均值应当和膳食宝塔的建议量大致符合。

（三）食物同类互换，调配丰富多样的膳食

应用膳食宝塔应把营养与美味结合起来，人们摄入多种多样的食物不仅是为了获得合理均衡的营养，也是为了使饮食更加丰富，以满足人们的口感享受。如果人们每天都吃同样的食物，日久必会生厌，合理营养也就无从谈起了。膳食宝塔中每一类食物中都有很多品种，虽然每种食物所含营养素各不相同，但同一类食物所含营养成分往往比较接近，在膳食

中可以互相替换。

同类互换就是"以粮换粮、以肉换肉、以豆换豆、以菜换菜"。例如大米可与面粉或杂粮互换，馒头可与相应量的面条、饼、面包等互换，猪肉可与等量的牛、羊、鸡、鸭及兔肉互换，鱼可与虾、蟹、贝类等水产品互换，大豆可与相当量的豆制品互换，牛奶可与羊奶、酸奶、奶粉或奶酪等互换。

丰富多样就是选用食物的品种、形态、颜色、口感和烹调方式经常变换。例如每日吃40g豆类及豆制品，可以全量互换，即全换成相当量的豆浆或豆干，今天喝豆浆，明天吃豆干；也可以分量互换，如1/2换豆浆、1/2换豆腐；或早餐喝豆浆，中餐吃红烧豆腐等。

 知识链接

合理膳食：红、黄、绿、白、黑

"红"：一是指红番茄、红辣椒，最好能一天吃一个番茄，熟的番茄更好，尤其是男性，前列腺癌会减少45%；二是指健康的人每天少喝点红葡萄酒（不超过50～100ml），可以预防动脉硬化。

"黄"是指胡萝卜、红薯、老玉米、南瓜等红黄色的蔬菜，这些蔬菜里富含维生素A，可提高机体免疫力，预防动脉硬化、视物模糊。

"绿"指茶，当中又以绿茶最好。可抗自由基，减少老年化，越喝越年轻，减少肿瘤。

"白"指燕麦粉、燕麦片，不但能降低胆固醇、甘油三酯，还对糖尿病、减肥、预防便秘效果特别好。

"黑"指黑木耳，可以降低血黏度，稀释血液，减少患脑血栓和冠心病的危险。

（四）要因地制宜充分利用当地资源

我国幅员辽阔，各地的饮食习惯及食物资源不尽相同，要因地制宜充分利用当地资源才能有效地应用膳食宝塔。例如沿海地区可适当提高鱼及其他水产品的摄入量；牧区奶类资源丰富，可适当提高奶类摄入量；山区则可充分利用山羊奶以及花生、核桃等资源。由于地域、经济或产品无法进行同类互换时，也可以暂用营养素含量相对接近的食物互换来代替。如豆类代替乳类、肉类，蛋类代替鱼类，不得已时也可用花生、核桃等坚果类代替大豆或鱼、肉、奶等动物性食物。

（五）要养成习惯，长期坚持

膳食对健康的影响是长期的，不是一两天或几天内就能发生明显变化的。故应用膳食宝塔需要从小养成习惯，并长期坚持，才能充分体现其对健康的重大促进作用。

第三节 中国居民膳食营养素参考摄入量

人体每天都需要从膳食中获取各种营养物质，来维持生命、健康和社会生活。如果长期摄取某种营养素过多或不足就可能发生相应的营养性疾病，因此必须科学地安排每日膳食以提供质量及数量适宜的营养素。为了避免营养过剩或营养不足可能产生的危害，帮助人们合理地摄入各种营养素，营养学家根据营养调查和临床实验，提出了适用于不同年龄、性别及劳动强度、生理状态人群的膳食营养素参考摄入量。

膳食营养素参考摄入量（DRIs）是为了保证人体合理摄入营养素而设定的每日平均

膳食营养素摄入量的一组参考值。随着营养学研究的不断深入发展,DRIs 的内容逐渐增加,2000 年第 1 版包括四个指标:平均需要量、推荐摄入量、适宜摄入量和可耐受最高摄入量。《中国居民膳食营养素参考摄入量(2013 版)》增加了与非传染性慢性病(NCD)有关的三个指标:宏量营养素可接受范围、预防非传染性慢性病的建议摄入量和特定建议值。

一、平均需要量

平均需要量(EAR)是指某一特定性别、年龄及生理状况群体中的所有个体对某种营养素需要量的平均值。按照 EAR 水平摄入营养素,能够满足该群体 50% 个体需要量的水平,但不能满足另外 50% 个体对该营养素的需要。EAR 是制订推荐摄入量的基础,由于某些营养素的研究尚缺乏足够的人体需要量资料,因此并非所有营养素都能制订出其 EAR。

二、推荐摄入量

推荐摄入量(RNI)是指可以满足某一特定性别、年龄及生理状况群体中绝大多数个体(97% ~98%)需要量的某种营养素摄入水平。长期摄入 RNI 水平可以满足机体对该营养素的需要,并可以保证人体组织中有适当的储备。RNI 的主要作用是作为个体每日摄入营养素的目标值。

RNI 是根据某一特定人群中体重在正常范围内的个体需要量而设定的。对个别身高、体重超过此参考范围较多的个体,需要按每公斤体重的需要量进行调整。

三、适宜摄入量

适宜摄入量(AI)是指当某种营养素的个体需要量研究资料不足而不能计算出 EAR,从而无法推算 RNI 时,可通过设定 AI 来提出这种营养素的摄入量目标。AI 是通过观察或实验获得的健康人群某种营养素的摄入量。AI 和 RNI 的相似之处是都是用作个体摄入量的目标,能够满足目标人群中几乎所有个体的需要。AI 和 RNI 的区别在于 AI 的准确性远不如 RNI,数值可能明显高于 RNI,因此在使用 AI 时要更加小心。

四、可耐受最高摄入量

可耐受最高摄入量(UL)是营养素或食物成分的每日摄入量的安全上限,是一个健康人群中几乎所有个体都不会产生毒副作用的最高摄入水平。UL 的主要用途是检查个体摄入量过高的危险,避免发生中毒。当摄入量低于 UL 时,可以肯定不会产生毒副作用;当摄入量高于 UL 时,发生毒副作用的危险性增加。

五、宏量营养素可接受范围

宏量营养素可接受范围(AMDR)是指蛋白质、脂肪和碳水化合物理想的摄入量范围,该范围可以提供这些必需营养素的需要,并且有利于降低发生非传染性慢性病的危险,常用占能量摄入量的百分比表示。

六、预防非传染性慢性病的建议摄入量

预防非传染性慢性病的建议摄入量(PI-NCD,简称建议摄入量,PI)是以 NCD 的一级预防为目标,提出的必需营养素的每日摄入量。膳食营养素摄入量过高导致的 NCD 包括肥胖、高血压、血脂异常、脑卒中、心肌梗死以及某些癌症。当 NCD 易感人群某些营养素的摄入量达到 PI 时,可以降低发生 NCD 的风险。此次提出 PI 值的有维生素 C、钾和钠。

七、特定建议值

近几十年的研究证明除了传统营养素以外,还有一些具有改善人体生理功能、预防 NCD 作用的成分,其中大多数是植物化合物。特定建议值(SPL)是指膳食中这些成分的摄入量达到这个建议水平时,有利于维护人体健康。此次提出 SPL 值的有:大豆异黄酮、叶黄素、番茄红素、植物甾醇、氨基葡萄糖、花色苷和原花青素。

DRIs 是营养配餐中能量和主要营养素的确定依据,其中 RNI 是健康个体摄入营养素的目标。编制食谱时,首先以能量的 RNI 为依据确定需要量,制订出食谱以后,还需要与各营养素的 RNI 为参考,评价食谱的合理性。如果能量、蛋白质与 RNI 相差不超过 10%,维生素和矿物质在 RNI 的 90% 以上、UL 以下,那么编制的食谱合理可行,否则还需要加以修正调整。

第四节 食物成分表

食物成分表是营养配餐中必不可少的工具,要开展好营养配餐工作,就必须了解和掌握食物的营养成分,就必须有精确的食物营养成分数据。中国疾病预防控制中心营养与食品安全所于 2002 年和 2004 年分别出版了《食物成分表》第一册和第二册,第一册所列食物以原料为主,每项食物都列出了产地和食部,共包括 1506 种食物的 31 项营养成分数据。2004 年第二册是对第一册的补充,共包括 757 种食物的一般营养成分数据,239 种食物的氨基酸数据,323 种食物的脂肪酸数据。查阅食物成分表,在编制食谱时可以将营养素的需要量转化为食物的需要量。评价食谱所含营养素摄入量是否满足机体需要时,也同样需要使用食物成分表。

各种食物的营养素含量常因品种、土壤、气候、成熟度和加工处理等因素的影响而有较大的差异。需要说明的是:

1. "地区"栏内的名称 主要是指采集食物样品的地区,即食物的产地。

2. "食部"栏内的数字 是指按照当地的烹调习惯和饮食风俗,把从市场购买的样品(简称市品)去掉不可食的部分之后,所剩余的可食部分所占的比例。列出食部是为了方便计算市品每 1kg(或其他零售单位)的营养素含量。市品的食部不是固定不变的,它会因食物的运输、储存和加工处理工艺不同而有所改变。因此当认为食部的实际情况和表格食部栏内的数据有较大出入时,可以自行测量食部的实际量。

第五节　膳食平衡理论

膳食平衡是指膳食中所含营养素不仅种类齐全、数量充足,并且比例适当,既能满足机体生理需要,又可避免因膳食构成的营养素比例不当,甚至某种营养素缺乏或过剩所引起的营养失调。

一、膳食平衡理论

营养的核心是膳食平衡,即在膳食性、味平衡的基础上确定合理的能量和各类营养素需要量,据此进行科学的烹饪,使就餐者即可享受美味又可满足机体需要。膳食平衡包括十大平衡:即主食与副食平衡、酸碱平衡、荤与素平衡、杂与精平衡、饥与饱平衡、食物寒与热平衡、干与稀平衡、摄入与排出平衡、动与静平衡、情绪与食欲平衡。

二、膳食平衡搭配原则

各种食物中所包含的营养成分种类和数量各不相同,只有通过科学合理的搭配,才能实现营养互补、全面合理,满足机体的需要。在配餐中应遵循以下原则:

(一) 主食搭配

主食要注意大米与面粉、粗粮与细粮、谷类与薯类的搭配。成年人最好食用2个以上的品种,粗细搭配,进行互补。比如南方盛产稻米,要搭配面粉或大米以外的其他粮食;北方盛产小麦,要搭配大米或小米、玉米、高粱,以及红豆、绿豆等杂粮。二米饭、双色糕、小豆粥、腊八粥等都是搭配合理的主食。有条件的地区还可以搭配甘薯、马铃薯等薯类,以兼补谷类与蔬菜在营养成分方面的不足。合理的主食搭配,粗细搭配,有利于促进机体的消化吸收。

(二) 荤素搭配

在配餐中提倡荤素搭配,每份菜应兼有动物性食物与蔬菜,由荤菜和素菜两部分配成。动物性食物不仅限于畜类、禽类和蛋类,还应尽可能选择鱼、虾、贝等海产品。动物性食物与植物性食物合理搭配,可以提高机体对蛋白质的利用,而且有利于保持机体的酸碱平衡,促进健康。

(三) 酸碱搭配

十大平衡理论的核心是酸碱平衡,是营养配餐的关键。酸性食物通常是指含有丰富的蛋白质、脂肪和碳水化合物的食品,即食物因含硫、磷、氯元素较多,经过在体内代谢后最终形成盐酸、硫酸和乳酸等物质。常见的食物包括畜类、禽类、鱼虾类、米面及其制品。碱性食物是指含钙、钾、钠、镁元素较多,在体内代谢后变成碱性物质的食物。常见的食物包括大多数蔬菜水果、海带、豆类及乳制品等。虽然食物的酸碱性本身对体液的酸碱性影响甚小,但无论是吃得"过酸"还是"过碱",都是一种营养不平衡的表现,长期如此,就会因营养失衡而对人体健康造成一定的影响。因此配餐过程中,应根据食物的酸碱性,合理调配食物的酸碱平衡。

(四) 蔬果搭配

蔬菜水果品种繁多,配餐中要多样化。根据"平衡膳食宝塔",建议每天选择5种以上,首选绿叶菜、豆荚类、根茎类、瓜果类等,根据不同的上市季节搭配选择。豆类品种较多,应

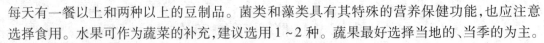

每天有一餐以上和两种以上的豆制品。菌类和藻类具有其特殊的营养保健功能,也应注意选择食用。水果可作为蔬菜的补充,建议选用 1~2 种。蔬果最好选用当地的、当季的为主。

(五) 菜肴搭配

菜肴搭配是营养配餐中非常重要的一项内容,根据不同的食物性质(营养、口味、软硬、外形)确定适当的搭配形式与烹调方式,使菜肴色香味俱全、质地适宜、形状美观,以利于进餐。一般菜肴搭配的方法主要从以下几方面进行搭配:

1. 量的搭配　是指菜肴中主辅料数量的搭配,以及两种以上主料相互之间的搭配,使其比例配合得当。按所用原料的数量来分,有以下三种情况:

(1)配单一原料菜肴:这种菜由一种原料构成,无任何其他配料。这种菜肴,多在菜名之前冠以"白"或"清"字,如清炒虾仁、白油豆腐等。

(2)配主料、辅料的菜肴:主料应选择突出原料自身特色、优点的材料。辅料主要是对菜肴的色、香、味、形及营养起调剂作用。因此,配菜时主辅料之间的配合,主料在菜肴中居主体地位,辅料起陪衬和补充作用,避免平分秋色,更不能辅料喧宾夺主。

(3)配多种料的菜肴:这种菜不分主辅料,各种原料数量大致相同,形状和颜色相互协调。

2. 质的搭配　质是指菜肴原料入口后的质感、口感,主要有软、嫩、脆、韧之分,所含营养素也各不相同。配菜一般有两种形式:

(1)相同质地搭配:菜肴的主辅料软配软,如"鲫鱼豆腐";嫩配嫩,如"芙蓉鸡片";脆配脆,如"油爆双脆";韧配韧,如"海带牛肉丝",这种搭配,使菜肴生熟一致,吃口一致。

(2)反差质地搭配:将不同质地的原料搭配在一起,给菜肴赋予层次变化。如"狮子头"中添加荸荠,猪肉的软嫩和荸荠的脆嫩具有反差,增加咀嚼的趣味。常用于炖、焖、扒、烧等烹调方式的菜肴中,使主料的嫩、软、烂更加突出。

3. 色的搭配　色的搭配是指把主辅料的颜色搭配得协调、美观、大方,通过配料衬托主料、突出主料,使整个菜肴具有一定的美感。主要有顺色搭配和异色搭配。

(1)顺色搭配:主辅料配成同一颜色或近似颜色。如红与橙、黄与绿、青与白,配出协调的色彩。

(2)异色搭配:主辅料配成不同的颜色,主料与配料色泽差异较大,以配料突出主料,使之相得益彰。如红与绿、黄与紫、橙与绿等。这种配色方法,运用最为广泛普遍。

4. 形的搭配　是指将不同原料按照一定的形状进行组合,构成菜肴的特定形态,有同形搭配和异形搭配两种。

(1)主辅料的同形搭配:主辅料的形态、大小、规格相同或相似,丁配丁,丝配丝,片配片,块配块等,如"黄瓜肉片""土豆烧牛肉"。

(2)主辅料的异形搭配:主辅料的形状不同,大小不一,如"宫爆腰花"。异形搭配的标准要以配伍协调、和谐、美观为主。

5. 味的搭配　味的搭配主要是指主辅料之间,主辅料和调料之间味性和味觉之间的搭配,主要有以下原则:

(1)淡淡搭配:此类菜主要以清淡为主,如"鲜蘑烧豆腐"。

(2)浓淡搭配:以配料味之清淡突出主料味之浓厚,如"菜心烧肘子"。

(3)异香搭配:主辅料具不同特殊香味,鱼、肉的醇香与某些蔬菜的异样清香融合,便别有风味,如"青蒜炒肉片""芫爆里脊"。

本章小结

　　营养配餐的理论依据主要有《中国居民膳食指南》、中国居民平衡膳食宝塔、中国居民膳食营养素参考摄入量、食物成分表和膳食平衡理论。《中国居民膳食指南》引导人们合理选择并搭配食物,达到平衡膳食,促进健康的目的。中国居民平衡膳食宝塔是《膳食指南》的形象化和量化,以直观的形式告诉人们每天应摄入的食物种类和数量。膳食营养素参考摄入量是保证人们每日合理摄入营养素的一组参考值。食物成分表提供日常生活中常见的各种食物中所含营养素的具体数据,是营养配餐的必备工具。

(尹芳菲)

目标测试

单选题

1. 以下各项是《中国居民膳食指南》的内容,但不包括

　　A. 食物多样,谷类为主　　　　　　B. 多吃蔬菜、水果和薯类

　　C. 常吃奶类、豆类及其制品　　　　D. 禁止饮酒及食用含酒精的食品

　　E. 三餐分配要合理,零食要适当

2. 十大平衡理论的核心是

　　A. 酸与碱平衡　　　　　B. 主与副平衡　　　　　C. 饥与饱平衡

　　D. 寒与热平衡　　　　　E. 干与稀平衡

3. 成年人每日食盐的摄入量不超过

　　A. 10g　　　　　　　　B. 6g　　　　　　　　　C. 4g

　　D. 8g　　　　　　　　 E. 3g

4. "鲫鱼豆腐"的搭配是属于

　　A. 荤素搭配　　　　　　B. 主副搭配　　　　　　C. 口味搭配

　　D. 形的搭配　　　　　　E. 质地搭配

5. 中国营养学会建议的平衡膳食宝塔提出了

　　A. 食物分类的概念　　　　　　　　B. 每日必需的食物摄入量

　　C. 较理想的膳食模式　　　　　　　D. 具体的食谱

　　E. 多样化的食物种类

第三章 营养食谱的编制

学习目标

1. 掌握:计算法编制营养平衡食谱;食物交换份法编制营养平衡食谱。
2. 熟悉:营养食谱编制的原则;营养食谱编制的依据。
3. 了解:营养食谱编制的目的和意义。

案例

某人到一家营养咨询公司咨询配餐,假设你是一名营养配餐员,给他进行一天的营养食谱编制。

请回答以下问题:

1. 在编制食谱前,应了解哪些基本信息?
2. 写出食谱编制的主要操作步骤。
3. 食谱编制完成后应进行评价,各营养素的实际摄入量与____相差____左右,可认为符合要求。

第一节 食谱编制的基础知识

食谱是根据对象的营养需要、食物中各种营养物质的含量、饮食习惯、食物供应等情况,将一餐、一天、一周或一个月的各餐主副食的食物原料品种、数量、比例、烹饪方法、进餐时间地点等作详细的安排,达到平衡膳食标准,并以表格等形式展示给对象或制作方。

一、成人营养需要的确定

人体对营养的需要,首先是对能量的需要。碳水化合物、脂肪、蛋白质均能为机体提供能量,在配餐中占有重要地位。

(一) 成人能量和营养素的需要

成人阶段一般是指 18~60 岁,此时机体比其他年龄组相对来说要稳定,但对孕妇、乳母等特殊人群要特殊对待。

1. 能量　成人的能量代谢与基础代谢、食物特殊动力作用和劳动强度有关。能量供给允许在 ±10% 以内浮动。

2. 蛋白质 正常成人按 1.0～1.2g/kg 蛋白质作为膳食推荐摄入量计算依据。蛋白质提供的能量应占总能量需求的 10%～15%。

3. 脂肪 脂肪也是成人能量的重要来源,脂肪提供的能量应占总能量需求的 20%～30%,不宜超过 30%。

4. 碳水化合物 碳水化合物是成人能量的主要来源,在正常情况下,其提供的能量占总能量需求的 55%～65%。

5. 维生素 维生素的摄入量随能量的摄入量改变而定。

6. 矿物质 成人一般不会有明显的矿物质缺乏,而成年女性在月经周期会丢失一定量的铁,应注意补充。

7. 水 根据《中国居民平衡膳食宝塔(2007)》的指导,每人每天至少饮水 1200ml,但应根据实际情况增减饮水量。

8. 膳食纤维 膳食纤维是一种特殊的碳水化合物,有独特的生理功能,每天摄入量以 20～30g 为宜。

（二）成人每日膳食营养目标的确定

1. 原则 《中国居民膳食营养素参考摄入量》;标准体重和每千克体重所需能量。

2. 方法 方法一是直接查表法,根据服务对象的年龄、性别、劳动强度等,查阅《中国居民膳食营养素参考摄入量》中对应的 RNI 或 AI 为营养目标。方法二是计算法,根据标准体重和每千克体重所需能量计算,达到个体"维持健康"的基本要求,使机体处于平衡营养状态。

（三）膳食营养目标评价

1. 方法 借助以 RNI、AI 和食物为基础的膳食指南来完成。

2. 意义 最大限度减少营养不良风险,为个体计划一种平衡膳食,使各种营养素的摄入量达到各自的 RNI 或 AI。

（四）食物与用量的确定

1. 依据 《中国居民膳食指南(2007)》《中国居民平衡膳食宝塔(2007)》。

2. 方法 根据《中国居民膳食指南(2007)》《中国居民平衡膳食宝塔(2007)》进行初步计划,确定成人膳食营养目标和膳食宝塔食物类别和数量,查找相应的食物来源,并根据一定比例搭配食物,再复查计划的膳食是否满足了 RNI 或 AI,评价要以 ±10% 的浮动为允许变化范围。

二、成人食谱编制基本原则与依据

一般情况下,营养食谱编制是将平衡膳食的原则和要求具体落实到对象膳食中的过程。按照对象的生理需要和健康要求,合理选择食物原料的品种、数量,并进行合理的配比,使对象能够获得所需的合理范围内的能量和营养素,达到平衡膳食。

可参照《中国居民膳食营养素参考摄入量》,合理安排膳食,以每日膳食计划的"日食谱"为基础,进而设计"周食谱""半月食谱""月食谱",使之成为有计划安排的平衡膳食计划。更短或更长的食谱安排营养学意义不大,也没有可行性。

（一）食谱编制的基本原则

通常情况下,食谱的主要内容是主食、副食、加餐或零食的种类、数量和比例。

所谓主食,主要是指粮谷类食物,包括米面及其制品、杂粮、豆类及其制品、薯类等,是人类获取能量的主要来源,也是最经济的来源。根据我国的膳食结构特点,一日之内成人碳水化合物供给的能量占总能量需要量的55%~65%,粮谷类食物需要摄入250~400g。

副食是相对于主食一词而来,"主食"的基本概念是五谷杂粮,"副食"的一般理解则是能做菜肴,佐以主食的食物。如蔬菜、水果、菌藻类;鱼、禽、肉、蛋等动物性食物。

加餐或零食可以是任何食物,也可以是所有不在正餐吃的食物,如酸奶、蛋糕、饼干等。

合理营养要求膳食能供给机体所需的全部营养素,并不发生缺乏或过量的情况。平衡膳食则主要从膳食的方面保证营养素的需要以达到合理营养,它不仅需要考虑食物中含有营养素的种类、数量和比例,而且还必须考虑合理的加工方法、烹饪过程中遇到的营养问题。

因此,食谱编制的基本原则是必须根据对象的生理状况和营养素的需要来编制食谱,特别是应遵循平衡膳食、食物多样、饭菜适口和经济合理的原则。无论是为个人还是为群体编制营养食谱,以下六条基本原则有普遍意义。

1. 保证能量、营养充足和平衡 食谱的编制首先要保证能量、营养充足和平衡,提供符合人体需要的营养膳食。根据对象的年龄、性别、职业、劳动强度、生理特点、健康需要等要求,确定合理的营养素摄入量,使食物中营养素的供给量既能满足其生理需要,更能有益于健康。

2. 满足食物多样化和比例适当 食物多样化是营养食谱编制的重要原则,也是实现合理营养的前提和基础。

在自然界,食物多种多样,每一种食物原料,在营养素的组成和含量上都具有各自的特点。食物品种不同营养素的种类和含量会有很大的差别。但即使是同一品种,营养素的种类和含量也会有差别。因此,只有选择不同种类、不同来源、不同产地、不同加工方法的食物原料,才能达到平衡膳食的要求,满足营养素的全面需要。

(1)食物多样化,粗细搭配

1)食物多样化:食物多样化即指合理的、平衡的膳食必须由多种食物组成,才能满足人体能量和各种营养素要求,达到营养充足、促进健康的目的。

中国居民平衡膳食宝塔包含我们每天应该吃的主要食物种类,编制食谱时,应该从每类食物中至少选择三个不同的品种,蔬菜水果还要更多,这样才能满足平衡膳食的需要。一般情况下,要求每天食谱食物原料的种类不少于20种。

2)粗细搭配:对谷类加工要尽量保持天然,低精度、粗制一些为好。相对于大米白面来说,粗加工使得谷类中膳食纤维、B族维生素和矿物质的含量损失大大减少。另外,粗加工使得谷物粒度保留原始状态,并且其中的膳食纤维含量提高,使得总膳食引起血糖变化缩小,对人群有着短期和长期健康效应。

(2)各营养素之间的比例适宜:在进行食谱制定时,要特别注意各营养素在人体内发挥作用时相互间的关系。

1)钙、磷等离子间的相互配合、相互拮抗:钙、磷元素的比例,一般成年人为(1:1)~(1:1.5);婴儿钙磷比例与母乳相近,为(1.5:1)~(2:1);青少年膳食的钙磷比应达到1:1;高龄老人膳食的钙磷比应达到1.5:1。

2)各营养素间的相互转化:如葡萄糖转化为脂肪。

3)各营养素代谢时的相互影响:如维生素 B_1、维生素 B_2 及烟酸对能量代谢的影响;维生素 E 与硒及维生素 C 间的联合抗氧化作用;维生素 D 能促进钙的吸收,维生素 C 能促进铁的吸收;钙、铁、锌元素的相互协同、相互抑制等。

4)特殊营养素的供给:在一些与营养素有关的地方性疾病高发地,食物选择时要特别注意。如碘缺乏、氟缺乏或过多、硒缺乏或过多的地区;或者一些营养性疾病的高发人群,如缺铁性贫血、佝偻病等,应根据需要选择合适的强化食品,如铁强化酱油、加碘盐等。对一些地区的传统食物,如腌制、烤制、熏制的食物,在进行宣传教育尽量少食的同时,也可以通过增加维生素 A、维生素 C 等方法,减少其对人体的危害。

3. 照顾饮食习惯和食物的烹调方式

(1)饮食习惯:饭菜的适口性与膳食习惯和爱好有关,"好吃"是"吃好"的基础,也是营养配餐和编制食谱的重要原则,其重要性并不低于营养供给。因为就餐者对食物的直接感受首先是适口性,然后才会引起食欲,"吃"喜爱富有营养的饭菜,吃进足够的量并吸收,最终才有可能达到预期的营养效果。

因此,制定食谱时,根据就餐者年龄、生理特点及健康的要求,注重合理的食物烹调方法、口味特征、色泽搭配等方面不出现简单重复,菜肴品种常变,色香味形俱佳,可起到增加就餐者食欲的作用。

(2)食物的烹调方式:食物的烹调搭配要合乎营养原则,符合季节特点,科学加工,粗细搭配,荤素兼备。少用盐,油脂使用适量。采取有效措施以去除干扰营养素吸收的不利因素,尽量保存食物中的营养素,减少其损失。

4. 考虑食物价格和定量 饮食消费必须与生活水平相适应。编制食谱时,应当掌握就餐人员当地食物的供应情况、就餐人员的经济承受能力、食物烹调加工人员的烹调技术、烹调设备等条件,才能编制切实可行的食谱。既要使食谱符合营养要求,又要使进餐者在经济上有承受能力,才会使食谱有实际意义。在满足就餐人员膳食营养推荐摄入量标准,特别是能量和蛋白质的供给量的前提下,还应尽量节约成本,用价格低、营养相近的食物相互替代,如遇风味问题应在烹饪方法上给予弥补。

5. 合理分配三餐的进食量和能量 合理安排一日三餐的进食量和能量摄入,是合理膳食的重要组成部分。餐次的安排应与消化器官活动规律相协调,并与人们的生活习惯和劳动特点相适应,以维持其血糖浓度处于正常水平,保持旺盛精力。另外,饮食要有规律,饥饱适中,适时适量。力戒偏食、择食、暴饮暴食等不良饮食习惯。不饮酒,更不宜酗酒(可饮少量果酒或啤酒)。甜食、甜饮料不过量。

一日三餐食物的合理分配,通常以能量作为进食量的标准。根据膳食指南的推荐和实际经验,早餐提供的能量应占全天总能量的 25% ~30%,午餐应占 30% ~40%、晚餐应占 30% ~40% 。这个比例可根据职业、劳动强度和生活习惯进行适当调整。如婴幼儿和学龄前儿童应为三餐三点制;学龄儿童和青少年可以为三餐两点制或三餐制;老年人可以为三餐两点制。

一般情况下,早餐、午餐和晚餐的时间分别是在 7:30、12:00、19:00 左右 1 小时为宜,有加餐可在中间时间,不要靠近正餐点。

(1)早餐:要天天吃早餐并保证其营养质量。早餐作为一天的第一餐,对膳食营养摄入、健康状况和对工作或学习效率都是至关重要的。不吃或不定时定量吃早餐,容易引起能量及其他营养素的不足,降低上午的工作或学习效率。

(2)午餐和晚餐:午餐要吃好,晚餐要适量。

午餐是一天三餐中重要的一餐,承担着补充上午的不足和下午工作消耗的重任。午餐应该安排丰富。

晚餐所提供能量应能满足晚间活动和夜间睡眠的基本能量需要,一般人晚饭后无体力活动,所以晚餐不能过量。不可暴饮暴食,以脂肪少、易消化的食物为宜,晚餐最好不要超过9点。

(3)进食量:各类食物的食用量可根据能量需要和身体状况进行调整,合理安排。

6. 注意安全卫生 选择清洁、卫生的食物,保证食物的安全性是食谱编制时首先要考虑的,也是最基本的要求。购买新鲜食物、不用腐烂和有问题的食物为原料,保证存储安全,是防止这些因素引起食源性疾病的根本措施。杜绝膳食中出现威胁人体健康的致病、致癌等有害因素,严防"病从口入""癌从口入"。

因此,在食谱编制时,并不是简单地根据就餐者的年龄、性别、劳动强度,确定营养素的供给量标准,而是要根据具体情况进行具体分析,并进行适当的调整。

(二)食谱编制的依据

营养配餐与人们的日常饮食直接相关,要做到营养配餐科学合理,需要以一系列营养理论为指导。

1. 中国居民膳食营养素参考摄入量(DRIs) 中国居民膳食营养素参考摄入量是每日平均膳食营养素摄入量的参考值,包括平均需要量(EAR)、推荐摄入量(RNI)、适宜摄入量(AI)和可耐受最高摄入量(UL)四项内容。

DRIs 是营养配餐中能量和主要营养素的确定依据。DRIs 可用于膳食配餐编制指导和膳食调查评价两个方面:既可用它作为膳食营养适宜的目标,建议如何合理地摄取食物;又可用它作为一个尺度,来衡量人们实际摄入的营养素的量是否合适。

DRIs 中的 RNI 是个体适宜营养素摄入水平的参考值,是健康个体膳食摄入营养素的目标。编制营养食谱时,首先需要以各营养素的推荐摄入量(RNI)为依据确定需要量,一般以能量需要量为基础。制定食谱后,还需要以各营养素的 RNI 为参考评价食谱的制定是否合理,以 ±10% 的浮动为允许变化范围,如果与 RNI 相差不超过 10%,说明编制的食谱合理可用,否则需要加以调整。

2. 中国居民膳食指南和平衡膳食宝塔 膳食指南的原则就是食谱设计的原则,营养食谱的制定需要根据膳食指南考虑食物种类、数量、比例的合理搭配。

平衡膳食宝塔提出了一个营养上比较理想的膳食模式,是人们在日常生活中贯彻膳食指南的工具。宝塔建议的各类食物的数量既以人群的膳食实践为基础,又兼顾食物生产和供给的发展,具有实际指导意义。需要注意的是宝塔建议的各类食物摄入量不是指某一种具体食物的重量,而是一类食物的总量,是指食物可食部分的生重;且建议的每人每日各类食物适宜摄入量范围适用于一般健康成人。在实际使用时要根据个人年龄、性别、身高、体重、劳动强度、季节等情况适当调整。

3. 劳动强度 劳动强度对编制食谱时考虑对象所需能量和营养素摄入量也有很大的影响。世界卫生组织将职业劳动强度分为三个等级以估算不同等级劳动强度的体力活动水平。

4. 食物成分表 《食物成分表》是营养配餐工作必不可少的重要的工具书。通过食物成分表,在编制食谱时才能将营养素的需要量转化为食物的需要量,从而确定食物的品种、数量和比例。

我国常用的国家食物成分表出版物有以下几种:一种是标准版本,如北京大学出版社出版,中国疾病预防控制中心营养与食品安全所编著的《中国食物成分表 2002》和《中国食物成分表 2004》,比较权威,是食谱制定时使用工具书的首选;另一种是加工后的应用版本,如《食物营养成分速查》,是经过编辑、挑选和计算机处理的文字表达形式,查找和应用更加方便;另外,还有一些百姓普及知识的简要本。

制定食谱时,要认真按《中国食物成分表 2002》及《中国食物成分表 2004》食物编码和分类,查询食物的成分。食物成分表中没有的,可以用相似食物代替,但是要注明。第二,一些食物有科学名称和地方俗名之分,要做到认真区分和查询,避免混淆。第三,食谱制定时,尽量使用食物原料的重量查询其营养素的含量,因为有些食物在加工的过程中,会因为加工方法的不同,营养素产生很大的差异,例如蒸米饭和煮稀饭,会由于加水量的差异,使成品营养素的含量相差很大。第四,食物成分表中数据的获得主要是采集有代表性的食物或食品,所检测的食物样品不一定是现在居民所消费的同种食品。因此,表中的数据与消费食物的营养素含量之间可能有一定的差距。

5. 营养平衡理论

(1)膳食中三种营养素需要保持一定的比例平衡:蛋白质占 10% ~ 15%,脂肪占 20% ~ 30%,碳水化合物占 55% ~ 65%。

(2)膳食中优质蛋白质与一般蛋白质保持一定的比例:在膳食构成中要注意将动物性蛋白质、一般植物性蛋白质和大豆蛋白质进行适当的搭配,并保证优质蛋白质占蛋白质总供给量的 1/3 以上。

(3)饱和脂肪酸、单不饱和脂肪酸和多不饱和脂肪酸之间的平衡:比例接近 1:1:1 为好。

(三)食谱的一般格式与表示方法

通过阅读食谱,可以让用餐者或制作者不但了解自身所应吃或应做的食物的种类、数量,还能知道这些食物所使用的烹调方法,以及营养作用等。因此,一个完整的食谱应包括以下几项内容。

1. 标题 说明食谱的服务对象、餐次等内容。

2. 餐次 一般情况下是一日三餐,但在早餐与中餐,以及中餐与晚餐之间,或晚餐之后都可以有加餐。

3. 食物名称 一般是主食和菜肴的名称。

4. 原料组成和数量 进一步说明食物名称。有时菜肴的名称很专业,特别是有些中国名菜的名称,如"蚂蚁上树",一般消费者很难读懂其名称的含义。原料组成和数量的标出,给消费者做出了解答,也给食物的制作者提供了依据。

5. 烹调方法 烹调方法是食谱中一个十分重要的信息。中国烹饪烹调方法很多,有些很符合营养学的原则,属于合理的烹饪;但也有一些烹调方法对原料营养素的改变过多,甚至会产生对人体健康不利的物质。因此,针对不同对象,选择合理的烹调方法,对食谱的编制也是十分重要的。

6. 备注 是对原料的选择、烹调方法的使用等方面一些附加的说明,或要提醒消费者、食物制作者需要注意的方面。

第二节　食谱编制方法与实例

食谱编制的对象包括个体和群体,其基本方法包括营养目标制订、食物选择、计算和调整、评价等步骤。相比而言,群体配餐比个体配餐要复杂些。

食谱编制方法常用的有三种,即计算法、食物交换份法和营养软件编制法。

本节就成年个体食谱编制方法进行阐述。

一、计算法编制食谱

(一)全日食谱编制的一般程序

1. 确定对象全日能量需要量。

2. 确定对象全日三大产能营养素提供的能量。

3. 确定对象全日三大产能营养素的需要量。

4. 确定对象全日三大产能营养素的每餐需要量。

5. 确定对象全日主食种类和数量。

6. 确定对象全日副食种类和数量。

7. 确定对象全日其他食物的种类和数量。

8. 确定对象全日烹饪油和其他主要调味品的种类和数量。

9. 分配至一日三餐中,并根据实际情况,对食谱进行调整。

10. 形成完整的全日个体食谱。

(二)计算法编制食谱实例

1. 早餐食谱编制　下面以一位 25 岁女性,体重正常的轻体力劳动者为例,根据一般程序,用计算法为其制定早餐食谱。

(1)步骤一:根据题干所示,该女性体重正常,劳动强度为轻体力劳动,检索中国居民膳食营养素参考摄入量,查到该女性一日能量的需要量为 2100kcal。

(2)步骤二:根据查表所得一日能量需要量为 2100kcal,计算一日三大产能营养素提供的能量和数量。

蛋白质的供给量可按照中国居民膳食营养素参考摄入量中给出的 65g 计算,也可按占能量的 10% ~15% 计算供给量,本例用最高值 15% 来计算。

$$蛋白质的供给量 = 2100 \times 15\% \div 4 \approx 78g$$

脂肪的供给量可按占能量的 20% ~30% 来计算,本例用中间值 25% 来计算。

$$脂肪的供给量 = 2100 \times 25\% \div 9 \approx 58g$$

碳水化合物的供给量则可根据剩余能量来计算。

$$碳水化合物的供给量 = [2100 - (2100 \times 15\% + 2100 \times 25\%)] \div 4 = 315g$$

(3)步骤三:确定早餐能量和各种营养素的需要量。

早餐能量和三大营养素的供给量按照全日需要量的 30% 分配。

$$早餐蛋白质的供给量 = 78 \times 30\% = 23.4g$$

$$早餐脂肪的供给量 = 58 \times 30\% = 17.4g$$

$$早餐碳水化合物的供给量 = 315 \times 30\% = 94.5g$$

(4)步骤四:确定早餐主食的种类和数量。

主食的种类、数量主要根据各类主食选料中碳水化合物的含量确定。

早餐中应有一定量的粗粮供应,假设选择标准粉和玉米作为早餐的食物原料。按照国民早餐习惯,标准粉的量占早餐总量的 80% ,玉米占 20%。

查食物成分表可知,每 100g 标准粉的碳水化合物含量为 70.9g,每 100g 玉米粉的碳水化合物含量为78.4g。根据女性的进食量和饮食习惯的情况,我们选择食用以80g标准粉和20g玉米粉为原料制作的食物,则80g标准粉提供的碳水化合物为:

$$80 \times 70.9\% \approx 56.7g$$

20g玉米粉提供的碳水化合物为:

$$20 \times 78.4\% \approx 15.6g$$

合计可获得碳水化合物为:

$$56.7 + 15.6 = 72.3g$$

由此可知,早餐主食中碳水化合物的实际供给量(72.3g)与推荐供给量(94.5g)相差22.2g,这部分通过早餐中的其他食物供给。

(5)步骤五:确定早餐中副食的种类和数量。

副食种类和数量的确定应在已确定主食用量的基础上依据副食应提供的蛋白质的量确定。

计算步骤:①计算主食中含有的蛋白质的量。②用应摄入的蛋白质的量减去主食中蛋白质的量,即为副食应提供的蛋白质的量。③副食中蛋白质的2/3由动物性食物供给,1/3由豆制品供给,据此可求出各自的蛋白质供给量。④查表并计算各类动物性食物及豆制品的供给量。

根据计算步骤进行计算:①主食中标准粉和玉米粉的蛋白质供给量 = 80 × 15.7% + 20 × 7.4% = 14.0g。②按照前面步骤的计算,早餐蛋白质的总供给量为23.4g。因此,副食应提供的蛋白质质量 = 23.4 - 14.0 = 9.4g。③按照饮食习惯和营养原则,我们选择牛奶200ml和豆腐干20g作为早餐的副食。

$$牛奶供给的蛋白质 = 200 \times 2.9\% = 5.8g$$

$$豆腐干供给的蛋白质 = 20 \times 19.6\% = 3.9g$$

$$合计供给蛋白质 = 5.8 + 3.9 = 9.7g$$

同时,这两种植物还能供给碳水化合物:

$$200 \times 4.9\% + 20 \times 11.4\% = 12.1g$$

(6)步骤六:确定早餐其他食物的种类和数量。

根据前面步骤,目前需要选择蔬菜水果等其他副食以符合膳食指南和平衡膳食宝塔要求。按照中国居民平衡膳食宝塔的第二层要求,每天要有300~500g蔬菜和200~400g水果,因此,早餐应有90~150g蔬菜和60~120g水果供应。由于我们选择豆腐干作为蛋白质的来源,结合烹饪常识,我们选择芹菜100g和柿子椒40g,做干丝炒芹菜柿子椒,同时选择桃子50g作为早餐水果。

$$芹菜100g供给碳水化合物 = 100 \times 4.8\% = 4.8g$$

$$柿子椒40g供给碳水化合物 = 40 \times 4.0\% = 1.6g$$

$$桃子50g供给碳水化合物 = 50 \times 11.0\% = 5.5g$$

合计供给碳水化合物 = 4.8 + 1.6 + 5.5 = 11.9g,因此,加上步骤五中提供的碳水化合物(12.1g),总计提供碳水化合物24.0g,与步骤四的差值(22.2g)相近。

(7)步骤七:确定烹饪油和其他主要调味品的种类和数量。蔬菜水果的蛋白质和脂肪含量很低,可以不计。

早餐烹饪油的摄入量为总需要量减去食物中脂肪的含量。

$$标准粉脂肪含量 = 80 \times 2.5\% = 2.0g$$

玉米粉脂肪含量 $= 20 \times 1.5\% = 0.3g$

牛奶脂肪含量 $= 200 \times 3.2\% = 6.4g$

豆腐干脂肪含量 $= 20 \times 7.8\% = 1.6g$

合计供给脂肪10.3g。早餐脂肪的供给量为17.4g,因此,可食用7.1g烹饪油。

(8)步骤八:按照营养烹饪要求和个人饮食习惯,形成一份个人早餐食谱(表3-1)。

表3-1 早餐食谱

餐次	食物名称	原料名称	重量(g)	烹饪方式	备注
早餐	花卷	标准粉	80	蒸	
		玉米粉	20		
	鲜牛奶	牛奶	200ml		
	干丝炒芹菜 柿子椒	豆腐干	20	炒	加少许醋, 保护维生素C
		芹菜	100		
		柿子椒	40		
		烹调油	7		
	桃子	桃子	50		可在加餐中食用

(9)注意事项

1)早餐因时间比较紧张,往往食欲不佳,因此,食物的量不宜过多。

2)早餐一般蛋白质供给不足,因此要注意添加牛奶和(或)鸡蛋、豆制品等,补充优质蛋白质;新鲜蔬菜供给也要增加,尽量改变每天吃腌制菜肴的习惯。

3)早餐时身体水分缺失较多,要注意补充水分。可以饮用液态奶制品、喝粥。但也注意不要过量。一般以500ml左右为宜。

2. 中餐食谱编制

服务对象基本情况:男性,32岁,身高180cm,体重70kg,重体力劳动。请为其设计中餐食谱。

按照食谱制定的步骤,进行食谱编制。

(1)步骤一:该对象为重体力劳动者,根据其身高体重,计算BMI。

$BMI = 70 \div 1.80^2 = 21.6$,属于正常范围。

(2)步骤二:根据计算,该男性体重正常,劳动强度为重体力劳动,检索中国居民膳食营养素参考摄入量,查到该男性一日能量的需要量为3200kcal。

(3)步骤三:根据查表所得一日能量需要量为3200kcal,计算一日三大产能营养素应提供的能量和数量。

蛋白质的供给量可按照中国居民膳食营养素参考摄入量中给出的90g计算,也可按占能量的10%~15%计算,本例用13%来计算。

蛋白质的供给量 $= 3200 \times 13\% \div 4 = 104g$

脂肪的供给量可按占能量的20%~30%来计算,本例用30%来计算。

脂肪的供给量 $= 3200 \times 30\% \div 9 \approx 106.7g$

碳水化合物的供给量则可根据剩余能量来计算。

碳水化合物的供给量 = $[3200 - (3200 \times 13\% + 3200 \times 30\%)] \div 4 = 456g$

（4）步骤四：确定午餐能量和各种营养素的需要量。

午餐能量和三大营养素的供给量按照全日需要量的40%分配。

午餐蛋白质的供给量 = $104 \times 40\% = 41.6g$

午餐脂肪的供给量 = $106.7 \times 40\% = 42.7g$

午餐碳水化合物的供给量 = $456 \times 40\% = 182.4g$

（5）步骤五：确定午餐主食的种类和数量。

主食的种类、数量主要根据各类主食选料中碳水化合物的含量确定。

为增加午餐种类的供应和适应重体力劳动，我们选择大米和小麦粉作为食物原料。根据劳动强度、进食量和饮食习惯的情况，选择100g小麦粉做成馒头，120g大米（粳米）做成米饭。

查食物成分表可知，每100g小麦粉的碳水化合物含量为70.9g，每100g大米（粳米）的碳水化合物含量为76.8g。则100g小麦粉提供的碳水化合物为：

$100 \times 70.9\% = 70.9g$

120g大米（粳米）提供的碳水化合物为：

$120 \times 76.8\% = 92.2g$

合计可获得碳水化合物为：

$70.9 + 92.2 = 163.1g$

由此可知，午餐主食中碳水化合物的实际供给量（163.1g）与推荐供给量（182.4g）相差19.3g，这部分通过午餐中的其他食物供给。

（6）步骤六：确定午餐中副食的种类和数量。

副食的种类和数量的确定应在已确定主食用量的基础上依据副食应提供的蛋白质质量确定。

计算步骤：①计算主食中含有的蛋白质的量。②用应摄入的蛋白质的量减去主食中蛋白质的量，即为副食应提供的蛋白质的量。③副食中蛋白质的2/3由动物性食物供给，1/3由豆制品供给，据此可求出各自的蛋白质供给量。④查表并计算各类动物性食物及豆制品的供给量。

根据计算步骤进行计算：①主食中小麦粉和大米（粳米）的蛋白质供给量 = $100 \times 15.7\% + 120 \times 7.7\% = 24.9g$。②按照前面步骤的计算，午餐蛋白质的总供给量为41.6g。因此，副食应提供的蛋白质的量 = $41.6 - 24.9 = 16.7g$。③对于重体力劳动男性来说，按照饮食习惯和营养原则，动物性食物可选择畜禽肉类。我们选择猪瘦肉50g和猪肝（卤煮）25g作为动物性副食。

猪瘦肉供给的蛋白质 = $50 \times 20.3\% = 10.2g$

猪肝（卤煮）供给的蛋白质 = $25 \times 26.4\% = 6.6g$

合计供给蛋白质 = $10.2 + 6.6 = 16.8g$

同时，这两种食物还能供给碳水化合物：

$50 \times 1.5\% + 25 \times 5.6\% = 2.2g$

（7）步骤七：确定午餐其他食物的种类和数量。

根据前面步骤，目前需要选择蔬菜水果等其他副食以符合膳食指南和平衡膳食宝塔要求。按照中国居民平衡膳食宝塔的第二层要求，每天要有300～500g蔬菜和200～

400g水果,因此,午餐应有120~200g蔬菜供应,80~160g水果供应。结合动物性食物的选择,同时适当增加一些碳水化合物供给量,可以选择芋头、青椒、韭菜、大白菜等作为蔬菜来源。

$$芋头50g供给碳水化合物 = 50 \times 12.7\% = 6.4g$$
$$青椒20g供给碳水化合物 = 20 \times 3.7\% = 0.7g$$
$$韭菜50g供给碳水化合物 = 50 \times 3.2\% = 1.6g$$
$$大白菜50g供给碳水化合物 = 50 \times 2.4\% = 1.2g$$
$$梨80g供给碳水化合物 = 80 \times 10.2\% = 8.1g$$

合计供给碳水化合物 = 6.4 + 0.7 + 1.6 + 1.2 + 8.1 = 18.0g,因此,加上步骤六中副食提供的碳水化合物(2.2g),总计提供碳水化合物20.2g,与步骤五的差值(19.3g)相近。

(8)步骤八:确定烹饪油和其他主要调味品的种类和数量。蔬菜水果的蛋白质和脂肪含量很低,可以不计。

午餐烹饪油的摄入量为总需要量减去食物中脂肪的含量。

$$小麦粉脂肪含量 = 100 \times 2.5\% = 2.5g$$
$$大米(粳米)脂肪含量 = 120 \times 0.6\% = 0.7g$$
$$猪瘦肉脂肪含量 = 50 \times 6.2\% = 3.1g$$
$$猪肝(卤煮)脂肪含量 = 25 \times 8.3\% = 2.1g$$

合计供给脂肪8.4g。午餐脂肪的供给量为42.7g,因此,根据平衡膳食宝塔和该男性的劳动强度,可用20.0g烹饪油。

(9)步骤九:按照营养烹饪要求和个人饮食习惯,形成一份个人午餐食谱(表3-2)。

表3-2 午餐食谱

餐次	食物名称	原料名称	重量(g)	烹饪方式	备注
午餐	米饭	大米(粳米)	120	煮	
	馒头	小麦粉	100	蒸	
	清蒸芋头	芋头	50	蒸	
	韭菜炒肉丝	韭菜	50	炒	
		猪瘦肉	50		
		青椒	20		
	清炒白菜	大白菜	50	炒	
	卤猪肝	猪肝(卤煮)	25	卤煮	切片
	烹调油(总)	烹调油	20		
	梨	梨	80		可在加餐中食用

(10)注意事项

1)午餐在一天的能量和营养素供给方面起着承上启下的作用,因此,保证能量和营养素供应充足但不过量。副食的种类可较多于晚餐,可以做两荤两素一汤。

2）主食选择时，尽量选择标准米、标准面，少选精加工品，同时注意增加粗粮和杂粮的摄入。

3）对于重体力劳动者来说，能量和体力消耗都比较大，食欲也会比较好，食物选择范围比较广，但要注意优质蛋白质的供给、各营养素之间的平衡和各类食物的营养作用相辅相成。

3. 晚餐食谱编制

服务对象基本情况：女性，20岁，身高160cm，体重65kg，学生。请为其设计一日晚餐食谱。

按照食谱制定的步骤，进行食谱编制。

（1）步骤一：该对象是学生，属于中体力劳动者，根据其身高体重，计算BMI。

$$BMI = 65 \div 1.60^2 = 25.4$$，属于超重。

$$标准体重 = 160 - 105 = 55kg$$

（2）步骤二：根据计算，由于该女性体重超重，因此，不能按正常体重者能量供应来供给。可根据（表3-3）超重者，每千克标准体重的能量供给进行计算。

表3-3　成人每日膳食能量供给量估算表（kcal/kg标准体重）

体重	劳动强度		
	轻体力活动	中体力活动	重体力活动
	kcal/kg	kcal/kg	kcal/kg
体重偏低	40	45	45~55
正常	35	40	45
超重	30	35	40
肥胖	20~25	30	35

因此，该女性每天能量的供给量应为：

$$35 \times 55 = 1925kcal$$

（3）步骤三：因该女性体重超重，在计算三大营养素的供给比例时，应注意脂肪的供给比例控制在25%以下。

蛋白质的供给量按占能量的10%~15%来计算，本例用13%来计算。

$$蛋白质的供给量 = 1925 \times 13\% \div 4 = 63.0g$$

脂肪的供给量可按占能量的20%~30%来计算，本例用20%来计算。

$$脂肪的供给量 = 1925 \times 20\% \div 9 \approx 43.0g$$

碳水化合物的供给量则可根据剩余能量来计算。

$$碳水化合物的供给量 = [1925 - (1925 \times 13\% + 1925 \times 20\%)] \div 4 = 322.4g$$

（4）步骤四：确定晚餐能量和各种营养素的需要量。

晚餐能量和三大营养素的供给量按照全日需要量的30%分配。

$$晚餐蛋白质的供给量 = 63.0 \times 30\% = 18.9g$$

$$晚餐脂肪的供给量 = 43.0 \times 30\% = 12.9g$$

$$晚餐碳水化合物的供给量 = 322.4 \times 30\% = 96.7g$$

（5）步骤五：确定晚餐主食的种类和数量。

主食的种类、数量主要根据各类主食选料中碳水化合物的含量确定。

为增加晚餐种类的供应和适应其超重情况,在主食的种类选择上,多考虑粗杂粮。我们选择高粱面和大米作为食物原料。根据劳动强度、进食量和饮食习惯的情况,选择100g高粱面做成面条,20g大米(粳米)做成粥。

查食物成分表可知,每100g高粱面面条的碳水化合物含量为68.7g,每100g大米(粳米)的碳水化合物含量为76.8g。则100g高粱面面条提供的碳水化合物为:

$$100 \times 68.7\% = 68.7g$$

20g大米(粳米)提供的碳水化合物为:

$$20 \times 76.8\% = 15.4g$$

合计可获得碳水化合物为:

$$68.7 + 15.4 = 84.1g$$

由此可知,晚餐主食中碳水化合物的实际供给量(84.1g)与推荐供给量(96.7g)相差12.6g,这部分通过晚餐中的其他食物供给。

(6)步骤六:确定晚餐中副食的种类和数量。

副食的种类和数量的确定应在已确定主食用量的基础上依据副食应提供的蛋白质质量确定。

计算步骤:①计算主食中含有的蛋白质的量。②用应摄入的蛋白质的量减去主食中蛋白质的量,即为副食应提供的蛋白质的量。③副食中蛋白质的2/3由动物性食物供给,1/3由豆制品供给,据此可求出各自的蛋白质供给量。④查表并计算各类动物性食物及豆制品的供给量。

根据计算步骤进行计算:①主食中高粱面面条和大米(粳米)的蛋白质供给量 = 100 × 7.0% + 20 × 7.7% = 8.5g。②按照前面步骤的计算,晚餐蛋白质的总供给量为18.9g。因此,副食应提供的蛋白质质量 = 18.9 - 8.5 = 10.4g。③对于该超重女性来说,按照饮食习惯和营养原则,动物性食物可选择水产类。我们选择鲫鱼50g动物性副食,再增加豆制品作为优质蛋白质的另一来源,选择南豆腐50g。

$$鲫鱼供给的蛋白质 = 50 \times 18.0\% = 9.0g$$
$$南豆腐供给的蛋白质 = 50 \times 5.7\% = 2.9g$$
$$合计供给蛋白质 = 9.0 + 2.9 = 11.9g$$

同时,这两种食物还能供给碳水化合物:

$$50 \times 3.8\% + 50 \times 2.4\% = 3.1g$$

(7)步骤七:确定晚餐其他食物的种类和数量。

根据前面步骤,目前需要选择蔬菜水果等其他副食以符合膳食指南和平衡膳食宝塔要求。按照中国居民平衡膳食宝塔的第二层要求,每天要有300~500g蔬菜和200~400g水果,因此,午餐应有90~150g蔬菜供应,60~120g水果供应。考虑到该女性的超重情况,除蔬菜外,还可选择一些菌藻类食物。如蘑菇、木耳等。

$$韭菜50g供给碳水化合物 = 50 \times 3.2\% = 1.6g$$
$$白蘑菇50g供给碳水化合物 = 50 \times 3.8\% = 1.9g$$
$$黑木耳(水发)50g供给碳水化合物 = 50 \times 3.8\% = 1.9g$$
$$菠萝60g供给碳水化合物 = 60 \times 9.5\% = 5.7g$$

合计供给碳水化合物 = 1.6 + 1.9 + 1.9 + 5.7 = 11.1g,因此,加上步骤六中副食提供的

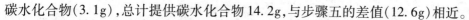

碳水化合物(3.1g),总计提供碳水化合物14.2g,与步骤五的差值(12.6g)相近。

(8)步骤八:确定烹饪油和其他主要调味品的种类和数量。蔬菜水果的蛋白质和脂肪含量很低,可以不计。

晚餐烹饪油的摄入量为总需要量减去食物中脂肪的含量。

$$高粱面面条脂肪含量 = 100 \times 0.2\% = 0.2g$$
$$大米(粳米)脂肪含量 = 20 \times 0.6\% = 0.1g$$
$$鲫鱼脂肪含量 = 50 \times 1.6\% = 0.8g$$
$$南豆腐脂肪含量 = 50 \times 5.8\% = 2.9g$$

合计供给脂肪4.0g。午餐脂肪的供给量为12.9g,因此,可用8.9g烹饪油。

(9)步骤九:按照营养烹饪要求和个人饮食习惯,形成一份个人晚餐食谱(表3-4)。

表3-4 晚餐食谱

餐次	食物名称	原料名称	重量(g)	烹饪方式	备注
晚餐	粥	大米(粳米)	20	煮	
	高粱面面条	高粱面面条	100	蒸	
	清蒸鲫鱼	鲫鱼	50	清蒸	
	三鲜豆腐	南豆腐	50	烧	
		黑木耳(水发)	50		
		白蘑菇	50		
	清炒韭菜	韭菜	50	炒	
	烹调油(总)	烹调油	9		
	菠萝	菠萝	60	切片	可在加餐中食用

(10)注意事项

1)避免晚餐供应能量和营养素过多,特别是对于体重超重或肥胖人群。

2)无论是体重正常还是超重或肥胖,对于晚餐的食物选择,尽量使用饱和脂肪酸少,不饱和脂肪酸多的动物性食物、豆制品,烹饪用油尽量选用植物油,注意清淡。

二、食物交换份法编制食谱

食物交换份法编制食谱的核心是食物交换份。食物交换份的概念是以不同的能量单位作为基础,计算出每大类食物中相同能量单位不同种类食物的相应重量,并以表格的形式列出,供配餐时交换使用。编制食谱时,首先根据服务对象的能量需要,按蛋白质、脂肪、碳水化合物的合理分配比例,计算出各类食物的交换份或实际重量,并按每份食物的等值交换表选择食物。在每大类食物中,每份的能量值大致相当,以90kcal配比较为常见。这样容易估算摄取的能量数值。

在食谱编制时,根据就餐者的年龄、性别、劳动强度等条件,按三大产能营养素的供给比例,计算出各类食物的交换份数,选配食物,就基本上能达到平衡膳食食谱编制的要求。

与计算法食谱编制相比,虽不如计算法精确,但食物交换份法更简单快捷,易被初学者掌握,而且在食物交换份法中同类食物可以任意选择,避免单调,使人感受到配餐是一种享受,而不是一种负担,有利于灵活掌握。配餐者可根据具体情况,在食谱编制的基本原则框架内灵活搭配。

(一) 食物交换份法编制食谱的一般程序

1. 食物分类。

2. 确定每份交换食物的能量单位。

3. 按每份食物能量交换单位,计算每类食物不同品种的食物重量,并以表格形式列出。

4. 根据对象的基本情况,确定每日(或每餐)所需要的交换份。

5. 根据膳食指南和平衡膳食宝塔,确定食物的种类和交换份。

6. 根据各类食物的交换份,具体选择食物种类,确定供给量。

7. 根据对象的具体需要,对照所选择的食物,进行调整。

8. 形成完整的食谱。

(二) 食物交换份编制食谱实例

服务对象基本情况:女性,40 岁,轻体力劳动者,体重正常。其一日能量的总需要量定为 2000kcal,请用食物交换份法为其制定一日食谱。

1. 步骤一 对日常食物进行分类。

根据膳食指南和平衡膳食宝塔,我们将日常食物分为五大类。

第一类:谷类及薯类

谷类包括米、面、杂粮。薯类包括马铃薯、木薯、甘薯等。主要提供碳水化合物、蛋白质、膳食纤维、B 族维生素等营养素。

第二类:动物性食物

动物性食物包括鱼虾、贝、蟹、禽、肉、蛋、奶等,主要提供蛋白质、脂肪、矿物质、维生素 A 和 B 族维生素等营养素。

第三类:豆类及其制品

主要包括大豆及其他干豆类和制品,主要提供蛋白质、脂肪、膳食纤维、矿物质和 B 族维生素等营养素。

第四类:蔬菜水果类

主要包括叶菜、根茎、瓜茄、各类水果等,主要提供膳食纤维、矿物质、维生素 C 和胡萝卜素等营养素。

第五类:纯能量食物

主要包括动植物油、淀粉、食用糖和酒类。主要提供能量。植物油还可提供维生素 E 和必需脂肪酸。

2. 步骤二 确定每份交换食物的交换代量,本节以 90kcal 为例。

3. 步骤三 按每份食物能量交换代量,计算每类食物不同品种的食物的重量,并以表格形式列出(表 3-5 ~ 表 3-13)。

表3-5 等值谷薯类食物交换表

分类	重量（g）	食物
糕点	20	饼干、蛋糕、江米条、麻花、桃酥、油条、油饼等
米	25	大米、小米、糯米、薏米、米粉等
面	25	面粉、干挂面、龙须面、通心粉等
杂粮	25	高粱、玉米、燕麦、荞麦、莜麦等
杂豆	25	绿豆、红豆、干豇豆、干豌豆、干蚕豆、芸豆等
面食	35	馒头、面包、花卷、窝头、烧饼、烙饼、切面等
鲜品	100	马铃薯、红薯、白薯、鲜玉米等
	200	鲜玉米(中个,带棒)等
其他熟食	75	燕麦米饭、煮熟的面条等

表3-6 等值蔬菜类食物交换表

分类	重量（g）	食物
叶茎类	200	白菜、圆白菜、菠菜、韭菜、茼蒿、芹菜、生菜、苋菜、豆瓣菜、冬寒菜、蕹菜等
花、苔类	300	油菜(苔)、花菜(白、绿色)、绿豆芽等
瓜茄类	300	西葫芦、西红柿、冬瓜、苦瓜、黄瓜、丝瓜、青椒、南瓜、茄子等
菌藻类	200	鲜蘑菇、湿海带、水发木耳等
根茎类	150	白萝卜、茭白、竹笋等
鲜豆类	300	豇豆、豆角、四季豆、豌豆苗等
	300	毛豆、豌豆、蚕豆(均为食部)等
其他	300	胡萝卜
	100	藕
	90	芋头、慈姑

表3-7 等值水果类食物交换表

重量（g）	食物（市品）
200	西瓜、梨
250	橙、柑、橘、柚、李子、苹果、桃、枇杷、葡萄、猕猴桃、草莓、菠萝、杏、柿子
100	香蕉、山楂、芒果
90	鲜枣

表3-8 等值肉蛋类食物交换表

分类	重量（g）	食物（市品）
鱼虾类	100	草鱼、带鱼、甲鱼、鲫鱼、基围虾、鳝鱼、泥鳅、大黄鱼、对虾、河虾
	100	虾、蟹、鲜贝、蛏子、蚶子、淡菜（鲜）
	150	水浸海参
禽肉类	100	鸡肉
	50	鸭肉、鹅肉
蛋类	60	鸡蛋、鸭蛋、鹌鹑蛋（4 个）、松花蛋
畜肉类	20	香肠、熟火腿、熟腊肉、卤猪杂
	25	肥、瘦猪肉
	35	火腿肠、小红肠、叉烧肉、午餐肉、熟酱牛肉、大肉肠
	100	瘦猪肉、瘦牛肉、瘦羊肉、带骨排骨

表3-9 等值大豆类食物交换表

重量（g）	食物
20	腐竹
25	豆(粉)
50	豆腐干、油豆腐
100	豆腐
150	嫩豆腐
250	豆浆（黄豆：水 = 1：8）

表3-10 等值奶类食物交换表

重量（g）	食物
20	全脂奶粉、低脂奶粉
25	脱脂奶粉、奶酪
125	酸奶
160ml	牛奶、羊奶

表3-11 等值纯能量食物交换表

重量（g）	食物（市品）
10	植物油、动物油
15	核桃仁、花生仁(干、炒，30 粒)、南瓜子、葵花子、西瓜子、松子、杏仁、黑芝麻、芝麻酱
22	白糖、红糖

表3-12 各类食物交换份的营养价值

组别	类别	每份重量 （g）	能量 （kcal）	蛋白质 （g）	脂肪 （g）	碳水化合物 （g）	主要营养素
谷薯类	谷薯	25	90	2	-	20	碳水化合物、 膳食纤维
蔬果类	蔬菜	200	90	2	-	17	矿物质
	水果	200	90	1	-	21	维生素 膳食纤维
畜禽肉	畜禽肉	50	90	10	5	0	蛋白质
鱼虾类	鱼虾	100	90	15	2	0	维生素 矿物质
奶制品	鲜奶	160ml	90	5	5	6	蛋白质
豆制品	大豆	25	90	9	4	4	矿物质
纯能量	坚果	15	90	4	7	2	脂肪、碳水 化合物
	油脂	10	90	0	0	0	
	精制糖	22	90	0	0	22	

表3-13 中国居民平衡膳食宝塔上标出的食物交换代量

能量（kcal）	交换份	谷薯类	蔬果类	肉蛋类	纯能量类
1200	13.5	8	2	1.5	2
1400	16	10	2	2	2
1600	18	12	2	2	2
1800	20.5	14	2	2.5	2
2000	22.5	15	2	2.5	3
2200	25	17	2	3	3
2400	27	19	2	3	3
2600	29.5	20	2	4	3.5
2800	32	22	2	4.5	3.5
3000	34	24	2	4.5	3.5

4. 步骤四 根据对象的基本情况，确定每日（或每餐）所需要的交换份。

该女性一日能量的需要量为2000kcal，按每份的能量供给为90kcal来算，她全日总的食物交换份为：

$2000 \div 90 \approx 22.2$ 份

也可查表3-13，知2000kcal能量水平一日所需交换份为22.5份。

本例以算式计算为例。

5. 步骤五 根据膳食指南和平衡膳食宝塔，确定食物的种类和交换份。

根据计算知该女性一日需要22.2份各类食物，根据各类食物营养素的主要分布情况，碳水化合物的供给由谷薯类的交换份代表，蛋白质的供给由肉蛋类的交换份代表；脂肪的供给按每日食用油25g来计算。

脂肪供给按每日食用油25g计,即为2.5份

碳水化合物 $= 2000 \times 62\% \div 90 = 13.7$ 份

蛋白质 $= 2000 \times 13\% \div 90 = 2.8$ 份

其余份数分给蔬果类:

$22.2 - 2.5 - 13.7 - 2.8 = 3.2$ 份

6. 步骤六 根据各类食物的交换份,具体选择食物种类,确定供给量。

主食:

大米5份, $25 \times 5 = 125g$

面粉5份, $25 \times 5 = 125g$

玉米粉3.7份, $25 \times 3.7 = 92.5g$

动物性食物:

瘦猪肉0.8份, $100 \times 0.8 = 80g$

鲫鱼0.5份, $100 \times 0.5 = 50g$

奶类、豆类及其制品:

牛奶1份, $160 \times 1 = 160g$

嫩豆腐0.5份, $150 \times 0.5 = 75g$

蔬菜水果类:

菠菜0.5份, $200 \times 0.5 = 100g$

鲜蘑菇0.5份, $200 \times 0.5 = 100g$

水发木耳0.5份, $200 \times 0.5 = 100g$

生菜0.5份, $200 \times 0.5 = 100g$

韭菜0.5份, 200×0.5 份 $= 100g$

猕猴桃0.3份, $250 \times 0.3 = 75g$

苹果0.4份, $250 \times 0.4 = 100g$

烹调油:2.5份, $10 \times 2.5 = 25g$

7. 步骤七 根据对象的具体需要,对照所选择的食物,进行调整。

根据以上计算,选择食物的份额为22.2份,符合要求;主食选择中注意选择粗粮和杂粮;动物性食物分别来源于水产品和畜禽肉类,满足饱和脂肪酸和不饱和脂肪酸的需求;蔬菜水果的品种要多些,同时注意深色蔬菜的选择。

8. 步骤八 将所选择好的食物,按3:4:3的份额分配到一日三餐中,形成一日食谱(表3-14)。

表3-14 食物交换份法编制的一日食谱

餐次	食物名称	原料名称	重量（g）	烹饪方式	备注
早餐	牛奶	鲜牛奶	160ml		
	馒头	面粉	75	蒸	
		玉米粉	50		
	白粥	大米	30	煮	
	凉拌生菜	生菜	100	凉拌	
	烹调油	麻油	5		

续表

餐次	食物名称	原料名称	重量(g)	烹饪方式	备注
午餐	米饭	大米	75	煮	
	韭菜炒肉丝	韭菜	100	炒	
		瘦猪肉	80		
	三鲜豆腐	嫩豆腐	75	烧	
		水发木耳	100		
		鲜蘑菇	100		
	烹调油	大豆油	10		
	水果	苹果	100		可在加餐中食用
晚餐	馒头	面粉	50	蒸	
		玉米粉	42.5		
	白粥	大米	20	煮	
	鲫鱼汤	鲫鱼	50	炖	
	蒜泥菠菜	菠菜	100	炒	
	烹调油	大豆油	10		
	水果	猕猴桃	75		可在加餐中食用

（三）注意事项

1. 每份交换份的能量单位都是人为制定的,本节以 90kcal 为一份交换份的能量单位在实际操作时,可根据服务对象的实际情况,把一份交换份的能量单位定位 45kcal、80kcal、100kcal、180kcal 等单位。一般来说,交换份的能量单位越大,食物选择时能够选择的食物种类就会越少;相反,交换份的能量单位越小,能够选择的食物种类就会增多。请根据实际情况自行调整。

2. 能量相等的食物可以进行交换 一般是同类食物内进行交换。因为跨组交换将影响平衡膳食原则。

三、计算机软件法编制食谱

营养食谱编制工作可以借助计算机和营养配餐软件,这样可以方便、快捷、准确、高效地完成营养食谱编制。

现有的营养配餐软件一般具有食物分类检索、食物成分表检索、营养成分计算、营养素摄入量计算等功能。因在本系列教材中有专门教材,本章不作详细介绍。

本章小结

本章主要介绍了食谱编制的基础知识和食谱编制的方法。食谱编制的基础知识是进行食谱编制的理论储备,食谱编制方法是理论的实际运用。食谱编制方法包括计算法、食物交换份法和计算机软件法编制三种,各有各的特点。计算法数据比较精确;食物交换法简单快捷,易于掌握;计算机软件法方便快捷,准确高效。日常实际运用时,可以根据条件,灵活采用。

（郇晓婧 吕荣光）

 目标测试

一、简答题

简述食谱编制的基本原则。

二、计算分析题

某男子,30 岁,公司职员,身高 175cm,体重 80kg,其劳动分级为轻体力劳动。假定主食只选择大米一种,请计算主食需要量。

第四章 特殊人群的营养配餐与设计

学习目标

1. 掌握：不同生理时期人群、特殊环境人群和特殊职业人群的膳食配餐原则。
2. 熟悉：不同生理时期人群、特殊环境人群和特殊职业人群的营养需要与目标的确定。
3. 了解：不同生理时期人群、特殊环境人群和特殊职业人群的食物选择。

生命的发生、发展到衰老是一个连续的过程，为便于认识和理解营养与生命发生发展的规律，常常将生命的过程按照生理特点分成不同的阶段，如婴儿、幼儿、学龄前、学龄及青少年，成年及老年。本章主要讨论特殊人群的营养配餐与设计，包括特殊生理时期人群，身处特殊环境或从事特殊职业的人群。

第一节　特殊生理时期人群的营养配餐与设计

合理营养及平衡膳食评价

经调查得知，一个女学生，20岁，身高1.55m，体重52kg，平均每天摄入大米400g，肉类150g，鸡蛋100g，蔬菜水果200g，植物油50g。

问题：1. 根据身高、体重评价该女学生营养状况如何？

2. 根据所摄入食物的品种和数量评价是否为平衡膳食？

要解决以上问题，需要研究不同生理时期人群的生理特点、营养需要和膳食原则，通过膳食营养素计算方法，设计平衡食谱，从而达到合理营养平衡膳食的目的要求。

一、孕妇营养配餐与设计

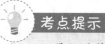

考点提示

孕妇的营养需要

（一）孕妇的营养需要

1. 能量　孕妇由于母体及胎儿新组织生成

和母体大量储存脂肪，以致孕妇基础代谢升高，活动耗能高于未孕时期。

WHO/FAO1973年提出妊娠前期每日增加150kcal（1~3个月），后期200kcal（4~9个月）（最好是观察孕妇增重情况，妊娠全过程应增加体重12kg左右，孕中、后期增重每周应不少于0.3kg,不大于0.5kg)。

2. 蛋白质 我国非孕妇女轻体力劳动者蛋白质供给量65g/d,孕早期(1~3月)加5g,孕中期(4~6月)加15g,后期(7~9月)加20g。膳食中优质蛋白质至少占蛋白质总量的1/3以上。

3. 脂类 孕妇膳食中应有适量脂肪,包括饱和脂肪酸和不饱和脂肪酸,以保证不成熟的神经系统完成其成熟过程及脂溶性维生素的吸收。孕中、后期脂肪供能比为20%~30%。

4. 碳水化合物 孕前期(1~3月)孕妇每日至少应摄入150~200g碳水化合物,中、后期孕妇碳水化合物的供能比要保证达到55%~60%。

5. 矿物质(表4-1)

(1)钙:孕早期800mg/d,孕中期1000mg/d,孕后期1200mg/d。

(2)铁:中国营养学会建议孕妇膳食铁的供给量孕早期15mg/d,孕中期25mg/d,孕晚期35mg/d。

(3)锌:妊娠期妇女摄入足量的锌有利于胎儿发育和预防先天性缺陷。中国营养学会建议妊娠期妇女膳食锌的RNI为孕早期11.5mg/d,孕中、晚期16.5mg/d。

(4)碘:妊娠期妇女缺碘可能导致胎儿甲状腺功能低下,从而引起呆小症,中国营养学会建议妊娠期妇女膳食碘的RNI为200μg/d。

表4-1 孕妇矿物质推荐摄入量

孕期	钙AI(mg)	铁AI(mg)	锌RNI(mg)	碘RNI(μg)
孕早期	800	15	11.5	200
孕中期	1000	25	16.5	200
孕晚期	1200	35	16.5	200

6. 维生素(表4-2)

(1)维生素A:妊娠期妇女缺乏维生素A与胎儿宫内发育迟缓、低出生体重及早产有关。中国营养学会建议妊娠早期和妊娠中晚期妇女维生素A的RNI分别为:800μgRE/d和900μgRE/d,UL值为2400μgRE/d。

(2)维生素D:维生素D可促进钙的吸收和钙在骨骼中的沉积,故妊娠期对维生素D的需要量增加。中国营养学会建议妊娠早期维生素D的RNI为5μg/d,妊娠中、晚期为10μg/d,UL值为20μg/d。

(3)维生素B_1:维生素B_1缺乏可影响胃肠道功能,尤其妊娠早期妇女由于早孕反应使食物摄入减少,更易引起维生素B_1缺乏,从而导致胃肠功能下降,加重早孕反应。中国营养学会建议妊娠期妇女维生素B_1的RNI为1.5mg/d。

(4)维生素B_2:妊娠期维生素B_2缺乏与胎儿生长发育迟缓、缺铁性贫血有关。中国营养学会建议妊娠期妇女维生素B_2的RNI为1.7mg/d。

(5)维生素C:孕早期供给量为100mg,孕中、后期供给量为130mg。

(6)叶酸:妇女在孕前1个月和孕早期每天补充叶酸400μg可有效地预防大多数神经管畸形的发生。中国营养学会建议妊娠期妇女叶酸的RNI为600μgDFE/d,UL为1000μgDFE/d。

表4-2 孕妇维生素推荐摄入量

孕期	维生素A RNI（μgRE）	维生素D RNI（μg）	维生素B₁ RNI（mg）	维生素B₂ RNI（mg）	维生素C RNI（mg）	叶酸 DFE（μg/DFE）
孕早期	800	5	1.5	1.7	100	600
孕中期	900	10	1.5	1.7	130	600
孕晚期	900	10	1.5	1.7	130	600

（二）孕妇的配餐原则

1. 孕早期的配餐原则

（1）妊娠早期妇女的营养需要与孕前没有太大差别,膳食应注意以下几点:

1）选择清淡、易消化、增食欲的食物,不偏食;

2）少食多餐,保证充足的能量摄入量,特别是碳水化合物的供给;

3）妊娠反应在晨起和饭后最为明显,可在起床前吃些干的含碳水化合物丰富的食物;

4）每日服用适量叶酸和维生素B₁₂等,以预防胎儿神经管畸形的发生。

（2）孕早期的平衡膳食宝塔（图4-1）

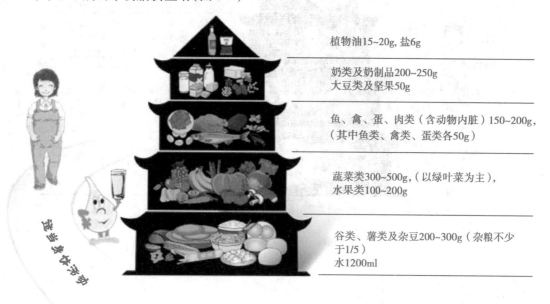

植物油15~20g,盐6g

奶类及奶制品200~250g
大豆类及坚果50g

鱼、禽、蛋、肉类（含动物内脏）150~200g,
（其中鱼类、禽类、蛋类各50g）

蔬菜类300~500g,（以绿叶菜为主）,
水果类100~200g

谷类、薯类及杂豆200~300g（杂粮不少
于1/5）
水1200ml

图4-1 孕早期妇女的平衡膳食宝塔

2. 孕中期的配餐原则 孕中期膳食特点是:谷薯类、杂豆类,含钙、铁和维生素D及乳制品等优质蛋白质丰富的食物较孕早期需要有所增加。

孕中期胎儿的发育非常迅速,骨骼开始生长加快。孕妇食量明显增加,需要补充充足的能量。对营养的需求是多吃一些含优质蛋白质、钙、铁和维生素D比较丰富的食物。

孕中期需要谷类300~400g,大豆制品50~100g,畜禽瘦肉、鱼相互代替选用约200g,鸡蛋每天1个;蔬菜500g（绿叶蔬菜300g）,水果200~400g;牛奶或酸奶250ml;海产品每周1次;动物肝脏有条件的每周1次约25g;动物血1次,以补充铁、碘和锌等。根据孕妇个体差异,决定进食的数量。

3. 孕晚期的配餐原则 孕晚期膳食的特点是:谷薯类、杂豆类较孕中期略减少,富含铁质的畜禽类较孕中期有所增加。对蛋白质、能量以及维生素和矿物质的需要明显增加。

孕晚期是胎儿生长发育最快的时期,孕妇的生理变化是食欲更加旺盛,需要储存营养素,为分娩和哺乳做充分的准备。这时候的营养需要多摄入一些富含优质蛋白、铁和钙的食物,还有多不饱和脂肪酸。少吃高能量的食物,保证适宜的体重增长。

孕晚期需要保证谷类、豆类、蔬菜、水果的摄入;畜禽瘦肉、鱼和蛋建议每天合计250g,每周鱼类至少3次(海水鱼至少1次);鸡蛋每日1个。每周动物肝脏、动物血各1次;牛奶每日至少250ml,同时补钙300mg。食物补充不足时可通过其他途径补充。

4. 孕中末期妇女平衡膳食宝塔(图4-2)

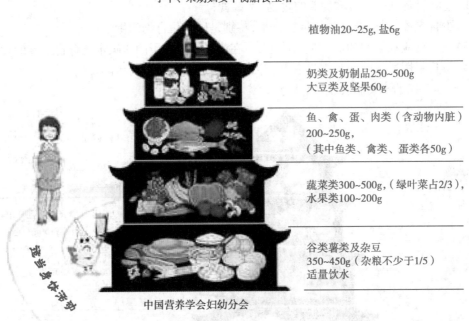

图4-2 孕中末期妇女的平衡膳食宝塔

(三)孕妇的食物选择

1. 粮谷类食品 尽量避免选用精米精面,应选择中等加工程度白米白面。主食粗细搭配,注重与粗杂粮、豆类制品的搭配食用,有利于食物的蛋白质互补。孕早期尽量保证每天至少摄入150g碳水化合物,约合粮谷类为200g;孕中后期应保证每天摄入350~450g粮谷类食物。

2. 动物性食品 孕早期的摄入量与正常人群基本相同,孕中后期,建议禽、鱼、蛋、肉(动物内脏)的摄入量为200~250g/d。即每日一个鸡蛋;每周进食1次动物肝脏和1次动物全血;每天至少摄入250ml牛奶或者是相等当量的奶制品以及300mg的钙制剂,以满足孕期对钙的需要;每周摄入2~3次鱼类,其中至少有1次是海产鱼类。

3. 豆类食品 豆类食品,尤其是大豆及其制品富含亚油酸,是胎儿生长所必须的脂肪酸。建议孕中后期每日摄入大豆类制品50~100g。

4. 蔬菜和水果类 孕妇应该多摄入绿叶和鲜豆类蔬菜,如菠菜、芹菜、油菜、扁豆等,一般建议孕中后期蔬菜的日摄入量为500g(其中绿叶蔬菜不少于300g)。水果应多吃富含维生素 A、B 族维生素、维生素 C、维生素 E 及叶酸含量高的,如香蕉、苹果、枣、葡萄等。

（四）实例

王某,30 岁,身高 165cm,教师,孕 19 周,体重 70kg,孕前体重 56kg,第一胎。请为其设计一日食谱。

1. 工作准备 设计孕妇基本情况调查表(表4-3)。

表4-3 孕妇基本情况调查表

项目	基本情况	项目	基本情况
姓 名	王某	体重(kg)	70
年龄(岁)	30	劳动强度	轻体力
身高(cm)	165	妊娠前体重(kg)	56
早		产次	0
孕期 中	21 周	子女	有 无 √
晚			

2. 食谱编制

(1)确定孕妇每日营养需要量:根据孕妇的年龄、体力活动水平、孕期查附表《中国居民膳食营养素参考摄入量》确定孕妇每日的营养需要(表4-4)。

表4-4 孕妇能量和营养素参考摄入量

项目	数值	项目	数值
能量(kcal)	2100 + 200	碘(μg)	200
蛋白质(g)	65 + 15	维生素 A(μgRE)	900
脂肪(%)	20 ~ 30	维生素 D(μg)	10
钙(mg)	1000	维生素 B$_1$(mg)	1.5
锌(mg)	16.5	维生素 B$_2$(mg)	1.7
铁(mg)	25	维生素 C(mg)	130

脂肪(g) = 能量(kcal) × 脂肪的供能比 ÷ 脂肪的能量系数(kcal/g)

= 2300 × 25% ÷ 9 = 64g

碳水化合物(g) = [能量(kcal) - 蛋白质提供能量(kcal) - 脂肪提供能量(kcal)] ÷ 碳水化合物的能量系数(kcal/g) = (2300 - 80 × 4 - 2300 × 25%) ÷ 4 = 351g

(2)确定进餐次数及其比例:孕妇一般可以采用三餐三点制,其中早餐和早点占一日总能量的25% ~ 30%;午餐和午点占一日总能量的30% ~ 40%;晚餐和晚点占一日总能量的30% ~ 40%。

(3)确定主副食的种类及其数量,形成一日食谱(表4-5)。

表4-5 王某一日食谱

餐次	食物名称	食材及其重量（g）
早餐	豆粥	赤小豆 10
		稻米 25
	花卷	特一粉 50
	煎鸡蛋	鸡蛋 60
		花生油 3
	凉拌黄瓜	黄瓜 75
		虾皮 10
		香油 1
早点	核桃奶昔	核桃仁 15
		牛奶 200
午餐	二米饭	稻米 100
		黑米 50
	牛腩柿子	牛腩肉 50
		西红柿 50
		马铃薯 100
		花生油 5
	蒸菜	油麦菜 100
		葵花子油 6
午点	酸奶	酸奶 150
	橘子	橘子 100
晚餐	小米粥	小米 25
	馒头	特一粉 100
	海带汤	猪瘦肉 50
		海带 50
		花生油 4
	素炒菜心	蘑菇 100
		油菜心 100
		花生油 8
晚点	苹果汁	苹果 100

注：一日用盐量6g

（4）计算食谱膳食营养成分（表4-6）。

表4-6 每日膳食营养素计算表

项目	能量（kcal）	蛋白质（g）	脂肪（%）	钙（mg）	锌（mg）	铁（mg）	维生素A（μgRE）	维生素B₁（mg）	维生素B₂（mg）	维生素C（mg）
摄入量	2260	87	25.3	855	16	20	550	1.6	1.9	125
目标值	2300	80	20~30	1000	16.5	25	900	1.5	1.7	130
比例(%)	98.2	108.8	84.3~101	85.5	97.0	80.0	61.1	106.7	111.8	96.2

（5）计算三大供能营养素的供能比及餐次能量比（表4-7）。

表4-7 三大供能营养素的供能比及餐次能量比

餐次	能量（kcal）	供能比（%）
早餐、早点	598	26.5
午餐、午点	910	40.3
晚餐、晚点	752	33.3
		100.1

合计	2260	蛋白质	脂肪	碳水化合物
		15.4	25.3	59.4

（6）食谱的评价与调整：根据食谱评价原则，对上述食谱进行评价，可知该食谱基本符合王某营养所需，不用做调整。

二、乳母营养配餐与设计

（一）乳母的营养需要

1. 能量 乳母对能量的需要量较大，一方面要满足母体自身对能量的需要，另一方面要供给乳汁所含的能量和乳汁分泌过程本身消耗的能量。中国营养学会推荐的乳母每日能量RNI较正常妇女增加500kcal（2090kJ）。

> 💡 **考点提示**
> 乳母的营养需要

2. 蛋白质 蛋白质的摄入量，会明显影响乳汁的数量和质量。乳母膳食中蛋白质量少质差时，乳汁分泌将大量减少，并动用乳母组织蛋白以维持乳汁中蛋白质含量的恒定。中国营养学会建议乳母蛋白质的RNI为在非孕妇女基础上每日增加20g，并建议乳母应多吃蛋类、乳类、瘦肉类、肝、肾、豆类及其制品，以保证蛋白质质量。

3. 脂类 由于婴儿中枢神经系统发育及脂溶性维生素吸收等的需要，乳母膳食中必须有适量脂肪，尤其是多不饱和脂肪酸。每日脂肪的摄入量以占总能量的20%~30%为宜。

4. 矿物质 人乳中主要矿物质（钙、磷、镁、钾、钠）的浓度一般不受膳食的影响，碘和硒的含量随膳食摄入量的增加而相应增加。

（1）钙：人乳中钙的含量较为稳定，每天从乳汁中排出的钙约为300mg。如乳母的钙供给不足就会动用自身骨骼中的钙来满足乳汁中钙含量，导致乳母出现腰腿酸痛、抽搐，甚至发生骨质软化症。中国营养学会推荐的乳母钙AI为1200mg/d。除多食用富含钙质的食物（如乳类和乳制品）外，也可用钙剂、骨粉等补充。

（2）铁：人乳中铁含量低，是由于铁不能通过乳腺输送到乳汁。为预防乳母发生缺铁性贫血，乳母的膳食中应注意铁的补充。中国营养学会推荐的乳母铁的 AI 为 25mg/d。

（3）碘和锌：中国营养学会推荐乳母碘和锌的 RNI 分别为：200μg/d 和 21.5mg/d。

5. 维生素　中国营养学会推荐的乳母维生素 A、维生素 D 和维生素 E 的 RNI 分别为 1200μgRE/d、10μg/d 和 14mgα-TE/d。维生素 B_1、维生素 B_2、烟酸和维生素 C 的 RNI 分别为 1.8mg/d、1.7mg/d、18mgNE/d 和 130mg/d。

6. 水　乳母摄入的水量与乳汁分泌量有密切关系，如水分摄入不足将直接影响乳汁的分泌量。乳母平均每日泌乳量约为 0.8L，故每日应从食物及饮水中比成人多摄入约 1L 水。可通过多喝水和摄入流质食物来补充乳汁中的水。

（二）乳母的平衡膳食宝塔

根据乳母膳食指南绘制的《膳食宝塔》共分五层，包含每天应吃的主要食物种类，推荐量是以原料可食部分的生重来计算的。推荐量的下限和上限分别相当于膳食 1800kcal 和 2600kcal 的能量水平时的推荐量，见图 4-3。

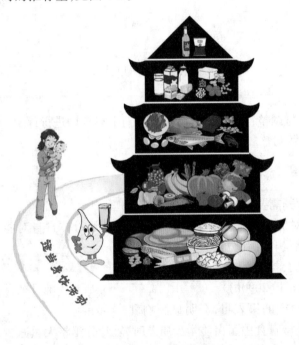

图 4-3　乳母的平衡膳食宝塔

具体每层的食物种类及推荐摄入量见表 4-8。

（三）乳母配餐原则

哺乳期是妇女一生中非常特殊的阶段，妊娠和分娩使妇女生理和心理上都发生了很大变化，需要较高的营养补给，以恢复健康，又因喂养婴儿，须分泌优质的乳汁，故乳母的配餐原则是：

1. 增加食物的品种和数量　乳母的膳食应多样化，不要偏食，以保证营养素的全面摄入。

2. 保证优质蛋白质的摄入　乳母每天摄入蛋白质的 1/3 以上应来源于动物性食物、大豆及其制品。

表4-8 中国居民膳食指南乳母的平衡膳食宝塔各层食物种类及其数量

分层	膳食构成	每日摄入食物量(g)
第五层	油	25～30
	盐	＜6
第四层	奶类及奶制品	300～550
	大豆类及坚果	60
第三层	鱼、禽、蛋、肉类(含动物内脏)	200～300
	其中鱼类、禽类、蛋类	各50
第二层	蔬菜类(绿叶蔬菜占2/3)	300～500
	水果类	200～400
第一层(底层)	谷类薯类及杂豆(杂粮不少于1/5)	400～500g
	水	适量饮水
		适当身体活动

3. 注意钙的补充 多食用奶及奶制品、豆制品、小鱼和小虾等含钙丰富的食物。

4. 增加新鲜蔬菜、水果的摄入 新鲜的蔬菜、水果中含有多种维生素、矿物质、膳食纤维等,可增进食欲,防止便秘,并促进乳汁分泌。

5. 少吃盐、腌制品和刺激性强的辛辣食物 避免这些食物通过乳汁进入婴儿体内,对婴儿产生不良影响。

6. 注意烹饪方式 烹调方法应多用炖、煮、炒,少用油煎、油炸等方法。如畜禽肉类、鱼类以炖或煮为宜,食用时要同时喝汤,这样既可增加营养,还可促进乳汁分泌。

（四）乳母的食物选择

1. 粮谷类食品 主食的选择应粗细搭配,每天食用一定量的粗杂粮,例如燕麦、小米、红豆等,建议一般每日粮谷类的摄入量为400～500g。

2. 动物性食品 鱼类、禽肉和畜肉等动物性食物可以提供优质蛋白质,一般建议每日的摄入量为200～250g。乳类及其制品,如牛奶、酸奶、奶粉等由于含钙量高,同时又易于吸收利用,应每天至少保证250g的摄入量。此外,虾皮和小鱼可以连骨带皮食用,同样可以获得丰富的钙质。

3. 豆类食品 豆类食物能够为乳母提供优质蛋白质,尤其对于那些受经济条件限制的地区,乳母可以充分利用大豆及其制品来获得优质蛋白质和钙质。建议每日摄入豆类食品100g。

4. 蔬菜和水果类 乳母应多吃新鲜的深绿色和红黄色蔬菜以及水果。如鲜枣、山楂、猕猴桃等富含维生素C,能够促进铁的吸收,提高乳母对疾病的抵抗力。一般建议每日蔬菜的摄入量为500g以上;水果在200～400g。

5. 汤水 乳母每日分泌的乳汁中含有大量的水分,因此应注意饮食中水分的摄入量,最好的摄入方式就是补充汤汁。以动物性食材为原料如禽类、鱼类和畜肉等,通过炖、煮等烹调方式得到的汤汁,味道鲜美可口,不但可以使乳母获得所需水分,同时又能提高其食欲。

（五）实例

李某,28岁,产后第3个月,母乳喂养,身高164cm,体重70kg,每日泌乳量700ml,请为其设计一日食谱。

　　配餐设计过程同前面孕妇配餐设计步骤,根据目标值设计李某一日食谱(表4-9)(满足营养素的推荐摄入量如下,能量:2600kcal/d、维生素 A:1200μgRE/d、维生素 B$_1$:1.8mg/d、维生素 B$_2$:1.7mg/d、维生素 C:130mg/d、钙:1200mg/d、铁:25mg/d、锌:21.5mg/d)。

表4-9　李某一日食谱

餐次	食物名称	食材及其重量（g）	
早餐	果酱面包	切片面包	150
		草莓酱	30
	鲜牛奶	鲜牛奶	250ml
	煮鸡蛋	鸡　蛋	50
	什锦泡菜	黄　瓜	30
		芹　菜	30
		胡萝卜	30
	橙子	橙　子	100
加餐	酸奶	酸　奶	250
	蛋糕	蛋　糕	50
午餐	二米饭	大　米	100
		小　米	30
	豆腐烧鱼	豆　腐	100
		黄　鱼	150
		植物油	10
	虾皮炒白菜	虾　皮	10
		白　菜	150
		植物油	3
	元子汤	番　茄	50
		猪瘦肉	50
		小白菜	50
		植物油	2
加餐	豆奶	豆　奶	200
	核桃	核　桃	30
晚餐	馒头	面　粉	75
	红豆稀饭	红　豆	10
		大　米	10
	茄汁大虾	番　茄	100

续表

餐次	食物名称	食材及其重量（g）	
晚餐		虾	150
		番茄酱	20
		洋葱	20
		植物油	10
	蒜茸空心菜	空心菜	100
		蒜	10
		植物油	2
	苹果	苹果	100

注：一日食盐用量6g

三、婴幼儿营养配餐与设计

出生1～12个月为婴儿期，包括新生儿期（断脐至生后28天）；1～3岁为幼儿期。由于婴幼儿期的生长极为迅速，对营养素的需要极高，而各器官的发育尚未成熟，对食物的消化吸收能力有限，因此，如何科学喂养确保婴幼儿的生长发育就显得极为重要。

考点提示

婴幼儿的营养需要

（一）婴幼儿的营养需要

此时的营养需要除满足基础代谢、食物特殊动力学作用和体力活动所需外，还应满足生长发育的需要，能量和营养素推荐摄入量见表4-10～表4-14。

表4-10　能量推荐摄入量（RNI）　　　　　单位：kcal/d

年龄（岁）	男	女
0～	95kcal/kg	
1～	1100	1050
2～	1200	1150

表4-11　蛋白质推荐摄入量（RNI）

年龄（岁）	推荐摄入量（g/d）
0～	1.5～3g/(kg·d)
1～	35
2～	40

注：男女蛋白质摄入量相同

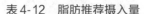

表4-12 脂肪推荐摄入量

年龄（岁）	脂肪占总能量的百分比（%）
0 ~	45 ~ 50
0.5 ~	35 ~ 40
1 ~	
2 ~	30 ~ 35

表4-13 维生素推荐摄入量

年龄（岁）	维生素A RNI（μg/RE）	维生素D RNI（μg）	维生素B₁ RNI（mg）	维生素C RNI（mg）	叶酸 RNI（μg/DFE）
0 ~		10	0.2(AI)	40	65(AI)
0.5 ~	400(AI)	10	0.3(AI)	50	80(AI)
1 ~ 3	400(AI)	10	0.6	60	150

表4-14 矿物质推荐摄入量

年龄（岁）	钙 AI（mg）	铁 AI（mg）	锌 RNI（mg）	硒 RNI(μg)	碘 RNI(μg)
0 ~	300	0.3	1.5	15(AI)	50
0.5 ~	400	10	8.0	20(AI)	50
1 ~ 3	600	12	9.0	20	50

（二）婴幼儿的配餐原则

1. 营养齐全、搭配合理 五类食品应种类齐全,在比例上蛋白质、脂肪、碳水化合物的重量比接近(1:1:4) ~ (1:1:5),所占能量比分别为12% ~ 15%、25% ~ 35%、50% ~ 60%。动物蛋白(或加豆类)应占总蛋白的1/2。平均每人每天各类食物的参考量为粮谷类100 ~ 150g,鲜牛奶不低于350ml或全脂奶粉40 ~ 50g,鱼、肉、禽、蛋类或豆制品(以干豆计)100 ~ 130g,蔬菜、水果类150 ~ 250g,植物油20g,糖0 ~ 20g。此外,应注意在各类食物中,不同的食物轮流选用,使膳食多样化,从而发挥出各类食物营养成分的互补作用,达到均衡营养的目的。

2. 合理加工与烹调 幼儿的食物应单独制作,质地应细、软、碎、烂,避免刺激性强和油腻的食物。食物烹调时还应具有较好的色、香、味、形,并经常更换烹调方法,以促进小儿食欲。加工烹调时也应尽量减少营养素的损失,如蔬菜应整棵清洗、焯水(飞水)后切,以减少维生素C的丢失和破坏。

3. 合理安排进餐 幼儿的胃容量相对较小且肝储备的糖原不多,加上幼儿活泼好动,容易饥饿,故幼儿每天进餐的次数要相应增加。在1~2岁每天可进餐5~6次,2~3岁时可进餐4~5次,每餐间隔3~3.5小时。一般可安排三餐加两点(早点和午点)。

4. 营造幽静、舒适的进餐环境 安静、舒适、秩序良好的进餐环境,可使小儿专心进食。环境嘈杂、尤其是吃饭时看电视,会转移幼儿的注意力,并使其情绪兴奋或紧张,从而抑制食物中枢,影响食欲与消化。另外,在就餐前或就餐时不应责备或打骂幼儿,发怒时消化液分泌减少,降低食欲。进餐时,应有固定的场所,并有适于幼儿身体特点的桌椅和餐具。

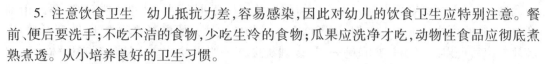

5. 注意饮食卫生 幼儿抵抗力差,容易感染,因此对幼儿的饮食卫生应特别注意。餐前、便后要洗手;不吃不洁的食物,少吃生冷的食物;瓜果应洗净才吃,动物性食品应彻底煮熟煮透。从小培养良好的卫生习惯。

（三） 婴幼儿的食物选择

1. 婴儿食物选择

(1)母乳喂养:母乳是婴儿最佳的天然食物,包含了婴儿发育早期所需要的全部营养成分,能满足 4~6 个月内婴儿的营养需要。另外,母乳中含有抗体,能防止感染性疾病。母乳喂养是人类最原始的喂养方法,也是最科学、最有效的喂养方法。因为母乳喂养能增进母子间的感情,有助于婴儿的智力发育,经济方便又不易引起过敏。

(2)人工喂养:因各种原因不能用母乳喂养婴儿时,可采用牛乳、羊乳等动物乳或其他代乳品喂养婴儿,这种非母乳喂养婴儿的方法即为人工喂养。由于不同种动物的乳汁严格来讲只适合相应种类动物的幼子,并不适宜人类婴儿的生长发育,同时亦不适宜直接喂养婴儿。因此,特别是对 0~4 个月的婴儿,只有在实在无法用母乳喂养时才采用人工喂养。

常用的婴儿代乳品有婴儿配方奶粉、牛乳、全脂奶粉、豆制代乳粉等。

1)配方奶粉:婴儿配方奶粉主要分为三类①起始婴儿配方:主要适用于 1~6 个月的婴儿;②后继配方或较大婴儿配方:适用于 6 个月以后的婴儿,作为他们混合食物中的组成部分;③医学配方:用于特殊生理上的异常所需,例如为早产儿,先天性代谢缺陷(如苯丙酮尿症)儿设计的配方,对牛乳过敏儿设计采用豆基配方粉等。

2)牛乳:鲜牛乳是比较常用的母乳代乳品。由于牛乳营养成分与人乳有较大差异,需要适当配制后才适宜给婴儿喂养。牛奶稀释方法:新生儿期采用 2 份牛奶加 1 份水稀释(牛奶:水 = 2:1,V/V),以后过渡到 3 份奶加 1 份水、4 份奶 1 份水,第二个月可以吃全奶。配好的牛乳在喂给婴儿之前应煮沸 3~4 分钟,这样既可以起到杀菌作用,又可使牛乳的蛋白质变性有助于婴儿消化。但煮沸的时间过长亦会破坏牛乳中的维生素,使短链脂肪酸挥发。

3)全脂奶粉:是用鲜乳制成的干粉,含蛋白质 20%~28%,脂肪 20%~28%。用水按体积比 1(奶粉):4(水)或重量比 1:8 溶解后成分同鲜牛奶。再按上述鲜牛奶的方法配制进一步稀释、加糖、煮沸,冷却后即可喂养婴儿。

4)豆制代乳粉:是以大豆为主体蛋白的代乳制品。其特点不含乳糖,适用于对牛乳过敏或乳糖酶活性低下的婴儿使用。

(3)混合喂养:因各种原因母乳不足或不能按时喂养,在坚持用母乳喂养的同时,用婴儿代乳品喂养以补充母乳的不足。对于 6 个月以下,特别是 0~4 个月的婴儿,这比完全不吃母乳的人工喂养要好。母乳不足,也仍应坚持按时给婴儿喂奶,让婴儿吸空乳汁,这样有利于刺激乳汁的分泌。如母亲因故不能按时喂奶时,可用代乳品或收集的母乳代替喂养一次。乳母应将多余的乳汁及时挤出或吸空,一方面可以维持乳汁的分泌,另外也可用清洁的奶瓶收集,低温储存,煮沸后可以用来在不能按时喂奶时喂给婴儿。混合喂养时代乳品补充用量应以婴儿吃饱为止,具体用量应根据婴儿体重、母乳缺少的程度而定。

(4)婴儿辅助食品:一般在哺乳的 4 或 6 个月以后开始,使婴儿逐步地认识并适应乳制品以外的食物,进行咀嚼和吞咽的训练,这个过程的时间可延长到孩子 1 岁甚至以上。

1)辅食添加的原则:①逐步适应:1 种辅食应经过 5~7 天的适应期,再添加另一种食物,然后逐步扩大添加辅食的品种。第一个添加的辅食是米粉类,因为大米蛋白质很少过敏。每种新的食物可能尝试多次才会被婴儿接受。②由稀到稠:如刚开始添加米粉时可冲调稀一些,使之更容易吞咽。当婴儿习惯后就可以逐步变稠。③量由少到多,质地由细到粗:开始的食物量可能仅1勺,逐渐增多。食物的质地开始要制成泥或汁,以利吞咽;当乳牙萌出后可以适当粗一些和硬一点,以训练婴儿的咀嚼功能。由液体到半固体再到固体。④因人而异:婴儿的生长发育有较大的个体差异,这也决定了婴儿对食物摄入量的差异。

2)添加辅助食品的顺序

2~3月龄:添加鱼肝油(注意户外活动)。

4~6月龄:添加米粉糊、粥等淀粉类;蛋黄、无刺鱼、动物血、肝泥、奶类、大豆蛋白粉或豆腐花或嫩豆腐;菜叶汁(先)、果汁(后)、菜叶泥(先)、水果泥(后)、鱼肝油(注意户外活动)。

7~9月龄:添加稀粥、烂饭、饼干、面包、馒头等;无刺鱼、全蛋、肝泥、动物血、碎肉末、较大婴儿奶粉或全脂牛奶、大豆制品、蔬菜泥、水果泥和鱼肝油(注意户外活动)。

10~12月龄:添加稠粥、烂饭、饼干、面条、面包、馒头等,无刺鱼、全蛋、肝、动物血、碎肉末、较大婴儿奶粉或全脂牛奶、黄豆制品和鱼肝油(注意户外活动)。

2. 幼儿食物选择

(1)粮谷类及薯类食品:幼儿时期,粮谷类应逐渐成为小儿的主食。粮谷类食物是碳水化合物和B族维生素的主要来源,又因食用量较大,所以也是蛋白质及其他营养素的重要来源。在选择这类食品时应以大米、面制品为主,同时加入适量的杂粮和薯类,注重粗细搭配。在食物的加工方法上,加工过粗,存在大量的植酸盐及纤维素,可影响钙、铁、锌等营养素的吸收利用;加工过精,B族维生素、蛋白质和矿物质损失较大。一般以标准米和标准面最为适宜。一般每天每人参考摄入量为100~150g。

(2)乳类食品:乳类食品是幼儿优质蛋白质、钙、维生素 B_2、维生素 A 等营养素的重要来源。奶类含钙量高、吸收好,可促进幼儿骨骼的健康生长。同时奶类又富含赖氨酸,与粮谷类食物蛋白质互补。但奶类食品中铁、维生素 C 含量很低,脂肪又以饱和脂肪酸为主,所以应适量摄入。过量的奶类会影响幼儿对谷类和其他食物的摄入,不利于饮食习惯的培养。一般每天每人参考摄入量为鲜牛乳不低于350g或全脂奶粉40~50g。

(3)肉、蛋及豆类食品:这类食物可以为幼儿提供丰富的优质蛋白质、维生素 A、维生素 D 及 B 族维生素和大多数微量元素。豆类食品的蛋白质含量高,质量也接近肉类,是动物蛋白质较好的替代品,但微量元素(如铁、锌、铜、硒等)低于动物类食物,所以在经济条件允许时,幼儿还是应进食适量动物性食品。一般每天每人参考摄入量为100~125g。

(4)蔬菜和水果类:蔬菜和水果是维生素 C、β-胡萝卜素的重要来源,也是维生素 B_2、钙、钾、钠、镁等矿物质和膳食纤维的重要来源。同时因为其具有良好的感官性状,可促进小儿食欲,防治便秘。在这类食物中,一般深绿色叶菜及深红、黄色果蔬、柑橘类等含维生素 C 和 β-胡萝卜素较高。

(5)调味品及零食:糖、油、盐等调味品及小零食虽可提供一定的必需脂肪酸,具有调节口感等作用,但摄入过多对幼儿身体仍是有害无益,应少吃。一般每天每人参考摄入量为植物油20g,糖不高于20g,盐6g。

(四)实例

1. 婴儿的营养配餐设计 满足6个月婴儿一周所需辅食添加要求的食谱举例如下(表4-15)。

表4-15 6个月婴儿营养餐谱

时间	6：00	9：30	11：00	13：00	15：30	17：30	睡前
星期一	奶	大米烂粥肝泥	苹果泥	奶	鸡蛋、菜泥、烂饭	香蕉泥、奶	奶
星期二	奶	小米烂粥鱼泥	橘子汁	奶	菜泥、烂饭	枣泥、奶	奶
星期三	奶	鸡汤、青菜汁、薄面片	香蕉泥	奶	青菜泥、蛋黄粥	胡萝卜泥、奶	奶
星期四	奶	蛋、米糊碎血豆腐	梨泥	奶	土豆泥、米粥	西瓜汁、奶	奶
星期五	奶	蛋黄、烂面条、虾仁泥	菜水	奶	二米粥	苹果泥、奶	奶
星期六	奶	蛋黄粥、碎豆腐	枣泥	奶	面包粥、土豆泥	橘子汁、奶	奶
星期日	奶	蛋黄、米汤、胡萝卜泥	苹果泥	奶	鸡蛋羹、菜泥	香蕉泥、奶	奶

2. 幼儿的营养配餐设计 满足2岁男童一日所需能量和营养素推荐摄入量要求的食谱举例如下(表4-16)。

表4-16 2岁男童一日食谱

餐次	食物名称	食材及其重量(g)
早餐	蛋 奶	牛奶 243ml
		鸡蛋 100
	面 包	面粉 20
加餐	苹 果	苹果 30
	小点心	点心 15
中餐	大米软饭	稻米 20
	鸡肝泥	鸡肝 40
	白菜豆腐虾仁汤	小白菜 20
		豆腐 20
		虾仁 20
加餐	橘 子	橘子 30
晚餐	碎菜肉末面	面粉 30
		菠菜 20
		瘦猪肉 30
加餐	牛 奶	牛奶 243ml

注：一日总用油量10g，盐5g

四、学龄前儿童营养配餐与设计

学龄前儿童是指小儿3周岁后至6～7岁入小学前。这个时期的儿童仍然处于迅速生长发育阶段,新陈代谢旺盛,合理膳食,均衡营养对于保证儿童身体和智力正常发育以及预防疾病,提高健康水平起着重要作用。

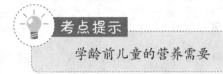

考点提示

学龄前儿童的营养需要

学龄前儿童随着年龄增长,咀嚼能力和消化功能逐渐增强,他们的饮食逐渐由软到硬、由半流质到接近成人食物,完成从奶类食物为主到谷类食物为主的过渡,而且食物的种类也逐渐增多。但无论如何,却不能和成人的饮食同样对待,以免导致消化功能紊乱,造成营养不良。

3～6岁的孩子胃容量尚小,为600～700ml。需选择营养丰富、容量小、密度高的食物,正餐时少用汤类代替炒菜,稀饭代替米饭;尽量避免纯能量食物,如白糖、粉丝、凉粉、藕粉等。少吃零食,饮用清淡饮料,尽量给孩子蛋白质/能量比值和微量营养素/能量比值高的食物,多进食动物肝脏、鱼、禽、肉、奶和大豆制品等,以满足孩子的需要。注意培养儿童良好的饮食习惯,如不挑食、不偏食或暴饮暴食,定时定量进食,细嚼慢咽,不乱吃零食。

(一)学龄前儿童的营养需要

1. 能量 2000年《中国居民膳食营养素参考摄入量》建议3～6岁学龄前儿童,能量的推荐摄入量为1300～1700kcal/d(表4-17)。

表4-17 能量推荐摄入量(RNI) 单位:kcal/d

年龄(岁)	男	女
3～	1350	1300
4～	1450	1400
5～	1600	1500
6～	1700	1600

2. 宏量营养素

(1)蛋白质:中国营养学会建议学龄前儿童蛋白质的推荐摄入量为45～55g/d。蛋白质供能占总能量的14%～15%,其中来源于动物性食物的蛋白质应占50%,其余蛋白质可由植物性食物谷类、豆类等提供(表4-18)。

(2)脂肪:学龄前儿童每日需要脂肪为4～6g/kg,占总能量的30%～35%。建议使用含有α-亚麻酸的大豆油、低芥酸菜子油或脂肪酸比例适宜的调和油为烹调油,在对动物性食品选择时,多选用鱼类等富含n-3长链多不饱和脂肪酸的水产品(表4-19)。

(3)碳水化合物:学龄前儿童的膳食基本完成了从以奶和奶制品为主到以谷类为主的过渡,谷类所含有的碳水化合物是其能量的主要来源。每日约需碳水化合物15g/kg,为总能量的50%～60%,但不宜用过多的糖和甜食,而应以含有复杂碳水化合物的谷类为主,如大米、面粉、红豆、绿豆等各种豆类。

适量的膳食纤维是学龄前儿童肠道所必需的。全麦面包、麦片粥、蔬菜、水果是膳食纤维的主要来源。但过量的膳食纤维在肠道易膨胀,引起胃肠胀气、不适或腹泻,影响食欲和营养素的吸收。

表4-18 蛋白质推荐摄入量(RNI)

年龄(岁)	推荐摄入量(g/d)
3 ~	45
4 ~	50
5 ~	55
6 ~	55

注:男、女蛋白质推荐摄入量相同

表4-19 脂肪推荐摄入量

年龄(岁)	脂肪占总能量的百分比(%)
3 ~	30 ~ 35
4 ~	30 ~ 35
5 ~	30 ~ 35
6 ~	30 ~ 35

3. 矿物质(表4-20)

(1)钙:学龄前儿童钙需要量3岁为600mg/d,4~6岁为800mg/d。奶及奶制品中的钙含量丰富,吸收率高,是儿童最理想的钙来源。豆类及豆制品尤其是大豆、黑豆含钙也较丰富,此外,芝麻、小虾皮、海带等也含有一定的钙。要保证学龄前儿童钙的摄入量,奶的摄入量应不低于300ml/d,但也不宜超过600ml/d。

(2)碘:2000年《中国居民膳食营养素参考摄入量》提出,学龄前儿童碘的RNI为50~90μg/d,UL是800μg/d。含碘较高的食物主要是海产品,如海带、紫菜、海鱼、虾、贝类。为保证碘的摄入量,除必须使用碘强化食盐烹调食物外,还建议每周膳食至少安排1次海产品。

(3)铁:2000年《中国居民膳食营养素参考摄入量》建议学龄前儿童铁的AI为12mg/d,UL为30mg/d。动物性食品中的血红素铁吸收率一般在10%左右。动物肝脏、动物血、瘦肉是铁的良好来源。

(4)锌:2000年《中国居民膳食营养素参考摄入量》提出,学龄前儿童锌RNI为9.0~12mg/d。鱼、禽、蛋、肉等食物锌的含量十分丰富,同时利用率也较高。

表4-20 矿物质推荐摄入量

年龄(岁)	钙AI (mg/d)	铁AI (mg/d)	锌RNI (mg/d)	硒RNI (μg/d)	碘RNI (μg/d)
1~3	600	12	9.0	20	50
4~6	800	12	12.0	25	90

4. 维生素(表4-21)

(1)维生素A:学龄前儿童维生素A的RNI为400~500μgRE,UL值为2000μg/d。可考虑每周摄入 1 次含维生素 A 丰富的动物肝脏,每天摄入一定量蛋黄、牛奶,或在医生指导下补充鱼肝油,也可每日摄入一定量的深绿色或黄红色蔬菜补充维生素 A 原,即胡萝卜素。

(2)B 族维生素:维生素 B_1、维生素 B_2 和烟酸能保证儿童体内的能量代谢以促进其生长发育。维生素 B_1 主要来源于非精制的粮谷类、坚果、鲜豆、瘦肉和动物内脏,发酵生产的酵母制品。

(3)维生素 C:3 岁 RNI 为 60mg/d,4~6 岁 RNI 为 70mg/d。维生素 C 主要来源于新鲜的蔬菜和水果,尤其是鲜枣类、柑橘类水果和有色蔬菜,如柿子椒、油菜、韭菜、白菜、菜花。

表 4-21　维生素推荐摄入量

年龄(岁)	维生素 A RNI(μg/d)	维生素 D RNI(μgRE/d)	维生素 B_1 RNI(mg/d)	维生素 C RNI(mg/d)	叶酸 RNI(μgDFE/d)
1~3	400(AI)	10	0.6	60	150
4~6	500	10	0.7	70	200

(二)学龄前儿童膳食指南

1.《中国居民膳食指南》(2007)　学龄前儿童膳食指南有如下几条:

(1)食物多样,谷类为主。

(2)多吃新鲜蔬菜和水果。

(3)经常吃适量的鱼、禽、蛋和瘦肉。

(4)每天饮奶,常吃大豆及其制品。

(5)膳食清淡少盐,正确选择零食,少喝含糖量高的饮料。

(6)食量与体力活动要平衡,保证正常的体重增长。

(7)不挑食,不偏食,培养良好的饮食习惯。

(8)吃清洁卫生、未变质的食物。

2. 学龄前儿童膳食宝塔(图4-4)

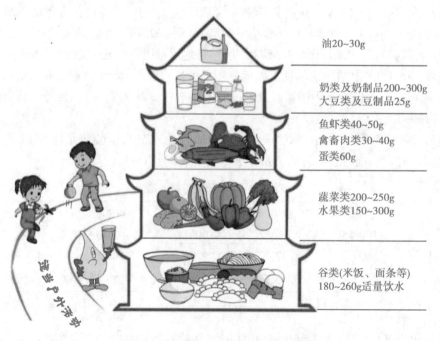

油20~30g

奶类及奶制品200~300g
大豆类及豆制品25g

鱼虾类40~50g
禽畜肉类30~40g
蛋类60g

蔬菜类200~250g
水果类150~300g

谷类(米饭、面条等)
180~260g适量饮水

图4-4　学龄前儿童的平衡膳食宝塔

膳食宝塔共分五层(膳食宝塔中建议的各类食物摄入量都是指食物可食部分的生重):第一层(底层):谷类(米饭、面条等)180~260g,适量饮水。第二层:蔬菜类200~250g;水果类150~300g。第三层:鱼虾类40~50g;禽畜肉类30~40g;蛋类60g。第四层:奶类及奶制品200~300g;大豆类及豆制品25g。第五层:烹调油25~30g。另外:适量饮水,适当户外运动。

(三) 学龄前儿童的配餐原则

1. 满足儿童膳食营养需要 膳食应满足儿童能量、蛋白质、脂肪以及各种矿物质和维生素的需要量。食物品种要多样,数量要充足,并注意易缺营养素如钙、铁、锌等的供给。

2. 各营养素之间的比例要适宜 膳食中的能量来源及其在各餐中的分配比例要合理。保证膳食蛋白质中优质蛋白质的比例。要以植物油作为油脂的主要来源,同时还要保证碳水化合物的摄入,各矿物质之间也要配比适当。

3. 食物的搭配要合理 注意主食与副食、杂粮与精粮、荤与素等食物的平衡搭配。食物的品种宜丰富多样,一周内菜式、点心尽可能不重复。每日膳食应由适宜数量的谷类、乳类、肉类(或蛋、鱼类)、蔬菜和水果类四大类食物组成,在各类食物的数量相对恒定的前提下,同类中的各种食物可轮流选用,做到膳食多样化,从而发挥出各种食物在营养上的互补作用,使其营养全面平衡。主食做到粗细搭配、粗粮细作,副食荤素搭配,色彩搭配,食物尽可能自然、清淡少盐。

4. 三餐分配要合理 学龄前儿童生长发育快,活泼好动,但胃的容量小,容易饥饿,应适当增加餐次以适应学龄前儿童的消化能力。以三餐两点制为宜。食物及营养素分配原则如下:早上活动多,早餐、早点占30%;午餐宜丰盛,午点低能量,以避免影响晚餐,午餐加午点占40%左右;晚餐较清淡,以避免影响睡眠,晚餐占30%左右。

5. 注意制作和烹调方法 学龄前儿童咀嚼和消化能力仍低于成人,他们不能进食一般家庭膳食和成人膳食。此外,家庭膳食中的调味品过多,也不宜儿童食用。因此,食物要专门制作,软饭逐渐转变成普通米饭、面条及包点。肉类食物加工成肉糜后制作成肉糕或肉饼,或加工成细小的肉丁使用;蔬菜要切碎、煮软;尽量减少食盐和调味品的使用;烹调方式多采用蒸、煮、炖等。每天的食物要更换品种及烹调方法,1周内不重复,并尽量注意色香味的搭配。将牛奶(或奶粉)加入馒头、面包或其他点心中,用酸奶拌水果色拉也是保证膳食钙供给的好办法。随着年龄的增长逐渐增加食物的种类和数量,向成人膳食过渡。

(四) 学龄前儿童的食物选择

1. 粮谷类食品 避免选用精加工的米面,选用粗制的米面作为每日最基本的食物,每日200~250g,可为孩子提供55%~60%的能量,约一半的维生素 B_1 和烟酸。如果每周再有2~3餐以豆类(红豆、绿豆、白豆)、燕麦等替代部分大米和面粉,将更有利于蛋白质、B族维生素的补充。限制高脂食品,如炸土豆片、高糖和高油的风味小吃和点心。

2. 动物性食品 适量的动物性食物如鱼类、禽肉、畜肉、蛋类、奶类等能提供优质蛋白质、维生素和矿物质。鱼类肌肉软滑细嫩,易于消化,脂肪中还含有 DHA。蛋类可提供优质蛋白质、维生素 A、维生素 B_2 以及卵磷脂。蛋类保证每日1个,约50g;鱼肉、禽畜肉每日供给的总量为70~90g,且应各种食物交替使用。奶类及其制品也可提供优质蛋白质、维生素 A、维生素 B_2 及丰富的钙。因此建议奶类食品每日参考摄入量为250~400ml,最多不要超过600~700ml,在适宜范围内可以选用全脂奶制品。

3. 豆类食品 豆类食品富含人体所需的必需氨基酸,属于优质蛋白质。尤其是大豆食品,其含有亚油酸和 α-亚麻酸,可在体内分别合成花生四烯酸和 DHA。因此,每日应至少供给相当于 15 ~ 20g 大豆制品。尤其在较贫困的农村,应充分利用大豆资源来解决儿童的蛋白质营养相关问题。

4. 蔬菜和水果类 蔬菜和水果是维生素、矿物质和膳食纤维的主要来源,建议每日参考摄入量 200 ~ 250g 和 150 ~ 300g,可供选择的蔬菜包括菜花、椰菜、芹菜、小白菜、胡萝卜、西红柿、黄瓜、鲜豆和彩椒等。可供选择的水果不限。

5. 烹调用油 按照中国人的饮食习惯,约 40% 膳食脂肪来源于烹调用油。因此烹调用油的选择就显得十分重要。学龄前儿童烹调用油应选择植物油,尤其应选用含有必需脂肪酸,亚油酸和亚麻酸的油脂。一般建议每日人均食用油用量约为 15g。

（五）实例

5 岁男童,身高 110cm,体重 20kg。请给其编制一日食谱。

1. 确定营养需要量 根据儿童的性别和年龄查《中国居民膳食营养素参考摄入量》附表,5 岁男童的能量参考摄入量为 1600kcal,蛋白质的参考摄入量为 55g。

蛋白质的供能比 = 55 × 4 ÷ 1600 = 14%

膳食中脂肪(g) = 1600 × 30% ÷ 9 = 53g

膳食中碳水化合物(g) = (1600 − 55 × 4 − 1600 × 30%) ÷ 4 = 224g

2. 根据餐次比计算每餐宏量营养素需要量 学龄前儿童餐次比按照早餐与早点占总能量的 30%,午餐加午点占总能量的 40%,晚餐占总能量的 30% 计算。

（1）早餐、早点

能量 = 全日能量参考摄入量 × 30% = 1600 × 30% = 480kcal

蛋白质参考摄入量 = 全日蛋白质参考摄入量 × 30% = 55 × 30% = 16.5g

脂肪参考摄入量 = 全日脂肪参考摄入量 × 30% = 53 × 30% = 15.9g

碳水化合物参考摄入量 = 全日碳水化合物参考摄入量 × 30% = 224 × 30% = 67.2g

（2）午餐、午点

能量 = 全日能量参考摄入量 × 40% = 1600 × 40% = 640kcal

蛋白质参考摄入量 = 全日蛋白质参考摄入量 × 40% = 55 × 40% = 22.0g

脂肪参考摄入量 = 全日脂肪参考摄入量 × 40% = 53 × 40% = 21.2g

碳水化合物参考摄入量 = 全日碳水化合物参考摄入量 × 40% = 224 × 40% = 89.6g

（3）晚餐

能量 = 全日能量参考摄入量 × 30% = 1600 × 30% = 480kcal

蛋白质参考摄入量 = 全日蛋白质参考摄入量 × 30% = 55 × 30% = 16.5g

脂肪参考摄入量 = 全日脂肪参考摄入量 × 30% = 53 × 30% = 15.9g

碳水化合物参考摄入量 = 全日碳水化合物参考摄入量 × 30% = 224 × 30% = 67.2g

3. 主食品种及其数量的确定 已知能量和三种宏量营养素目标,根据食物成分表,就可以确定主食的品种及其数量。

主食的品种主要根据用餐者的饮食习惯来确定,北方习惯以面食为主,南方则以大米居多。由于粮谷类是碳水化合物的主要来源,因此主食的数量主要根据各类主食原料中碳水化合物的含量确定。

假设主食只吃一种,根据《食物成分表 2002》查出所选食物含碳水化合物的百分含量。

主食数量 = 膳食中碳水化合物目标量 ÷ 某种食物碳水化合物的百分含量

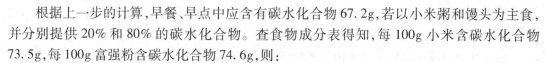

根据上一步的计算,早餐、早点中应含有碳水化合物 67.2g,若以小米粥和馒头为主食,并分别提供 20% 和 80% 的碳水化合物。查食物成分表得知,每 100g 小米含碳水化合物 73.5g,每 100g 富强粉含碳水化合物 74.6g,则:

所需小米质量 = 67.2g × 20% ÷ 73..5 × 100 = 18g

所需富强粉质量 = 67.2g × 80% ÷ 74.6 × 100 = 72g

4. 副食品种及其数量的确定 蛋白质广泛存在于动植物性食物中,除了谷类食物提供的蛋白质,各类动物性食物和豆制品是优质蛋白质的主要来源。因此副食品种类和数量的确定应在已确定主食用量的基础上,依据副食应提供的蛋白质数量确定。计算程序如下:

(1)计算主食中提供的蛋白质数量。

(2)蛋白质摄入目标量减去主食中蛋白质数量,即为副食应提供的蛋白质数量。即副食应提供蛋白质量 = 摄入目标量 − 主食提供量。

(3)设定副食中蛋白质的 2/3 由动物性食物供给,1/3 由豆制品供给,据此可求出各自的蛋白质供应量的食品。

(4)查表并计算各类动物性食物及豆制品的数量。

(5)设计蔬菜的品种和数量。要考虑重要微量营养素的含量。

(6)确定纯能量食物的量。油脂的摄入应以植物油为主,并有一定量动物脂肪的摄入。因此以植物油作为纯能量食物的来源。由食物成分表可知每日摄入各类食物提供的脂肪量,将需要的总脂肪量减去主、副食物提供的脂肪数量即为每日植物油数量。

实例计算:

仍以上一步的计算结果为例,已知该 5 岁男童午餐、午点含蛋白质 22.0g、脂肪 21.2g、碳水化合物 89.6g。

(1)主食:假设以米饭(大米)为主食,查食物成分表得知,每 100g 粳米含碳水化合物 77.7g,按上一步的方法,可算得米饭所需粳米数量为 115g。

(2)副食:计算主食中含有的蛋白质参考摄入量。查食物成分表得知,100g 粳米含蛋白质 8.0g。

主食中蛋白质提供量 = 115g × 8.0 ÷ 100 = 9.2g

副食应提供的蛋白质量 = 蛋白质摄入目标量 − 主食中蛋白质含量 = 22.0g − 9.2g = 12.8g

设定副食中蛋白质的 2/3 由动物性食物供给,1/3 由豆制品供给,因此:

动物性食物应含蛋白质数量 = 12.8g × 66.7% = 8.54g

如动物性食品由瘦猪肉供给,查食物成分表可知,100g 瘦猪肉含蛋白质 20.3g,则

瘦猪肉数量 = 8.54 ÷ 20.3 ÷ 100 = 42g

豆制品应含蛋白质数量 = 12.8g × 33.3% = 4.26g

如豆制品有豆腐提供,查食物成分表得知,100g 豆腐含蛋白质 8.1g,则:

豆腐数量 = 4.26 ÷ 8.1 ÷ 100 = 53g

5. 蔬菜和水果量确定 确定了动物性食物和豆制品的数量,就可以保证蛋白质的摄入。根据微量营养素和纤维的量选择蔬菜和水果补齐。蔬菜与水果的品种和数量可根据不同季节市场的蔬菜供应情况,以及考虑与动物性食物和豆制品配菜的需要来确定,也可以直接按照膳食宝塔的推荐摄入量来选择确定。

6. 油和盐的确定 首先要考虑以上已经含有多少油和盐,如查食物成分表得知 100g 瘦

猪肉含脂肪 6.2g，100g 豆腐含脂肪 3.7g，100g 小米含脂肪 3.1g，100g 粳米（标二）含脂肪 0.6g。

植物油 = 21.2 − 115 × 0.6 ÷ 100 − 42 × 6.2 ÷ 100 − 52 × 3.7 ÷ 100 = 16g，晚餐以此类推。

7. 一日食谱举例（表4-22）。

表4-22 5岁男童一日食谱

餐次	食物名称	市品
早餐	小米粥	小米 20g
	面包	面包 40g
	菠菜炒蛋	菠菜 56g、鸡蛋 34g
		植物油 5g
加餐	牛奶	牛奶 200ml 白糖 5g
	饼干	饼干 15g
午餐	米饭	粳米 75g
	番茄豆腐	番茄 52g、豆腐 30g
		植物油 7g
	肉片炒鲜蘑菇油菜	瘦猪肉 30g、鲜蘑菇 51g
		油菜 57g、植物油 5g
加点	橘子	橘子 128g
	面包	面包 50g
晚餐	馒头	特一粉 75g
	红烧带鱼	带鱼 68g
	蚝油绿菜花	绿菜花 90g
	炒莴苣丝	莴苣丝 50g
		植物油 10g

注：一日食盐用量5g

五、学龄儿童与青少年营养配餐与设计

儿童青少年时期是由儿童发育到成年人的过渡时期，可以分为 6~12 岁的学龄期和 13~18 岁的少年期和青春期，这个时期正是体格和智力发育的关键时期。在这个时期体格生长加速，第二性特征出现，生殖器官及内脏功能逐步发育成熟，身体各系统渐渐发育成熟，是人一生中最有活力的时期。

（一）学龄儿童与青少年的营养需要

由于儿童少年体内合成代谢旺盛，以适应生长发育的需要，所需要的能量和各种营养素相对比成人高，尤其是能量，蛋白质、钙、铁和锌等营养素。同年龄男生和女生在儿童时期对

营养素需要的差别很小,从青春期生长开始,男生和女生的营养需要出现较大的差异。

1. 能量 生长发育中儿童青少年的能量处于正平衡状态。能量的来源分别为碳水化合物 55%~65%,脂肪 25%~30%,蛋白质 12%~14%。

2. 宏量营养素

(1)蛋白质:儿童青少年膳食中蛋白质提供的能量应占膳食总能量的 12%~14%。

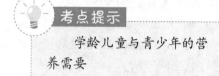

考点提示

学龄儿童与青少年的营养需要

(2)脂类:儿童期脂肪提供的能量以占膳食总能量的 25%~30% 为宜。少年时期是生长发育的第二个高峰期,能量的需要也达到了高峰,因此一般不过度限制儿童青少年膳食脂肪摄入量。但脂肪摄入量过多将增加肥胖及成年后心血管疾病、高血压和某些癌症发生的危险性。在脂肪种类的选择上要注意选择含必需脂肪酸的植物油(表 4-23)。

(3)碳水化合物:学龄儿童至青少年膳食中碳水化合物提供的能量占膳食总能量的 55%~65% 为宜。目前我国居民膳食中碳水化合物的主要来源是谷类和薯类,保证适量碳水化合物摄入,不仅可以避免脂肪的过度摄入,同时谷类、薯类还可以提供膳食纤维和低聚糖,对预防心血管疾病及肥胖都有重要意义。但应注意避免摄入过多的食用糖。

表 4-23 能量和宏量营养素推荐摄入量

年龄（岁）		能量（RNI/kcal）		蛋白质（RNI/g）		脂肪占能量的百分比（%）
		男	女	男	女	
7~		1800	1700	60	60	25~30
8~		1900	1800	65	65	
9~		2000	1900	65	65	
10~		2100	2000	70	65	
11~		2400	2200	75	75	
14~		2900	2400	85	80	25~30
18~	体力活动 PAL					
	轻	2400	2100	75	65	20~30
	中	2700	2300	80	70	20~30
	重	3200	2700	90	80	20~30

(4)矿物质(表 4-24)

1)钙:青春前期及青春期正值生长高峰期,11~18 岁青少年钙的 AI 为 1000mg/d,6~10 岁钙的 AI 为 800mg/d。钙的 UL 为 2000mg/d。奶和奶制品是钙的最好食物来源,其含钙量高,吸收率也高。发酵的酸奶更有利于钙的吸收。可以连骨壳吃的小鱼小虾及一些坚果类,含钙量也较高。绿色蔬菜、豆类也是钙的食物来源。

2)铁:铁缺乏除引起贫血外,也可能降低学习能力、免疫和抗感染能力。动物血、肝脏及红肉是铁的良好来源,含铁高,吸收好。豆类、黑木耳、芝麻酱含铁也较丰富。

3)锌:儿童缺锌的临床表现是食欲差,味觉迟钝甚至丧失,严重时引起生成迟缓,性发育不良及免疫功能受损。贝壳类海产品、红肉、动物内脏等都是锌的良好来源,干果类、谷类胚芽、麦麸、花生和花生酱也富含锌。

4)碘:儿童期和青春期碘的RNI:6～10岁为$90\mu g/d$,11～13岁为$120\mu g/d$,14～18岁为$150\mu g/d$。含碘最高的食物是海产品包括海带、紫菜、海鱼等。应坚持食用碘盐,并注意碘盐的保存和烹调方法。

表4-24　矿物质推荐摄入量

年龄（岁）	钙 AI（mg/d）	铁 AI（mg/d）		锌 RNI（mg/d）		硒 RNI（μg/d）	碘 RNI（μg/d）
		男	女	男	女		
7～	800	12		13.5		35	90
11～	1000	16	18	18.0	15.0	45	120
14～	1000	20	25	19.0	15.5	50	150
18～	800	15	20	15.0	11.5	50	150

（5）维生素（表4-25）

表4-25　维生素推荐摄入量

年龄（岁）	维生素 A RNI（μgRE）		维生素 D RNI（μg）	维生素 E AI（mg/α-TE）	维生素 B$_1$ RNI（mg）		维生素 B$_2$ RNI（mg）		维生素 C RNI（mg）
	男	女			男	女	男	女	
7～	600		10	7	0.9		1.0		80
11～	700		5	10	1.2		1.2		90
14～	800	700	5	14	1.5	1.2	1.5	1.2	100
18～	800	700	5	14	1.4	1.3	1.4	1.2	100

（二）学龄儿童与青少年的配餐原则

青少年时期不但生长发育速度快,而且第二性特征逐步出现,加上学习负担重、运动量大,因此对能量和营养素的需要量都超过成年人。

1. 供给充足的能量　青少年能量需要量大,每天需谷类400～500g。如米饭、馒头、面条、玉米等。选用加工较为粗糙、保留大部分B族维生素的谷类。

2. 保证优质蛋白质的供给　蛋白质是调节生长发育和性成熟的各种激素的原料。蛋白质摄入不足会严重影响青少年的生长发育,要求青少年每天摄入的蛋白质应有一半以上为优质蛋白质。鱼、禽、肉、蛋、奶及豆类是优质蛋白质的主要来源,每天供给200～250g,奶类不低于300ml。

3. 保证蔬菜水果供给　蔬菜水果是获得胡萝卜素、维生素C、矿物质及膳食纤维的主要来源,其中有色蔬菜,尤其是绿叶蔬菜富含胡萝卜素、维生素C,宜尽量选用。每天蔬菜500g,其中绿叶蔬菜不低于300g。

4. 青少年烹调用油应是植物油　如大豆油、花生油等,建议每人每天摄入 15～25g。

5. 要保证充足的钙源　钙是建造骨骼的重要成分,青少年正值生长旺盛时期,骨骼发育非常迅速,需要摄入充足的钙。青少年每天应摄入一定量的奶类和豆类食品,以补充钙的不足。

6. 保证充足的铁摄入　膳食中要注意补充富含血红素铁的食物,如动物瘦肉、肝脏和动物血,并注意补充维生素 C,以促进非血红素铁的吸收。

7. 保证锌的摄入　锌可促进性发育和体格发育,含锌多的食物有海产品、瘦肉、坚果等。

8. 处于青春期发育的女孩应时常吃一些海产品,以增加碘的摄入。

(三) 学龄儿童与青少年的食物选择

1. 学龄儿童的食物选择

(1)主食及豆类的选择:适于选择大米、小米、燕麦、荞麦、黑豆、赤小豆、大豆及其制品等作为主食。

(2)肉蛋奶的选择:适于选择猪瘦肉、牛肉、羊肉、猪肝、猪排骨;鲫鱼等淡水鱼、黄鱼等海水鱼、牡蛎、虾、鸡蛋、牛奶等。

(3)蔬菜的选择:适于选择白菜、洋葱、土豆、胡萝卜、豆芽、菠菜、芹菜、花菜、青椒、蘑菇、海带、紫菜、笋、黑木耳等。

(4)水果的选择:适于选择苹果、橘子、香蕉、芒果、猕猴桃、菠萝、草莓、西瓜、梨、桃子等。

(5)其他食品的选择:适当摄入核桃仁、花生、瓜子、榛子等坚果类食物。

(6)饮食禁忌:忌暴饮暴食;少吃含有防腐剂、甜味剂的零食,少喝碳酸性饮料。

2. 青少年的食物选择

(1)主食的选择:稻米、小米、小麦粉、玉米面、各种干豆类,注意调配更换品种,防止长期摄取一种主食。

(2)副食的选择

1)动物性食品:畜肉、禽肉、鱼肉、蛋等食物均为优质蛋白的良好来源,但其成分也有不同,故应品种多样。畜肉、禽肉应以瘦肉为主,少吃肥肉,防止摄入过多的饱和脂肪酸。鱼油富含不饱和脂肪酸,有条件者可以多吃鱼。由于中小学生对维生素 A 的摄入量普遍不足,而动物肝脏是维生素 A 含量最多的食物,故每周应摄入 25g 动物肝脏。

2)豆类及其制品:豆制品种类很多,如豆粉、豆腐、腐竹、豆腐皮、素鸡等,可交替食用。

(3)植物油数量:随菜量的增加及年龄增加逐渐增多,至成年后按成人要求供给。

(4)蔬菜和水果的摄入:青少年时期对铁和钙元素的需求量增大,因此在饮食上应注意多食用富含铁、钙及维生素 C 的蔬菜和水果,如青椒、茼蒿、芹菜、菠菜、茴香、花椰菜等,建议每人每日摄入蔬菜 500g,水果 200g。

(四) 实例

马某,中学生,16 岁,女,身高 170cm,体重 60kg,为其编制一日食谱。

1. 确定能量需要量及三大营养素需要量　查表可知:16 岁女生能量需要量为 2400kcal,蛋白质为 80g,脂肪的供能比为 25%,则:

脂肪 = 2400kcal × 25% ÷ 9 = 66.7g

碳水化合物 = (2400 − 2400 × 25% − 80 × 4) ÷ 4 = 370.0g

2. 确定餐次比　青少年三餐餐次比一般为 0.3∶0.4∶0.3。

3. 三大营养素三餐分配

早餐、晚餐:碳水化合物 $= 370.0 \times 30\% = 111.0g$

脂肪 $= 66.7 \times 30\% = 20.0g$ 蛋白质 $= 80 \times 30\% = 24.0g$

午餐:碳水化合物 $= 370.0 \times 40\% = 148.0g$ 脂肪 $= 66.7 \times 40\% = 26.7g$

蛋白质 $= 80 \times 40\% = 32.0g$

4. 具体配餐计划(计算过程详见学龄前儿童食谱设计)

早餐:牛奶 200ml,其中含蛋白质 $= 200 \times 3\% = 6.0g$,含碳水化合物 $= 200 \times 3.4\% = 6.8g$,含脂肪 $= 200 \times 3.2\% = 6.4g$。剩余碳水化合物:$111.0 - 6.8 = 104.2g$,由 30% 小米、30% 稻米和 40% 标准粉提供。

小米:$104.2 \times 30\% \div 75.1\% = 41.6g$,含蛋白质 $41.6 \times 9\% = 3.7g$,含脂肪 $41.6 \times 3.1\% = 1.3g$。

稻米:$104.2 \times 30\% \div 77.9\% = 40.1g$,含蛋白质 $40.1 \times 7.4\% = 3.0g$,含脂肪 $40.1 \times 0.8\% = 0.3g$。

标准粉:$104.2 \times 40\% \div 73.6\% = 56.6g$,含蛋白质 $56.6 \times 11.2\% = 6.3g$,含脂肪 $56.6 \times 1.5\% = 0.8g$。剩余蛋白质:$24.0 - 6.0 - 3.7 - 3.0 - 6.3 = 5g$。由猪肉(肥瘦)提供。

猪肉(肥瘦):$5 \div 13.2\% = 37.9g$,其中含脂肪 $37.9 \times 37\% = 14.0g$。剩余脂肪:$20 - 6.4 - 1.3 - 0.3 - 0.8 - 5 = 6.2g$。

油:$6.2 \times 99.9\% = 6.2g$。

午餐:碳水化合物由稻米、虾蓉面各提供 50%

稻米:$148.0 \times 50\% \div 77.9\% = 95.0g$,含脂肪 $95.0 \times 0.8\% = 0.8g$,含蛋白质 $95.0 \times 7.4\% = 7.3g$。

虾蓉面:$148.0 \times 50\% \div 68.3\% = 108.3g$,含脂肪 $108.3 \times 15.1\% = 16.4g$,含蛋白质 $108.3 \times 8.5\% = 9.2g$。剩余蛋白质:$32 - 7.3 - 9.2 = 15.5g$。由 30% 海虾、40% 鸡和 30% 素鸡提供。

海虾:$15.5 \times 30\% \div 16.8\% = 27.7g$。

鸡:$15.5 \times 40\% \div 19.3\% = 32.1g$。

素鸡:$15.5 \times 30\% \div 16.5\% = 28.2g$。剩余脂肪:$26.7 - 0.8 - 16.4 - 27.7 \times 0.6\% - 32.1 \times 9.4\% - 28.2 \times 12.5\% = 2.8g$。

花生油:$2.8 \div 99.9\% = 2.8g$。

晚餐:碳水化合物由 80% 标准粉和 20% 稻米提供。

小麦粉:$111.0 \times 80\% \div 73.6\% = 120.7g$,含脂肪 $120.7 \times 1.5\% = 1.8g$,含蛋白质 $120.7 \times 11.2\% = 13.5g$。

稻米:$111.0 \times 20\% \div 77.9\% = 28.2g$,含脂肪 $28.2 \times 0.8\% = 0.2g$,含蛋白质 $28.2 \times 7.4\% = 2.1g$。剩余蛋白质:$24 - 13.5 - 2.1 = 8.4g$。由各占 50% 的公麻鸭和带鱼提供。

公麻鸭:$8.4 \times 50\% \div 14.3\% = 29.4g$,含脂肪 $29.4 \times 30.9\% = 9.1g$。

带鱼:$8.4 \times 50\% \div 17.7\% = 23.7g$,含脂肪 $23.7 \times 4.9\% = 1.2g$。剩余脂肪:$20 - 1.8 - 0.2 - 9.1 - 1.2 = 7.7g$。

油:$7.7 \div 99.9\% = 7.7g$。

5. 具体一日食谱(表4-26)

表4-26 16岁女中学生一日食谱

餐次	食物名称	食材及其重量（g）	
早餐	二米粥	稻米	40.1
		小米	41.6
	馒头	标准粉	56.6
	猪肉炖白菜	猪肉(肥瘦)	37.9
		白菜	100
		植物油	4.2
	凉拌海带丝	海带	70
		胡萝卜	2
		大豆油	2
加餐	牛奶	牛奶	200
	猕猴桃	猕猴桃	80
午餐	米饭	稻米	95.0
	虾蓉面	虾蓉面	108.3
	清蒸海虾	海虾	27.7
	小鸡炖蘑菇	鸡	32.1
		蘑菇	100
		植物油	2.0
	拌素鸡	素鸡	28.2
	拌黄瓜	黄瓜	50
		香菜	5
		香油	0.8
加餐	西瓜	西瓜	80
晚餐	大米粥	稻米	28.2
	花卷	小麦粉	120.7
		花生油	3
	麻鸭萝卜盅	麻鸭	29
		白萝卜	100
		花生油	2
	煎带鱼	带鱼	23.7
		油	2.7
加餐	苹果	苹果	100

注:一日食盐用量为6g

六、老年人营养配餐与设计

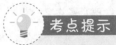

考点提示

老年人的营养需要

（一）老年人的营养需要（表4-27）

1. 能量 老年人由于全身功能下降,基础代谢降低,对能量的需要也减少,所以膳食能量的摄入量,以维持能量平衡、达到并维持理想体重为宜。老年群体,中国营养学会按60、70及80岁细分为三种推荐量。60岁及70岁段又分为轻体力与中等体力两大类,但三者的相差幅度不大。这是因为在一般情况下60岁以上的人,基础代谢下降,体力活动也相对减少,就算有劳动作业,一些部门已机械化或电器化,所以实际上以轻度劳动者计。

2. 碳水化合物 老年人的糖耐量降低,血糖的调节作用减弱,容易发生血糖增高。过多的糖在体内还可转变为脂肪,引起肥胖、高脂血症等疾病。建议碳水化合物供能比以55%～65%为宜。而且,老年人应降低单糖、双糖和甜食的摄入量,增加膳食中膳食纤维的摄入。

3. 蛋白质 老年人容易出现负氮平衡,而且由于其肝、肾功能降低,摄入蛋白质过多也增加肝、肾负担。因此,老年人膳食蛋白质的摄入应以适量的优质蛋白质为宜,摄入量每天为1.0～1.2g/kg,蛋白质供能比为12%～14%。

4. 脂肪 由于老年人胆汁分泌减少和酯酶活性降低而对脂肪的消化功能下降,因此,脂肪的摄入不宜过多,脂肪供能比以20%～30%为宜。胆固醇的摄入量宜<300mg/d。一些含胆固醇高的食物如动物脑、鱼卵、蟹黄、蛋黄、肝、肾等食物不宜多食。

表4-27 能量和宏量营养素推荐摄入量

年龄（岁）	体力活动 PAL	能量（RNI/kcal）		蛋白质（RNI/g）		脂肪占能量的百分比（%）
		男	女	男	女	
50～	轻	2300	1900	75	65	20～30
	中	2600	2000	75	65	20～30
	重	3100	2200	75	65	20～30
60～	轻	1900	1800	75	65	20～30
	中	2200	2000	75	65	20～30
70～	轻	1900	1700	75	65	20～30
	中	2100	1900	75	65	20～30
80～		1900	1700	75	65	20～30

5. 矿物质

（1）钙:老年人的钙吸收率低,一般<20%;对钙的利用和储存能力也低,容易发生钙摄入不足或缺乏而导致骨质疏松症。中国营养学会推荐老年人膳食钙的AI男女均为1000mg/d,UL为2000mg/d。

（2）铁:老年人对铁的吸收利用率下降且造血功能减退,血红蛋白含量减少,易出现缺铁性贫血。老年人铁的AI男女均为15mg/d,UL为50mg/d。

（3）钠:老年人食盐摄入<6g/d为宜,高血压、冠心病患者以5g/d以下为宜。

此外,微量元素硒、锌、铜、铬每天膳食中亦需有一定的供给量以满足机体的需要。

6. 维生素 老年人对维生素的利用率有所下降,容易出现维生素 A、维生素 D、叶酸及维生素 B_{12} 等缺乏。同时研究表明:维生素 B_6 和维生素 C 能保护血管壁的完整性,改善脂质代谢和预防动脉粥样硬化;叶酸和维生素 B_{12} 能促进红细胞生成,可防止贫血,同时叶酸又有利于胃肠黏膜正常生长,可预防消化道肿瘤。维生素 E 是天然的脂溶性抗氧化剂,有利于延缓衰老。因此,老年人应保证各种维生素的充足摄入,以此增强抗病能力、促进新陈代谢、延缓机体功能衰退。

7. 水 研究表明,老年人容易发生体内慢性缺水。主要原因是老年人血浆肾素和肾上腺水平呈进行性下降,同时心钠素分泌增加,从而导致体内钠离子不断丢失,使人体对失水的口渴反应减低,如果平时饮水又不足,就容易导致慢性脱水。长期的慢性脱水又会引发多种疾病的发生,甚至直接威胁生命。

(1)衰老加速:皮肤因为有水的作用而显得鲜活。皮肤上的冷暖、痛爽感受器,在水的作用下才能发挥功效。如果身体极度缺水,这种机制就会衰退,最先表现在皮肤上层组织,进而蔓延到五脏六腑。

(2)引发白内障:眼球内的液体含量较高,在机体缺水时会发生生物化学性改变,引起眼晶状体浑浊而导致视力下降,引发白内障。

(3)引发脑血栓:血液黏稠度过高是引起脑血栓的重要原因之一。而血液黏稠除血脂异常外的另一个主要原因就是机体缺水,尤以夜间失水最为严重,此时血小板凝聚力和黏附力增强,因而清晨是脑血栓发病的高峰时间。

(4)心律失常:血流动力学检测表明当血容量明显降低时,可诱发心房颤动,出现胸闷、头晕和乏力等表现。

(5)心肌梗死:缺水也可使全身血容量减少,心脏灌注下降,心肌缺血,心脏排血量降低,因而容易造成心肌损害,严重的可导致心肌梗死。

(6)体内有害物质堆积:慢性缺水造成尿量减少,皮肤功能降低,汗腺分泌减少,这样导致体内代谢产物不能及时排出,造成有害物质在体内蓄积甚至出现机体的慢性中毒。这种慢性中毒的危害相当大,可损害多个器官和多种组织,加速人体衰老。

因此,老年人保持体内水分的充足,对健康长寿十分重要。老年人对水的摄入量要求不低于中青年,有时甚至比其他年龄组要求还高,主要是因为老人对失水与脱水的反应迟钝。目前老年人每日应摄入 30ml/kg(标准体重)的水。有大量排汗、腹泻、发热等状态时还应按实际情况有所增加。老年人一定不要在感到口渴时才饮水,而应该有规律地主动饮水,可以选择不太浓的茶水。

(二) 老年人平衡膳食宝塔

中国老年人平衡膳食宝塔是在"中国居民平衡膳食宝塔(2007 版)"的基础上修订的,它结合老年人的生理特点,把"老年人膳食指南"的原则转换成各类食物的重量,以便于老年人在日常生活中参照执行。中国老年人膳食宝塔(2007 版)见图 4-5。

1. 老年人膳食宝塔的结构 膳食宝塔共分五层:谷类食物位居底层,老年人平均每天吃 200～350g,其中粗粮:细粮:薯类 =1:2:1。蔬菜和水果居第二层,每天应吃 400～500g 蔬菜和 200～400g 水果。鱼、禽、肉、蛋等动物性食物位于第三层,每天应该吃 150g(其中鱼虾、禽类 50～100g,畜肉 50g,蛋类 25～50g)。奶类和豆类食物合居第四层,每天应吃相当于液态奶 300g 的奶类及奶制品,以及大豆类及坚果 30～50g。第五层塔顶是烹调油和食盐,每天烹调油 20～25g,食盐不超过 5g。膳食宝塔特别强调,老年人每日至少喝 1200ml 水。

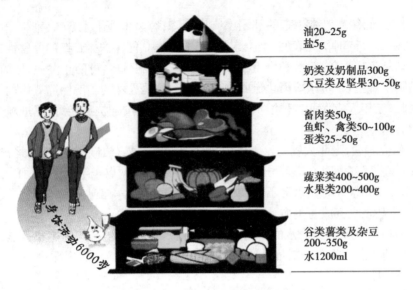

油20~25g
盐5g

奶类及奶制品300g
大豆类及坚果30~50g

畜肉类50g
鱼虾、禽类50~100g
蛋类25~50g

蔬菜类400~500g
水果类200~400g

谷类薯类及杂豆
200~350g
水1200ml

身体活动6000步

图4-5 老年人的平衡膳食宝塔

膳食宝塔没有建议食糖摄入量,这是因为老年人糖耐量降低,胰岛素分泌减少,血糖调节功能下降,易发生高血糖和糖尿病,故不宜多食糖。老年人水分的摄取较年轻人更重要,可以从多方面来补充水分。其中包括饮食中的牛奶、稀饭、各类菜汤、洁净天然水和多汁的水果和瓜类、淡茶水等。要主动、少量、多次饮水,不要等到口渴时再喝水。

运动是健康的基石。老年人每天应进行适量的身体活动,建议每天进行累计相当于步行6千步以上的活动量,最好达到1万步。

2. 老年人膳食宝塔建议的食物量 宝塔建议的各类食物重量是一类食物总量。如每日400g蔬菜可选择100g菠菜、50g胡萝卜、100g西红柿和150g圆白菜;也可选择100g大白菜、150g韭菜和150g黄瓜。膳食宝塔中所标示的各类食物建议量的下限为能量水平1600kcal,上限为能量水平2200kcal。

(三)老年人的配餐原则

1. 平衡膳食维持能量摄入与消耗的平衡 饮食饥饱适中,保持理想体重,防止肥胖,BMI宜在18.5~23.9。

2. 控制脂肪摄入 脂肪产能占总能量的20%~30%。

3. 蛋白质要以优质蛋白质为主 荤素合理搭配,提倡多吃奶类、豆类和鱼类。每日宜摄入300ml牛奶,大豆或其制品25~50g。

4. 碳水化合物以淀粉为主,重视膳食纤维和多糖类物质的摄入。

5. 保证充足的新鲜蔬菜和水果摄入 补充老年人机体所需的抗氧化营养素(β-胡萝卜素、维生素E、维生素C和硒等),新鲜蔬菜每天摄入量400~500g,水果200~400g。

6. 重视钙、铁、锌等的补充。

7. 食物要粗细搭配,易于消化 烹调要注意色香味、柔软,不吃油炸、烟熏、腌制的食物。

8. 少食多餐 不暴饮暴食,饮食清淡少盐,不吸烟,不过量饮酒。

(四)老年人的食物选择

1. 粮谷类食品 建议老年人谷类食物应达到200~300g/d,以原料的生重计算。另外谷类食物选择应重视多样化,粗细搭配,适量选择一些全谷类制品、杂粮、杂豆及薯类,其中

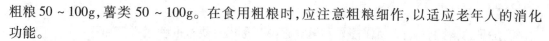

粗粮 50～100g,薯类 50～100g。在食用粗粮时,应注意粗粮细作,以适应老年人的消化功能。

2. 动物性食品 肉、禽、鱼、蛋是老年人优质蛋白、脂类、脂溶性维生素、B 族维生素和矿物质的良好来源,也是老年人平衡膳食的重要组成部分。红肉包括猪、牛、羊、马、驴等家畜的肌肉、内脏及其制品。畜肉含脂肪较高,应尽量选择瘦畜肉。动物内脏因胆固醇含量较高,老年人不宜过多食用。建议每周吃 1～2 次动物内脏,每次吃 50g。膳食宝塔建议每日的畜肉量在 50g。白肉一般指禽类及水产品类的食物,宜将鱼肉、禽肉作为老年人的首选肉品,因为它们的脂肪含量低,肌纤维短、细、软,更易消化吸收。建议摄入量为 50～100g/d。有条件的老年人可以多选择一些海鱼和虾,以增加优质蛋白和 n-3 系列多不饱和脂肪酸的摄取。每周也可适量食用一次全血制品(如鸭血等),它含一定量铁元素。

蛋类的营养价值较高,建议摄入量为 25～50g/d,相当于半个至 1 个鸡蛋。蛋黄虽含胆固醇,但其中丰富的维生素与卵磷脂却是老年人不可缺少的营养品。大多数老年人一天可吃一个鸡蛋,胆固醇异常者每周可吃 3～4 个鸡蛋。老年人最好吃煮鸡蛋,少吃油煎鸡蛋,应尽量不吃或少吃咸蛋和松花蛋。

奶类是老年人优质蛋白质、钙等的重要来源。建议每人饮 300ml/d 鲜牛奶或相当量的奶制品,对于高血脂和超重肥胖倾向者,应选择低脂奶、脱脂奶及其制品。

3. 豆类食品 大豆及其制品可提供优质蛋白质、钙、多不饱和脂肪酸、磷脂等。坚果则是蛋白质、不饱和脂肪酸、维生素 E 等的良好来源。老年人每天都应该进食一次豆制品,推荐每日摄入 30～50g 大豆类及坚果,如果以它们提供蛋白质的量计算,40g 干大豆相当于100g 豆腐干、200g 北豆腐、240g 南豆腐和 800g 豆浆。有条件的居民可吃 5～10g 坚果仁替代相应量的大豆。豆浆是一种很好的食品,但其含钙量只相当于牛奶的 1/10,所以用豆浆来替代牛奶补钙是不妥当的。

4. 蔬菜和水果类 这类食物提供的抗氧化营养素是预防老年人慢性疾病的重要饮食措施。深色蔬菜是指深绿色、深红色、橘红色、紫红色等颜色深的蔬菜,一般含矿物质、维生素、膳食纤维和植物化学物比较丰富。建议老年人摄入 400～500g/d 新鲜蔬菜,其中深色蔬菜最好占一半以上。

水果里含有的矿物质、维生素、膳食纤维、植物化学物也比较多,例如多糖、抗氧化物等。由于不同植物化学物有不同的保健作用,应保证摄入尽可能多的植物化学物,以发挥延缓衰老、预防疾病、增进健康的作用。建议老年人平均每天吃 2～3 种新鲜水果,总量达 200～400g。蔬菜和水果各有优势,不能完全相互替代。

5. 烹调用油和调味品 烹调油包括各种烹调用的动物油和植物油,老年人每天烹调油的建议摄入量为 20～25g。血脂异常、肥胖或者有肥胖家族史的老年人每天用油量要降到20g 左右。在烹调时少用油炸、油煎、爆炒,多选用蒸、煮、炖、清烩、拌等烹调方式。建议几种油交替搭配食用,尽量选用多种植物油。

老年人一天食盐(包括酱油和其他食物中的食盐)的建议摄入量不超过 5g。一般 20ml酱油中含 3g 食盐,10g 黄酱中含 1.5g 盐,10g 腌芥菜头含 1.9g 盐,10g 酱萝卜含 1.8g 盐,10g榨菜含 1.1g 盐,10g 腌雪里蕻含 0.85g 盐,100g 香肠或火腿含 4g 盐。老年人应尽量减少摄入含钠较高的调味品,如酱油、黄酱、甜面酱、辣椒酱、味精、鸡精、虾酱、鱼露、蚝油等,以及含盐较高的食品,如酱菜、泡菜、腌菜、酱豆腐(豆腐乳)、腊肉、咸鱼、火腿等,偶尔摄入时,应减少食盐用量。可用各种酸味或醋来降低用盐量。

（五）实例

满足60岁老年人一日所需能量和营养素推荐摄入量要求的食谱举例如下：

早餐：二米山药粥（大米20g，小米15g，山药25g）

芝麻烧饼（标准粉50g，芝麻酱8g，芝麻3g）

酱鸭（净肉30g）

拌三丝（豆腐丝15g，芹菜30g，胡萝卜20g）

午餐：茴香包子（富强粉120g，猪肉馅60g，茴香120g）

玉米糁粥（玉米糁15g）

青椒炝虾皮（虾皮10g，青椒30g，大葱10g）

下午加餐：水果（西瓜300g）

晚餐：米饭（大米100g）

清蒸鱼［草鱼（净肉）50g］

鸡蛋炒西红柿（鸡蛋20g，西红柿75g）

蒜茸空心菜（空心菜80g，蒜蓉适量）

鲜蘑丝瓜汤（丝瓜20g，鲜蘑10g）

晚加餐：酸奶150g

全日：用油6g；盐6g

第二节 特殊环境人群的营养配餐与设计

案例

王某，43岁，建筑工人，某日最高气温40℃，王某进行露天安全检查，但忘了戴遮阳用具，刚开始还感觉良好，但过一段时间后就感到头痛、头晕、眼花、恶心、呕吐，最后竟晕倒在地。

请问：1. 王某为什么会出现头痛、头晕、眼花、恶心等症状？

2. 高温环境下人群的营养需求有哪些？

3. 针对这样的工作环境，应如何调配王某的饮食？

特殊环境下的机体，需要通过生理上的适应性改变来维持机体处于特殊环境下的生活或作业状态，这些改变都会影响机体对营养和膳食的特殊要求，适宜的营养与膳食可增强机体对特殊环境的适应能力。

一、高温环境下人群营养配餐与设计

高温环境通常指气温高于35℃的生活环境，32℃以上或气温在30℃以上、相对湿度超过80%的生产劳动环境，包括夏季户外作业、高温车间或场所作业。

高温环境使体温和环境温度间温差减小，会出现一些生理功能如体温调节、水盐代谢等方面的适应性改变，进而引起机体内物质代谢的改变。比如高温可引起机体过热和大量出汗，可使钾、钠大量丢失，引起矿物质代谢紊乱和低血钾，同时水溶性维生素也会大量从体内散失。这种适应性改变导致机体对营养的特殊需求。

（一）高温环境下人群的营养需要

1. 能量　高温环境下基础代谢的变化和劳动的强度都会影响能量的需要。一般认为，当环境温度在30℃以上时，环境温度每上升1℃，能量供给应增加0.5%。其中碳水化合物供能不低于总能量的58%；脂肪供能不宜超过30%；蛋白质供能占12%。

2. 蛋白质　由于高温环境下机体的基础代谢率增加，蛋白质分解代谢增强，尿中代谢产物肌酐等排出增多，另外可溶性含氮物质也会随汗液而丢失，因此蛋白质的供应量应相应增加。因高温下人的食欲下降，故建议多补充优质蛋白质，至少占总蛋白质的50%。

3. 水和矿物质　高温环境中，机体每天的出汗量达3～5L，其中99%为水，0.3%为矿物质（钠、钾、钙、镁、铁），还有少量的氨基酸，若不能及时补充就会中暑。

水的补充以补偿出汗丢失的水分保持体内水的平衡为原则，主要依据高温作业者的口渴感，并参照其劳动强度和具体生活环境进行补水。气温特别高以及高劳动强度时，日补水量需在5L以上。补水应少量多次，以免影响食欲。

矿物质的补充以食盐为主，出汗量小于3L/d，补盐量为15g/d左右；出汗量为3～5L/d，补盐量为15～20g/d；出汗量大于5L/d者，补盐量为20～25g/d。若饮用含盐的饮料，氯化钠的浓度一般以0.1%为宜。钾、钙、镁的补充以食用富含这些矿物质的蔬菜、豆类、水果为宜。动物的肝脏、牛羊肉、黄豆、毛豆等食物中含有丰富的铁，且吸收率较高，是铁的良好来源。对于在气温或辐射热特别高的环境下作业的人群，在进入高温的前期，机体对高温还无法适应时，建议服用含钠、钙、钾、镁等多种盐类的混合盐片或葡萄糖电解质溶液进行补充。

4. 维生素　高温环境中能量消耗增多，与能量代谢有关的维生素B_1、维生素B_2和烟酸等需要量也相应增加。同时随汗液、尿液排出的水溶性维生素也会出现丢失。可采用富含维生素C的水果和蔬菜，富含维生素B_1的小麦面、小米、豆类、瘦猪肉等，富含维生素B_2的各种绿叶蔬菜来补充。维生素C的供给量为150～200mg/d、维生素B_1的供给量为2.5～3mg/d、维生素B_2的供给量为2.5～3.5mg/d。此外，在高温环境下，机体对维生素A的消耗量和需要量也会增加，可从动物肝脏和蛋类来补给。必要时，可适当服用维生素制剂或强化剂。

（二）高温环境下人群的配餐原则

高温环境下人群的能量和营养素的供给都需要适当增加，但高温环境下机体的消化功能和食欲均会下降，故需要合理饮食，精心烹调来解决饮食供给问题。

1. 补充足够的水分和矿物质　为补充随汗液大量流失的矿物质，在正常人的膳食基础上，每日须增加钠、钾、钙、磷以及微量元素铁的供给。水和盐的补充以咸汤为好，可选用菜汤、鱼汤、肉汤交替进行，餐前饮用少量的汤还可增加食欲。

2. 增加维生素的供给量　主要是补充维生素C、B族维生素和维生素A，多食新鲜蔬菜、水果、大豆类食物和动物性食物。

3. 合理增加蛋白质和能量的供给量　尤其多采用瘦肉、鱼、蛋、牛奶、豆制品等优质蛋白质。

4. 促进食欲　根据高温和作业强度、作业时间情况，合理安排进餐时间和食量。三餐分别安排在起床后、下班1～2小时后。高温往往会影响食欲，须经常更换菜肴的花样，并适量选用辛辣味的调味料如葱、姜、蒜等增进和刺激食欲。凉的粥、汤和菜品，既可补充盐又能促进食欲，如绿豆稀饭、凉拌苦瓜等。

（三）高温环境下人群的食物选择

1. 动物性食品　猪瘦肉、牛肉、羊肉、大黄鱼、牡蛎、青虾、虾皮、鸡蛋、牛奶及动物肝脏。

2. 谷类及豆类食品　大米、小米、粳米、糙米、玉米面、小麦面粉、燕麦、黑米、黄豆、红豆、黑豆、红薯等米面杂粮,豆制品及薯类是能量、B族维生素和膳食纤维的主要来源。

3. 蔬菜和水果类　蔬菜可选择西红柿、油菜、芹菜、茄子、笋、胡萝卜、毛豆、蘑菇、海带、发菜、木耳、紫菜、蒜苗、白菜、甜椒等。水果可选择苹果、香蕉、樱桃、葡萄、西瓜等。

4. 水和食盐　饮料的选用为补充盐分,可选用部分含盐饮料如盐开水、盐汽水及盐茶,含盐浓度均以0.1%~0.2%为宜;不含盐饮料可选用白开水、茶水、柠檬水,或由酸梅糖浆、陈皮糖浆、山楂糖浆等配成的饮料。

（四）实例

根据上述原则,设计高温环境下人群的一日食谱如下(表4-28)。

表4-28　高温环境下人群的一日食谱举例

餐次	食物	摄入量
早餐	无糖牛奶	150ml
	面包	标准粉50g
	酱菜	15g
午餐	米饭	150g
	锅塌豆腐	豆腐50g
	白萝卜清炖羊肉	白萝卜150g,羊肉40g
	鸡蛋	60g
晚餐	面条	面粉200g
	香菇肉末	猪肉35g,香菇25g
	炒绿豆芽	100g
	西瓜	200g

二、低温环境下人群营养配餐与设计

低温环境主要指环境温度在10℃以下,常见于寒带及海拔较高地区的冬季及冷库作业等。一般可分为低温生活环境(如我国北方地区)和低温作业环境(如冬季户外作业、冷库作业等)。低温环境下,机体的生理功能及物质代谢都会发生改变,导致对营养素有特殊要求。

（一）低温环境下人群的营养需要

1. 能量　寒冷地区人体总能量需要量较温带同等劳动强度者为高,主要是因为在寒冷刺激下,导致机体散热增加,以维持体温的稳定,故寒冷环境下基础代谢率增高10%~15%;低温时机体肌肉不自主寒战,以产生能量,这也使能量需要增加;笨重的防寒服也会增加活动的耗能,故低温人员能量供给较常温下应增加10%~15%。

2. 蛋白质 低温环境下,体内供能方式先以碳水化合物为主,逐渐转变为以脂肪和蛋白质供能为主。研究显示,持续的寒冷刺激可使机体组织摄取、利用脂肪的速率增加,较高脂肪供给可增加人体对低温的耐受;使机体对葡萄糖的利用减少,引起血糖升高。低温可引起蛋白质代谢增强,机体对缬氨酸、亮氨酸等支链氨基酸的利用增多。蛋氨酸可提供甲基,有助于提高机体的耐寒能力,故含蛋氨酸较多的动物蛋白质应占总蛋白质的45%。

3. 维生素 低温环境下人体对维生素的需要量增加,比温带地区要增加30%~50%。随低温下能量消耗增加,与能量代谢有关的维生素 B_1、维生素 B_2 及烟酸需要增加,这些维生素在低温环境中对机体也有一定的保护作用。专家建议每天维生素 B_1 供给量为 2~3mg/d,维生素 B_2 供给量为 2.5~3.5mg/d,烟酸供给量为 15~25mgNE/d。研究表明,给低温生活人员补充维生素 C,可提高机体对低温的耐受。寒冷地区因条件限制,蔬菜及水果供给常不足,维生素 C 应额外补充,每天补充量为 70~120mg。维生素 A 也有利于增强机体对寒冷的耐受,每天供给量应为 1500μg,为常温下供给量的 1.5 倍。寒冷地区户外活动减少,光照时间短而使体内维生素 D 合成不足,每天应补充 10μg 维生素 D。

4. 矿物质 低温环境下人体容易缺乏钙和钠,钙缺乏的主要原因是因为饮食中钙供给不足,加上日照短维生素 D 合成不足,致钙吸收和利用率降低,故应尽可能增加富含钙的食物,如奶或奶制品。食盐对居住在低温环境中的人群也很重要。低温环境下摄入较多食盐,可使机体产热功能增强。

（二）低温环境下人群的配餐原则

1. 保证充足的能量供给 同一人群在低温环境下对能量的需求比常温下增加 10%~15%,其中脂肪、蛋白质和碳水化合物的供能比分别占总能量的 35%~40%、13%~15% 和 45%~50%。保证鱼类、禽类、肉类、豆类及其制品的供应,同时适当添加坚果类食品。

2. 保证维生素以及矿物质的供给 提供新鲜的蔬菜和水果,以补充身体所需的维生素 C、维生素 B_1、维生素 B_2、维生素 A 等,其推荐摄入量比常温下增加 30%~50%。同时食盐的摄入量也高于非低温地区。

（三）低温环境下人群的食物选择

1. 粮谷类食品 粳米、玉米、小麦、黄豆、豌豆等。

2. 动物性食品 羊肉、牛肉、狗肉、鸡肉、鳝鱼、鲢鱼、虾等。

3. 坚果类食品 核桃、花生、芝麻、瓜子、松子等。

4. 蔬菜和水果类 蔬菜可选择大白菜、土豆、萝卜、绿豆芽、莲藕、菜花、大葱、辣椒、生姜等。水果可选择苹果、梨、柚子等。

（四）实例

根据上述原则,设计低温环境下人群的一日食谱如下(表4-29)。

表4-29 低温环境下人群的一日食谱举例

餐次	食物	摄入量
早餐	豆浆	200ml
	油条	200g
	鸡蛋	60g
	醋熘土豆丝	300g

续表

餐次	食物	摄入量
午餐	米饭	200g
	蘑菇炒肉片	鲜蘑菇50g、猪肉50g
	西芹牛柳	牛瘦肉50g、芹菜茎100g
	青菜虾米汤	青菜50g
晚餐	玉米粥	200g、虾米适量
	炝花菜	200g
	炒芹菜干丝	芹菜75g、豆腐干30g
	馒头	1个

第三节　特殊职业人群的营养配餐与设计

 案例

　　游泳名将孙杨在2015年喀山游泳世锦赛上取得两金一银的好成绩,遗憾的是中途孙杨因为心脏不适,临时退出了1500米自由泳的决赛,未能实现该项目的三连冠。

　　请问:1. 游泳运动员食谱制定的要求与特点?

　　　　　2. 在赛前、赛中应如何调配游泳运动员的饮食?

一、电脑作业人群营养配餐与设计

　　如今,人们生活和工作的方方面面几乎都离不开电脑。然而,经常用电脑会给身体带来诸多不适,比如长时间操作电脑的人群可能会出现鼠标手、眼睛疲劳、椎间盘突出等问题。因此电脑作业人群应安排合理的膳食、及时补充营养,减轻长期使用电脑对身体健康造成的损害。

 知识链接

鼠　标　手

　　电脑作业人群需要警惕"鼠标手",其学名为腕关节综合征,是指长期使用电脑键盘和鼠标,腕关节长期处于密集、反复和过度的活动中,会出现食指或中指疼痛、麻木和拇指肌肉无力感,严重可导致手部肌肉萎缩的一种情况。据调查,女性发生"鼠标手"的概率比男性多。

　　缓解方法:使用鼠标或打字时,注意多活动,放松手部肌肉;注意键盘和鼠标的高度,最好低于坐着时的肘部高度;手臂尽量不要悬空,以减轻手腕的压力;不要过于用力敲打键盘及鼠标的按键,用力轻松适中为好;鼠标最好选用弧度大、接触面宽的,有助力的分散;使用鼠标时配合使用"鼠标腕垫"垫在手腕处。

（一）电脑作业人群营养配餐原则

1. 预防辐射，注重膳食平衡　长时间使用电脑，其电磁辐射会给人体带来一定的损害。比如对人体生殖系统、神经系统、免疫系统造成一定的伤害，可诱发心血管病、糖尿病、女性内分泌紊乱、孕妇流产等。因此，电脑作业人群应适当摄入具有抗辐射功能的食物。能预防电脑辐射的食物有大蒜、番茄、绿茶等。

2. 合理用眼，补充维生素　长时间注视电脑屏幕或屏幕亮度对比度太高都会使视网膜上的感光物质消耗加快，若不能及时补充相应的营养素，将会导致"电脑视觉综合征"。该病具体症状包括眼睛疲劳、干涩、视物模糊和头痛等。若治疗不及时，则容易导致远视、散光等更严重的眼部损伤。维生素 A 和 β - 胡萝卜素均有助于缓解眼睛疲劳。此外，维生素 C 能维持晶状体的功能，对眼睛也十分有益。

动物的肝脏、鱼肝油、蛋黄中都富含维生素 A。β - 胡萝卜素主要存在于胡萝卜、菠菜等蔬果中。富含维生素 C 的水果和蔬菜，如西红柿、橙子等。其他保护视力的食物还有韭菜、枸杞子、青椒、杏、红薯等。

3. 劳逸结合，补充矿物质　长期使用电脑还易增加腰、背、颈、肩、腕等处疼痛的概率。若不及时治疗，就很容易发展为慢性疼痛。专家建议，电脑一族至少每半小时应起身休息一次，尽量多走动，以利于血液循环。从饮食角度出发，可以多吃含钙量高、有益骨骼的食物。

牛奶和奶酪、酸奶等奶制品中钙的含量非常高，应经常使用。不爱喝牛奶的人，可以每天服用 3 匙黑芝麻来替代。海米等海产品中富含钙、磷等微量元素，也是补钙的较好来源。

（二）实例

例如：李某，女，30 岁，某公司会计，身高 160cm，体重 50kg，请根据上述原则为其设计一日营养食谱（表 4-30）。

表 4-30　某女性电脑工作者一日食谱举例

餐次	食物	摄入量
早餐	牛奶	250ml
	豆沙包	57g
	鸡蛋	60g
午餐	米饭	89g
	瘦肉胡萝卜汤	猪肉 24g、胡萝卜 350g
	鱼香肉丝	瘦猪肉 10g、鳝鱼 38g
加餐	猕猴桃	50g
晚餐	玉米粥	150g
	凉拌萝卜丝	胡萝卜 350g
	芹菜豆腐干	芹菜 100g、豆腐干 45g
晚加餐	番茄	50g

二、运动员营养配餐与设计

运动员在运动训练和比赛时，机体都处于高度的应激状态。大脑紧张活动和肌肉激烈收缩,使机体能量消耗骤然增多,代谢旺盛。此时体内代谢产物堆积,血液中乳酸水平升高,使身体发生特殊的改变。在这种情况下,运动员对营养需要量也增加,甚至不同项目运动还要求特殊的营养供给,以满足机体不同需要。故提供合理营养和平衡膳食,对促进运动员体格发育,增强体质,尤其是增强体力和耐力,在训练和比赛中发挥最佳竞技状态及消除疲劳,加速体力恢复具有非常重要的意义。

(一)运动员的营养需要

1. **能量** 不同的运动项目对能量的需求有很大的差异。运动时能量消耗取决于运动强度、密度和训练课的总时间。训练与比赛以外活动的能量消耗决定于活动的性质和时间。可以根据能量消耗调查、膳食调查或体重观察法来评定所需的能量。多数项目的运动员能量需要量在3700~4700kcal/d范围内,如果按体重计算,在50~67kcal/kg范围。

2. **蛋白质** 运动员在训练和比赛时,尤其在大运动量情况下,机体处于应激状态,不仅消耗大量的能量,也使体内的蛋白质分解代谢加强,甚至可出现负氮平衡。此时,应提供优质蛋白质,对补充运动员的损耗,增加肌肉力量,促进血红蛋白合成,加速疲劳恢复具有重要意义。另外,青少年运动员处于生长发育阶段,对蛋白质的需要量也应增加。

蛋白质对于运动员固然重要,然而摄入过多可增加肝脏和肾脏的负担,还可增加酸性代谢产物,使疲劳提前出现;同时,可导致运动员的脱水,脱钙以及矿物质代谢异常等。我国推荐运动员蛋白质的摄入量可按体重的1.8~2.0g/kg计算,供能比占总能量的15%左右,力量型项目增加至15%~16%。在摄入的蛋白质中,优质蛋白质至少占到1/3。

3. **碳水化合物** 碳水化合物在体内主要以糖原形式储备供用,易消化吸收,易分解,产热快。氧化时耗氧少,可在有氧和无氧的情况下分解产能,满足机体的需要。最终产物为二氧化碳和水,易排泄,对内环境影响少。中枢神经系统只能靠碳水化合物(糖)供能,对维持神经组织功能有重要意义。在同等条件下其产能效率比脂肪高4.5%,是运动中重要的能量来源。

不论是持久运动,还是短时间的激烈运动,所消耗的肌糖原和肝糖原,不能由增加脂肪和蛋白质所替代,特别是增加脂肪将产生大量酮体,并使糖原储备下降,可导致机体疲劳、肌力减弱、运动效率降低。故激烈而耐久的运动中,碳水化合物的需要量增加,这不仅在训练或比赛期,在恢复期也很重要。因此运动员的碳水化合物的摄入量可按体重的8~10g/kg计算,需要量为总能量的50%~60%,缺氧运动项目为60%~70%。

4. **脂肪** 脂肪的产能量高,体积小,是运动员较理想的储能形式,与碳水化合物为运动尤其是长时间持久运动的重要能源。但运动员不宜从饮食中摄入过多脂肪,因为脂肪不易消化,而且耗氧量高,影响氧的供给。而且,脂肪代谢产物属酸性,能降低运动的耐力,延缓体力的恢复时间。在我国,通常运动项目的运动员每天脂肪供给量占总能量的25%~30%,游泳、滑雪和滑冰可增加至35%。

5. **水** 水丢失主要表现为大量出汗,运动员的出汗率与运动强度、持续时间、环境温湿度等因素有关。大量排汗会使水分和水溶性维生素丢失,引起水、电解质平衡失调。当失水量达到体重的5%以上时,会影响运动员的运动能力。

补水应遵守少量多次的原则,可在运动前、中和后期补液。还应注意补充适量的矿物质和水溶性维生素,使运动员机体内的水分和电解质达到平衡状态。

6. **维生素** 因运动员运动量、功能状况和营养水平不同,维生素需要量也不同。运动时,物质代谢加强,使运动员的维生素需要量增加。运动员同平常人相比对维生素缺乏的耐受性差,剧烈运动时可使维生素的缺乏症状提前发生或症状加重。维生素缺乏早期,运动员表现为运动能力低下、易疲劳和免疫功能降低,及时补充维生素,上述症状可以得到改善。如果维生素长期处于饱和状态,可使机体对维生素缺乏更为敏感。

维生素 A 具有保护眼角膜的作用,并与应激反应密切相关,故对于那些从事需要视力集中的运动项目,如乒乓球、射击、击剑等运动员及需要反应快速敏捷的项目运动员,维生素 A 需要量相对要高,每天需要量为 1800μgRE。一般运动员维生素 A 的摄入量为 1000μgRE/d。

运动员因大量出汗,维生素 B_1、维生素 B_2 丢失的量增加。维生素 B_1 缺乏时,运动后的丙酮酸及乳酸容易堆积,使机体容易疲劳,影响耐久力,因此要及时补充,运动员每天维生素 B_1 需要量为 3 ~ 5mg/d。运动员缺乏维生素 B_2 时,表现为四肢无力,耐久力下降,容易疲劳,运动员维生素 B_2 的需要量为 2 ~ 2.5mg/d。

维生素 C 与运动中组织细胞损伤的修复关系密切,一般运动员的维生素 C 摄入量在训练期为 140mg/d,比赛期为 200mg/d。

运动员在比赛前应逐渐增加维生素,达到饱和后再按通常需要量供给,使体内维生素在比赛前保持饱和状态。

7. 矿物质　运动员在常温下训练时,一般不会缺钠。但在进行高温、大强度耐力训练时,大量出汗,盐分会随之丧失,不注意补充,可出现恶心、呕吐、头痛、腿痛及肌肉抽搐等症状,这时应当及时补充钠盐。钾和钠盐一样,在通常训练的情况下与正常人区别不大,但如果环境温度改变及体力负荷强度增加时,钾需要量明显增加。因此,在进行大运动量训练前后,尤其在高温下,要适当补充钾盐。

运动员很容易发生缺铁,所以运动员对铁的需要比通常人高。动物食物中的铁不仅含量丰富而且吸收率高,可根据情况尽量选择食用。运动员如出现血红蛋白水平下降的情况,可考虑预防性补充铁剂。

高温训练时,汗钙的丢失增加,使钙的需要量增加。通常训练情况下,钙的需要量为 1g/d,大量运动训练或汗钙大量丢失时的需要量为 1 ~ 1.2g/d。为提高运动员神经系统的灵敏性和加速体内糖的代谢过程,还要增加磷的供给,应增加为平常成年人供给量的 1.5 ~ 2 倍。

（二）不同运动项目的营养需要

不同运动项目在力量、耐力、协调力、爆发力、反应力等方面对营养有不同的特殊需要,因此在满足运动员平衡膳食的基础上,也要满足能量和营养素数量与质量的需要,应该有针对性的制订膳食调整方案,使运动员能够处于最佳的健康和竞技状态。

1. 团队型运动项目　团队项目,例如足球、篮球、排球和冰球等对灵敏性、反应性、技巧和力量等方面的素质要求较高。这些项目的特点是运动强度大,应变性强,持续时间长,团队协作要求高,能量消耗也较大,应全面考虑营养素的供给,尤其要注意补充富含碳水化合物的食物。在运动前、中和后期,注意及时补充水和糖。

2. 力量型运动项目　摔跤、举重、投掷和武术等项目对力量、爆发力和协调性都有较高的要求,并且这类运动强度较大,缺氧严重,以无氧供能为主。该类运动员蛋白质摄入量为 2.0g/kg 体重,优质蛋白质应占 30% ~ 50%。食物中果蔬来源的碳水化合物应占总能量的 15% ~ 20%,以满足运动员对碳水化合物、维生素和钾、钠、钙和镁等矿物质的需要,还应注意维持适当的体重。

3. 耐力型运动项目　马拉松、长距离游泳、自行车、长跑、竞走和滑雪等项目是一种以有氧代谢为主的运动。这些运动项目的特点是运动时间长、强度较小,能量消耗较大,耐力要求高。膳食要求首先要满足能量的需要,提供丰富的产能营养素或血糖指数较高的食物,推荐糖的摄入量为 8～10g/kg 体重。其次,保证摄入丰富的蛋白质、铁、钙、维生素 C、维生素 E 和维生素 B_6 等,避免发生缺铁性贫血,增强机体耐力,消除疲劳;适当增加食物脂肪的摄入,以缩小食物体积,减轻胃肠负担;脂肪供能应高于其他运动项目,应占总能量 30%～35%。同时应特别注意运动过程中的适量补水。

4. 技巧型运动项目 体操、跳水、射击、击剑、跳远、花样游泳和乒乓球等项目对技巧性、反应性、快速适应性和灵敏性要求较高。此类运动员神经异常活跃,但能量消耗不大。该类运动员为控制体重和体脂水平,膳食要严格控制总能量的摄入,保证蛋白质和优质蛋白质的摄入。维生素、钙和磷等矿物质供给应当充足。运动期间,视力活动活跃的运动项目,如击剑、射击和乒乓球等还应提供富含维生素 A 或 β-胡萝卜素的食物,且应以动物性食物为主,必要时也可服用适量的维生素 A 补充剂。

(三) 运动员的配餐原则

为运动员提供合理营养的配餐是为了保证运动员良好的健康状态、能取得最佳的训练效果和竞技能力,最终取得优异的成绩。

1. 保证营养素供给 营养素的数量应能够满足运动员训练以及比赛时能量的消耗,数量也应保证适宜的比例。一般而言,碳水化合物占总能量的 50%～60%(耐力项目可适当增加至 65%～70%),脂肪占总能量的 25%～30%(水上项目或冬季项目可适当增加至 35%),蛋白质应占总能量的 12%～15%(其中优质蛋白至少应占 1/3 以上)。

另外,运动前用餐常选用重量轻、能量密度高而且易消化吸收的食物,主要以谷类食物为主,动物性食物为辅,尤其要保证碳水化合物的供给。运动后可适量增加果蔬的摄入,以满足维生素、矿物质和膳食纤维的需要。

2. 保证食物多样化 为保证营养平衡,运动员的膳食组成应包括:粮食(如米、面、杂粮)、油脂(植物油为主)、食糖及薯类;乳制品、豆类及豆制品;动物性食品(鱼、肉、蛋类、水产品等);坚果类;新鲜的蔬菜和水果等。

3. 饮食制度合理化 对运动员应安排规律的进餐时间和餐次,以促进食物的消化吸收。根据运动训练或比赛的需要来安排合理的三餐比,一般来讲早餐占 25%、中餐占 35%～40%、晚餐不超过 30%,根据需要也可安排加餐。进餐时间也应该与训练或比赛时间相适应,一般而言,可在饭后 2.5～3 小时后开始运动,运动后休息 40 分钟适宜再进食。

4. 合理使用营养素补充剂 由于运动员生理代谢的特殊性,有时正常的膳食难以满足机体对某些营养素的需求,需要额外使用一些营养素补充剂或制剂。常见的营养素补充剂主要包括:必需营养素(氨基酸类、维生素类、矿物质类);必需营养素的中间代谢物(如亮氨酸的代谢物 β-羟基-β-甲基丁酸盐);非必需营养素(如左旋肉碱等)等。运动员应在运动营养师的指导下,遵循适量、营养素平衡的原则,有针对性地选择合适的营养补充品,以提供适量的能量和保持代谢平衡状态。

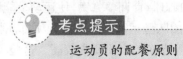

考点提示
运动员的配餐原则

(四) 运动员的食物选择

1. 粮谷类及薯类食品 大米、小米、小麦、燕麦、玉米、马铃薯、芋头等。

2. 动物性食物 猪肉、鸡肉、牛肉、羊肉、鱼肉、鸭肉、虾皮、动物内脏等。

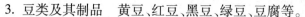

3. **豆类及其制品** 黄豆、红豆、黑豆、绿豆、豆腐等。

4. **蔬菜和水果类** 菠菜、生菜等绿叶蔬菜;白萝卜、胡萝卜等根菜;茄子等茄果;香菇、笋等蔬菜;橙、苹果、香蕉、葡萄等。

5. **水** 可以选择甜的饮料如果汁等为运动补糖;在运动结束后可马上补充含碳的汽水或蔬菜汁;还可以饮用富含钙元素和镁元素的矿泉水,以补充身体对矿物盐的需求。

（五）实例

对大多数运动员,可以掌握每人一日"五个一"(即:500g粮食、500g蔬菜、500g水果、500g奶和50g豆制品)的原则,但根据运动量的变化和体重大小,可以随时调整(表4-31)。

表4-31 4000kcal能量消耗的排球运动员食谱举例

餐次	食物	摄入量
早餐	烙饼	100g
	馒头	100g
	鲜牛奶	250ml
	脱脂酸奶	250g
	鸡蛋	100g
	香蕉	200g
早加餐	葡萄	100g
	蛋糕	100g
	巧克力豆奶	200g
午餐	面条	150g
	大白菜	200g
	牛肉	100g
	胡萝卜	100g
	面包	100g
午加餐	橙子	150g
	花生酱	10g
	无花果	50g
	面包	50g
晚餐	米饭	100g
	鸡肉	200g
	四季豆	150g
	苹果	200g
	鲜玉米	150g
	酸奶	250g

三、驾驶员营养配餐与设计

驾驶员在驾驶期间注意力高度集中,精神紧张,基础代谢率高,体能消耗大,血、尿中维生素含量也显著下降。因此,安排膳食时应增加能量、脂肪、维生素 A、维生素 B_1、维生素 B_2、维生素 C 及烟酸等(表4-32)。

表4-32 驾驶员一日配餐举例

餐次	食物	摄入量
早餐	馒头	100g
	鸡蛋	100g
	牛奶	150ml
	香蕉	100g
午餐	米饭	200g
	蔬菜	250g
	猪肉	125g
	鱼肉	100g
	虾米	15g
	豆制品	80g
	苹果	150g
晚餐	小米粥	150g
	牛肉	50g
	鸡肉	120g
	胡萝卜	100g
	牛奶	100ml
	苹果	150g

四、高考学生营养配餐与设计

高考学生的压力大,脑力劳动多,应注意多补充像鸡蛋黄、鸭蛋黄等富含卵磷脂的食物,大豆类食品也可适当食用。含铁丰富的食物有助于记忆力的提高,可适当补充。每日应供给充足的蛋白质(110g 左右)、脂肪(70~80g),维生素及矿物质,并注意主副食搭配、荤素搭配。此外,高考时间在 6 月份,还应注意天气温度的影响,可添加清淡、易消化的食物(表4-33)。

表4-33　高考学生一日食谱举例

餐次	食物	摄入量
早餐	馒头	70g
	鸡蛋	50g
	核桃粉冲牛奶	核桃粉15g,牛奶150ml,白糖10g
	凉拌黄瓜	100g
午餐	米饭	150g
	胡萝卜冬瓜排骨汤	胡萝卜50g,冬瓜50g,排骨80g
	红烧鲫鱼	150g
	蚝油生菜	150g
	苹果	150g
晚餐	小米粥	100g
	青椒牛肉丝	青椒100g,牛肉150g,炒香干40g
	香菇青菜汤	香菇20g,青菜80g
晚加餐	芝麻冲豆浆	黑芝麻粉15g,豆浆250g,白糖10g

五、放射性作业人群营养配餐与设计

放射性物质或放射线作用于机体,可导致体内各种营养素代谢紊乱,如能量、蛋白质和脂类等。对机体还可造成系列病理生理变化,同时营养素代谢紊乱还可使放射病更加恶化。合理营养饮食,可以减少放射损伤。

（一）放射性作业人群的营养需要

1. 能量　长期受到小剂量照射的放射性工作人员应摄取适宜的能量,以防止能量不足造成辐射敏感性增加。急性放射病患者在疾病初期、假愈期、极期可适当增加能量供给。在恢复期供给充足的能量,可使体重显著增加,有助于恢复。

2. 蛋白质　当机体受电离辐射作用后,蛋白质代谢可出现负氮平衡。高蛋白膳食可以减轻机体的辐射损伤,特别是补充利用率高的优质蛋白,可以减轻放射损伤,促进恢复。

3. 脂肪　放射性工作人员应增加必需脂肪酸和油酸的摄入,降低辐射损伤的敏感性。由于辐射可引起血脂升高,不宜增加脂肪占总能量的百分比。

4. 碳水化合物　因为果糖防治辐射损伤的效果较好,放射性工作人员可以多增加水果摄入,提供果糖和葡萄糖。

5. 矿物质　电离辐射的全身效应可以影响矿物质代谢。需要补充适量的矿物质。

6. 维生素　电离损伤主要是自由基引起的损伤,因此在接受照射之前和受到照射之后,应该补充大量的维生素C、维生素E和β-胡萝卜素,以及维生素K、维生素B$_1$、维生素

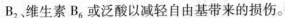

B_2、维生素 B_6 或泛酸以减轻自由基带来的损伤。

（二）放射性作业人群的配餐原则

1. 提供适宜的营养素供给量 放射性作业的工作人员每天应提供能量 2800 ~ 3000kcal，其中碳水化合物占总能量60% ~ 70%；脂肪占20% ~ 25%；蛋白质占10% ~ 20%。

2. 供给有较好防护效果的食物 除主食外，可多选用蛋类、乳类、猪肝、瘦肉、大豆及豆制品、卷心菜、绿菜花、胡萝卜、香菇、海带、紫菜、柑橘等食物。

（三）放射性作业人群的食物选择

1. 肉蛋奶类 以肉、蛋、牛奶、酸牛奶为佳，可以减轻小肠吸收功能障碍，改善照射后产生的负氮平衡。

2. 食用油 葵花子油、大豆油、玉米油、茶籽油或橄榄油等。

3. 水果蔬菜 如卷心菜、马铃薯、番茄和苹果、柚子等。

（四）实例

根据上述原则，设计放射性作业人群的一日食谱如下（表4-34）。

表4-34 放射性作业人群的一日食谱举例

餐次	食物	摄入量
早餐	牛奶	250ml
	花卷	130g
	鸡蛋	50g
	凉拌海带丝	150g
午餐	米饭	160g
	黄豆焖鸡块	黄豆45g、鸡肉40g
	蒜蓉绿菜花	绿菜花100g
加餐	柑橘	100g
晚餐	黑米粥	150g
	炒卷心菜	100g
	青椒杏鲍菇炒肉丝	青椒50g、杏鲍菇60g、肉丝35g

本章小结

通过本章节的学习，使学生掌握不同生理时期人群、特殊环境人群和特殊职业人群的营养配餐原则和方法，能针对不同生理时期人群、特殊环境人群和特殊职业人群设计合理的营养食谱。另外，通过本章节的学习，学生也能够针对特殊人群、特殊环境人群和特殊职业人群的生理和营养需要对其开展健康饮食指导与健康教育，达到促进人群健康的目的。

（王丹 高艳丽）

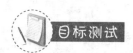 目标测试

一、单选题

1. 中国营养学会推荐孕妇铁的供给量为
   A. 孕中期 25mg/d，孕后期 35mg/d
   B. 孕中期 35mg/d，孕后期 25mg/d
   C. 孕中期 35mg/d，孕后期 42mg/d
   D. 孕中、后期均为 35mg/d
   E. 孕中、后期均为 25mg/d

2. 孕妇膳食中优质蛋白质宜占蛋白质总量的
   A. 1/8 以上   B. 1/5 以上   C. 1/4 以上
   D. 1/2 以上   E. 1/3 以上

3. 中国营养学会推荐的孕妇在孕中期、孕后期每日钙的供给量分别为
   A. 1000mg，1200mg   B. 1000mg，1500mg   C. 1200mg，1000mg
   D. 1500mg，1000mg   E. 均为 1000mg

4. 中国营养学会推荐乳母每天脂肪供给量应占总能量的比例为
   A. 10% ~ 15%   B. 15% ~ 20%   C. 20% ~ 30%
   D. 25% ~ 30%   E. 15% ~ 25%

5. 我国营养学会推荐 0 ~ 6 个月婴儿脂肪摄入量应占总能量的
   A. 30% ~ 35%   B. 35% ~ 40%   C. 45% ~ 50%
   D. 20% ~ 30%   E. 25% ~ 30%

6. 幼儿通常要求蛋白质所供能量应占总能量的 12% ~ 15%，其中优质蛋白质应占
   A. 30%   B. 40%   C. 50%
   D. 60%   E. 33.33%

7. 学龄前儿童可以摄取的食品是
   A. 辛辣   B. 咸的   C. 油腻
   D. 大块   E. 细软

8. 学龄儿童一日中午餐能量占一日总能量的
   A. 25%   B. 30%   C. 35%
   D. 33%   E. 40%

9. 儿童青少年早餐食量应相当于全日总食量的
   A. 1/3   B. 1/4   C. 1/5
   D. 1/6   E. 3/10

10. 儿童少年期蛋白质的能量应占总能量的
    A. 12% ~ 14%   B. 15% ~ 20%   C. 25% ~ 30%
    D. 55% ~ 60%   E. 10% ~ 14%

11. 老年人蛋白质提供的能量占总能量的
    A. 10% ~ 12%   B. 12% ~ 14%   C. 14% ~ 15%

D. 15% ~16% E. 10% ~14%

12. 高温环境下的作业人员，每日需要补充的微量元素，除钾、钠、钙、镁之外，还需要补充哪种元素

    A. 硒 B. 锌 C. 铁

    D. 钴 E. 锑

13. 高温环境中的人群若饮用含盐的饮料，氯化钠的浓度一般为

    A. 0.1% B. 0.2% C. 0.3%

    D. 0.4% E. 0.5%

14. 为提高高温环境下人的食欲，在菜肴方面要经常更换花样，还可适量选用哪种调味品

    A. 甜味 B. 辛辣味 C. 咸味

    D. 苦味 E. 清淡

15. 在低温环境中生活的人群，应注意的问题是

    A. 减少能量的摄入量 B. 减少维生素 A 的摄入量

    C. 减少食盐的摄入量 D 增加脂肪的摄入量

    E. 增加水的摄入量

16. 为了提高机体对低温的耐受力，哪种维生素的供给量需提高至常温下供给量的 1.5 倍

    A. 维生素 A B. 维生素 B_1 C. 维生素 C

    D. 维生素 D E. 维生素 E

17. 为了缓解长期用眼带来的视觉疲劳，电脑作业人群的饮食需注意额外补充哪些维生素

    A. 维生素 A、B_1 B. 维生素 B_1、C C. 维生素 A、C

    D. 维生素 B_1、D E. 维生素 C、E

18. 一般训练水平的运动员，当失水量超过体重的多少时，可影响其运动能力

    A. 1% B. 2% C. 3%

    D. 4% E. 5%

19. 某同学参加长跑比赛前准备了以下食物，最合适的是

    A. 牛奶 B. 花生米 C. 牛肉干

    D. 水果糖 E. 苹果

20. 为帮助高考学生提高记忆力，可适当补充哪种食物

    A. 含钾丰富的食物 B. 含铁丰富的食物 C. 含钙丰富的食物

    D 含锌丰富的食物 E. 含镁丰富的食物

二、食谱编制题

张某，中学生，14 岁，男生，身高 170cm，体重 60kg，请为其编制一日食谱。

三、应用计算题

某女教师，29 岁，回族，孕早期 2 个月，身体健康，无特殊饮食偏好与食物过敏，请按下列要求进行操作：

1. 确定该教师一日总能量的摄入量。
2. 根据能量计算三大供能营养素的量。
3. 根据能量和三大供能营养素的量合理安排各类食物的需要量。
4. 根据各类食物的用量安排设计一日食谱。

第五章 常见慢性疾病人群营养配餐与设计

学习目标

1. 掌握:基本膳食的特点、适用人群和配膳原则;治疗膳食的适应证、配餐原则;常见慢性疾病人群的膳食配餐原则、膳食营养食谱设计。
2. 熟悉:治疗膳食的概念、种类;常见慢性病人群的食物选择。
3. 了解:治疗膳食的食物宜忌;与慢性病有关的膳食因素。

案例

张先生,59岁,因"排便困难近半个月"就诊。他的症状是排便次数逐渐减少为每周1~2次,原来是每周排便4~5次。粪便性状也发生改变,出现了板栗状、甚至羊粪状大便。粪便的颜色为褐色或深褐色,未出现过黑便、便中带血或柏油样便。排便时必须非常用力,不伴有肠绞痛或肛门区疼痛。

请问:1. 针对病人的情况,应该安排何种膳食?
2. 可以选择哪些食物帮助病人减轻排便痛苦?
3. 在进行膳食指导时应注意哪些问题?

第一节 医院膳食

住院病人人数众多,病因各异,病情轻重程度亦不同,所以对膳食的要求也会不尽相同;即使相同疾病的患者对食物的消化能力和耐受能力也可能有所不同。因此,医院膳食在质地、制作方法和食材的选择、调配等方面也要适应病人的不同需要,因此需要设立一套医院常规膳食。

根据人体基本营养需要和各种疾病的医疗需要而制定的医院膳食大致分为基本膳食、治疗膳食两大类。

一、基本膳食

由于绝大多数治疗膳食是在医院常规膳食的基础上加以调整而产生的,所以医院常规膳食又称为医院基本膳食。医院中大多数住院病人采用此种膳食。医院基本膳食按照质地及烹调加工原则又分为普通饭、软食、半流质和流质四种。

1. 普通饭　是医院膳食的基础，软硬程度、稀稠程度等性状与正常人膳食一样。普通饭也称正常饭、普食，是应用范围最广的医院膳食。每日供应早、午、晚三餐，每餐之间间隔4~6小时(表5-1)。

(1)适用人群:体温正常或接近正常，咀嚼能力、消化功能无障碍;在治疗上无特殊膳食要求，不需要对任何膳食营养素加以限制的病人。应用范围广，占所有住院患者的50%以上。

(2)配膳原则:膳食配制应以均衡营养和接近正常膳食为原则。每日供给的食物种类要齐全，营养素要充足，一般正常的食品均可采用。每日总能量为9240~10920kJ，蛋白质70~90g，蔬菜摄入量应不

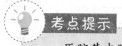

考点提示

医院基本膳食的适用人群

少于300g，其中黄绿色蔬菜摄入量应>50%。食物应清淡，多样化，避免使用强烈辛辣刺激性的食品或调味品。脂肪食品、烟熏食品、油炸食品及其他不易消化的食品也尽量少用。烹调时应科学合理，尽量减少各类营养素的流失;还要多变换花样，注意色、香、味、形的搭配，以增进患者食欲。

注意照顾民族风俗、地域习惯的特殊性，了解患者的食物过敏史(如海产品中的鱼虾、螃蟹，干菜中的黄花菜等)，应多选择最常用食物，新资源食物要慎重使用。注意成本的核算。

表5-1　普通饭膳食举例

餐次	食谱	重量/g	蛋白质/g	脂肪/g	碳水化合物/g	能量/kJ	钙/mg	铁/mg	胡萝卜素/mg	维生素B₁/mg	维生素B₂/mg	烟酸/mg	维生素C/mg
早餐	稀饭	100	6.3	1.1	77.7	1453	19	1.9		0.24	0.05	1.5	
	面包	50	5		38	722	12	3.25		0.6	0.07	2	
	大头菜	25	1		5	101	53.2	2					
中餐	大米饭	200	12.6	2.2	155.4	2906	38	3.8		0.48	0.10	3	
	青菜	200	3		4	118	282	7.8	2.6	0.04	0.10	3	140
	鲳鱼	150	17	9	9	777	103	0.6			0.19	4	
	油	15		15		567							
晚餐	大米饭	150	9.4	1.6	116.5	2180	28.5	2.8		0.36	0.075	2.4	
	卷心菜	180	3		4	118	111	1.2	5.9	0.05	0.04	0.5	108
	猪舌	45	7	5	1	323	9	1					
	猪肉	45	7	16		762							
	油	15		15		567							

2. 软食　软食是一种质地软、少渣、易咀嚼、与普通饮食相比更容易消化的膳食，是半流质饮食向普食过渡的一种中间膳食，每日供应3~5餐(表5-2)。

(1)适用人群:适用于口腔疾病或咀嚼不便(如拔牙)患者;低热、食欲下降、消化不良、胃肠功能减弱者;小儿，老年人，手术后患者。

(2)配膳原则:食物要细、软、碎、烂;易咀嚼、易吞咽;清淡、少盐;少粗纤维、无刺激性。因此一切食物烹调时都要切碎，烧烂煮软。主食以粥、发酵类面食为主。不选用油炸和含粗纤维多的蔬菜，如芹菜、蒜薹等。宜采用蒸、炖等烹调方式，不适宜煎、炸、熏、烤、生食、冷食、

腌制等烹调方式。忌用强烈辛辣的调味品。

长期采用软食的病人，因蔬菜在切碎、煮软过程中水溶性维生素和矿物质损失较多，应注意适当补充。多选用维生素C含量丰富的食物，如新鲜番茄水、鲜果汁、菜水等。营养素含量应不低于普食，饮食应鲜美可口。在经济条件许可的情况下，下午可增加一餐点心。

表5-2 软饭膳食举例

餐次	食谱	重量/g	蛋白质/g	脂肪/g	碳水化合物/g	能量/kJ	钙/mg	铁/mg	胡萝卜素/mg	维生素B₁/mg	维生素B₂/mg	烟酸/mg	维生素C/mg
早餐	稀饭	50	3.1	0.55	38.8	727	9.5	0.95		0.12	0.025	0.75	
	面包	50	5		38	726	12	3.25		0.6	0.07	2	
中餐	馒头	50	5		38	726	12	3.25		0.6	0.07	2	
	鸡蛋汤	35	4	5		273	20	1.5					
	蒸烂饭	150	9.4	1.6	116.5	2180	28.5	2.8		0.36	0.075	2.3	
	肥瘦肉	50	4.7	29.9	0.45	1218	3	0.7		0.265	0.06	2.1	
	青菜	200	3		4	118	282	7.8	2.6	0.04	0.1	1	140
	菠菜	100	10		76	1445	24.0	6.5		1.2	0.14	0.6	38
	油	10		10		378							
晚餐	稀饭	50	3.1	0.55	38.8	726	9.5	0.95		0.12	0.025	0.75	
	馒头	100	10		76	1445	24.0	6.5		1.2	0.14	4	
	香干	60	12.2	0.1	0.15	273	59.1	4.8		0.012	0.006	0.06	
	肥瘦肉	50	4.75	29.9	0.45	1218		0.7		0.265	0.06	2.1	
	青菜	100	1.5		2	59	1.41	3.6	1.3	0.02	0.05	0.5	70
	油	10		10		378							

3. 半流质 半流质介于软食与流质饮食之间，是比较稀软的、易咀嚼吞咽、易消化的膳食，纤维素的含量极少，且含有足够的蛋白质能量，外观呈半流动流体状态。宜采用少量、多餐次的进餐形式，通常为2~3小时进餐一次，每日供给5~6次，其中两餐之间为加餐（表5-3）。

（1）适用人群：体温较高、身体较弱、不便咀嚼或吞咽大块食物有困难者；耳鼻咽喉手术后病人；刚分娩的产妇；有消化道疾病的患者；也用于某些外科手术后暂时的过渡饮食。

（2）配膳原则：各种食物应极软、细、碎，少粗纤维、无刺激性，易于咀嚼和吞咽。其能量6300~8400kJ，蛋白质应达到正常需要量。烹调时应做到色、香、味俱佳和食物多样化。注意干稀搭配、甜咸间隔。

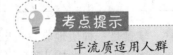

考点提示

半流质适用人群

可选用的食材有：米类（大米粥、小米粥、豆沙粥、枣泥粥、苹果麦片粥、莲子桂圆粥、八宝粥、肉松粥、蔬菜咸肉粥、瘦肉皮蛋粥、鸡末粥、咸蛋粥、虾仁粥、肝末粥）；面类（各类面条、汤面、小汤包子、馄饨、凉皮、面筋、面包、土司、馒头、麦片、苏打饼干、蛋糕等软点心）；豆类（豆浆、豆腐脑、豆腐皮、豆腐、香干、素鸡、青豆、红豆、绿豆、黑豆、豌豆、蚕豆瓣等);乳类(牛奶、酸奶、羊奶、炼乳、酥油、冰激凌、奶油、黄油和以牛奶为原材料做成的各种软点心);蛋类(水煮蛋、油炒蛋、煎蛋、蒸鸡蛋羹、冲蛋花、西红柿鸡蛋汤、卤蛋、咸蛋、皮蛋等);瓜果蔬菜类(苹果泥、菜泥、煮烂瓜果、土豆、果汁、煮水果等);荤食类(应选用筋少的瘦肉类及鸡、鸭、鱼虾、动物内脏等)。禁用油脂多或油煎炸的食物、粗纤维食物及强烈刺激性的调味品和坚硬食物。

表5-3 半流质膳食举例

餐次	食谱	食物	重量/g	蛋白质/g	脂肪/g	碳水化合物/g
早餐	稀饭	米	75	5	1	60
	卤鸡蛋	鸡蛋	50(市品)	6	5	—
加餐	牛奶加糖	牛奶、糖	250ml	8	10	12
中餐	甜面包	糖	15	—		15
		面粉	50	5	1	38
	番茄猪肝面	面粉	100	10	2	75
		猪肝	50	11	2	1
		番茄	50	—	—	1
		油	10		10	—
加餐	过箩赤豆泥汤	赤豆	25	5	1	24
		糖	15			15
晚餐	稀饭	米	75	5	1	60
	白菜豆腐鸡蛋	鸡蛋	50(市品)	6	5	—
		豆腐	75	5	—	1
		白菜	75	1	—	2
		油	15	—	15	
加餐	藕粉	藕粉	15			13
		糖	15			15

4. 流质 流质膳食是极易吞咽和消化的、含渣很少、无刺激性、呈流体状态,或在口腔内即可融化为液体的一种饮食。常用流质膳食可分为普通流质、浓流质、清流质、冷流质及不胀气流质5种。此饮食是一种不平衡膳食,所含能量及必需营养素不足,只能作为过渡期的膳食,短期(1~2天)应用。宜采用少量、多餐次的进餐形式。通常为2~3小时进餐一次,每次200~300ml,每日供应6~7餐(表5-4)。

(1)适用人群:适用于极度衰弱、无力咀嚼食物的重症患者;口腔、面颊部及外科手术前后;高热、急性炎症性胃肠疾病、急性腹泻、恶心、呕吐者;急性传染病患者;大手术后第1次进食。

(2)配膳原则:所用食物皆需制成液体或入口即能溶化成液体,避免过甜或过咸,甜咸要间隔以增进食欲。

可用食材:米面类(米汤、米糊、面糊等,如黑芝麻糊、枣泥糊、杏仁茶、藕粉、核桃粉、油炒面糊、过箩麦片粥、过箩的花生酪);豆类(豆浆、豆花、过箩豆汤等);乳类(牛奶、羊奶、酸奶、可可牛奶、牛奶冲藕粉、牛奶冲鸡蛋、牛奶蒸蛋、各种奶制品如冰激凌、奶油、炼乳等);汤类(清鸡汤、排骨汤、牛肉汤、羊肉汤、驴肉汤、肝泥汤、过箩菜汤);饮料(鲜果汁、水果冻、菜水、西红柿汁、煮果子水、果茶和麦乳精等)。

根据病情不同,可调整流质内容。如急性传染病、重症患者及大手术后第1次进食宜进普通流质,如米汤、蛋花汤、蒸蛋羹、牛奶、麦乳精、菜汁、果汁、各种肉汤、藕粉糊、豆浆、豆腐脑、过箩赤豆或绿豆汤等。口腔手术宜用浓流质,常用吸管吸吮,以无渣、较稠的液体食物为宜,如鸡蛋薄面糊、较稠藕粉、奶粉冲麦乳精、牛奶等均可。胰腺炎患者用无油清流质,选用不含油脂、不含任何渣滓、不产气的液体食物,如过箩牛肉汤、过箩排骨汤、过箩菜汤及米汤、较薄的藕粉等。咽喉部手术患者术后宜用冷流质饮食,如冰激凌、冷牛奶、冰砖、冷米汤、冷藕粉等,以促使伤口血管收缩,有利于止血和减少局部血肿的发生;禁用过酸、过咸的饮料,以避免对咽喉部刺激。腹部手术后应使用不胀气流质饮食(即忌甜流质),禁用蔗糖、牛奶、豆浆等产气食品,以避免因胀气而增加腹部切口缝合处的张力,利于减轻疼痛和促进切口愈合。凡是用鼻导管喂入的流质,忌用蛋花汤、浓米汤,以免食物存积引起胃肠炎或堵塞管道。

流质膳食所提供的能量及营养素均不足,故不宜长期采用。通常食用流质的患者应同时辅以周围静脉或肠外营养,以补充能量和营养素的不足。

表5-4 流质膳食举例

餐次	食谱	食物	重量/g	蛋白质/g	脂肪/g	碳水化合物/g
早餐	米汤加糖	米	12	1		10
		糖	15	—	—	15
加餐	牛奶加糖	牛奶	250	8	10	12
		糖	15	—	—	15
中餐	蒸嫩鸡蛋	鸡蛋	50(1个)	6	5	—
		油	5	—	5	—
加餐	甜豆浆	豆浆	250	10	5	5
		糖	15	—	—	15
晚餐	排骨汤冲鸡蛋	鸡蛋	50(1个)	6	5	—
		油	5	—	5	—
加餐	冲藕粉加糖	藕粉	20			20
		糖	15			15

二、治疗膳食

(一)治疗膳食的概念

为了适应病情的需要,在基本膳食的基础上,增加或减少某些营养素,或用烹调的方法改变食物性质,以达到身体康复的目的。

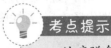

考点提示

治疗膳食概念

（二）治疗膳食的种类

治疗膳食的种类很多,临床常见的有:限脂肪膳食、限胆固醇膳食、高膳食纤维膳食、低膳食纤维膳食、限碳水化合物膳食、限钠膳食、低嘌呤膳食、高钾和低钾膳食、低糖膳食、高蛋白膳食、低蛋白膳食及高能量膳食。

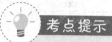

考点提示
治疗膳食的种类

（三）治疗膳食的配餐设计

1. 限脂肪膳食　限脂肪膳食又称低脂膳食或少油膳食,通过控制膳食中脂肪的摄入量以改善脂肪代谢和吸收不良而引起的各种疾病。

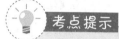

考点提示
限脂肪膳食的适应证

（1）适应证:适用于高血压、冠心病、高脂血症、肥胖症、肝胆疾病及与脂肪吸收不良有关的其他疾病,如肠黏膜疾病、胃切除和短肠综合征等所引起的脂肪泻等。

（2）配餐原则

1）限制脂肪的摄入:根据患者实际情况和病情的不同,脂肪摄入的控制量也有所不同。结合我国的实际情况,脂肪限制大致可分为 3 种:①严格限脂肪膳食,限制所有含脂肪的食物和烹调油,膳食中每日脂肪摄入总量≤20g,占总能量的 10% 以下,病情需要时可采用纯碳水化合物完全无脂肪膳食。②中度限脂肪膳食,限制膳食中各种类型的脂肪,每日脂肪摄入总量≤40g,占总能量的 20% 以下。③轻度限脂肪膳食,限制膳食脂肪供能不超过总能量的 25% ,相当于每日脂肪摄入总量≤50g。

2）选择合适的烹调方法:应尽量选用蒸、炖、煮、熬、烩、卤、拌等烹调方法,这样制作的食物清淡、刺激性小、易消化。禁用油煎、炸或爆炒的烹调方法,以减少烹调用油量。

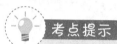

考点提示
限脂肪膳食的配餐原则

3）力求其他营养素平衡:可适当增加豆类、各种新鲜蔬菜和水果的摄入量。除脂肪外,其他营养素也应根据患者病情及时进行调整。如脂肪泻可导致多种营养物质的丢失,包括能量、必需氨基酸、脂溶性维生素 A、D、E、K 以及易随粪便排出体外的矿物质,如钙、铁、铜、锌、镁等,因此,应注意在膳食中补充这些营养素。随病情好转,脂肪摄入量应逐渐递增。

4）及时补充脂溶性维生素制剂:脂溶性维生素的吸收和转运依赖于脂肪的参与,长期严格限制脂肪膳食可能会导致脂溶性维生素的缺乏,因此,应注意及时为患者补充脂溶性维生素制剂。

（3）食物宜忌

1）可用食物:鸡蛋白、鱼、虾、海参、海蜇、兔子肉、去脂禽肉、谷类、薯类、豆类、脱脂乳制品类、新鲜蔬菜和水果。

2）限用食物:少用或忌用猪油、肥肉、奶油、全脂奶及其制品,少用花生、芝麻、松子、核桃、葵花子等脂肪含量高的食物、点心（油条、油炸糕、起酥饼、月饼等）。部分食物脂肪含量见表 5-5。

表5-5 部分食物脂肪含量（g/100g 可食部分）

<5	5~10	10~15	15~20	>20
米	燕麦片	鸡蛋	黄豆	炸面筋
米粉	莜麦面	鹌鹑蛋	黄豆粉	干腐竹
面粉	豆腐干	松花蛋	千张	油皮
挂面	豆腐丝	猪舌	油豆腐	全脂奶粉
小米	猪心	肥瘦羊肉	油条	鸡蛋黄
玉米面	猪肚	鸽	油饼	北京烤鸭
薏米	鸡	烤鸡	鸭蛋	肥瘦猪肉
红豆	鹅		鸭	咸肉
绿豆	带鱼			猪蹄
芸豆	鲳鱼			花生
豆浆				瓜子
豆腐脑				核桃
豆腐				芝麻酱
荞麦				巧克力
粉皮				
藕粉				
各种蔬菜				
水果				
鲜牛、羊奶				
酸奶				
脱脂乳粉				
鸡蛋白				
鸡脯肉				
鸡胗、肝				
鱼				
虾				
海参				
兔肉				
猪肝				
猪血				
去油清汤				

（4）食谱举例（表5-6）

表5-6　限脂肪膳食食谱举例

餐次	食物	摄入量
早餐	馒头	面粉30g
	稀饭	大米50g
	红腐乳	10g
中餐	米饭	100g
	韭菜炒鸡蛋	韭菜100g,鸡蛋50g
	菠菜牛肉丝	菠菜100g,牛肉50g
	西红柿蛋汤	西红柿50g,鸡蛋20g
晚餐	荞麦面饼	荞麦面50g
	小米粥	小米50g
	菜花炖肉	菜花100g,猪肉50g
	腐竹炒芹菜	腐竹50g,芹菜100g

2. 限胆固醇膳食　限胆固醇膳食是在低脂肪膳食的前提下,控制每日膳食中胆固醇含量在300mg以下,饱和脂肪酸占总能量10%以下。

（1）适应证:冠心病、高血压、高脂血症、高胆固醇血症、动脉硬化及胆囊结石病等。

（2）配餐原则

1）控制总能量:避免肥胖,使之达到或维持理想体重为宜。但成年人每日能量供给量不应低于1000kcal。

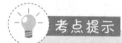
考点提示
限胆固醇膳食的适应证

2）限制脂肪摄入量:限制脂肪总量,由脂肪提供的能量不应超过总能量的20%～25%,或全日供给量不超过50g。调整脂肪酸的构成,膳食中饱和脂肪酸的含量不超过膳食总能量的10%,多不饱和脂肪酸应占总能量的10%左右。在低脂膳食的基础上,减少饱和脂肪酸的摄入。较理想的供给方式为饱和脂肪酸:单不饱和脂肪酸:多不饱和脂肪酸=1:1:1。

3）限制膳食中胆固醇含量:胆固醇摄入量控制在300mg/d以下。食物中胆固醇全部来源于动物性食品。在限制胆固醇的同时,要保证摄入充足的蛋白质。可用优质植物蛋白代替部分动物蛋白质。

4）保证充足的维生素、矿物质和膳食纤维:适当选用些粗粮、杂粮、新鲜蔬菜和水果。因膳食中多不饱和脂肪酸增加,故相应增加维生素E、C、胡萝卜素和硒等抗氧化营养素的供给。

（3）食物宜忌

1）可用食物:谷类、瘦猪肉、牛、羊肉、兔肉、鸡、鱼、虾、蛋清、去脂乳、黄豆及其制品、各种绿叶蔬菜、新鲜水果、鱼油,在限量之内使用植物油和坚果类。

2）限用食物:禁用胆固醇含量高的肥肉、牛、羊肉、动物内脏（心、肝、肾、脑等）、鱼子、蟹黄、鱿鱼、乌贼、奶油之类的食品。限用油条、油饼、油酥点心、全脂奶、牛羊肉。不用肥禽、猪油、牛油、羊油。蛋黄的摄入量每天不要超过一个。部分食物中胆固醇含量见表5-7。

表5-7 部分食物中胆固醇含量（mg/100g可食部分）

食物	胆固醇	食物	胆固醇	食物	胆固醇
瘦猪肉	81	瘦羊肉	60	胖头鱼	112
肥猪肉	109	肥羊肉	148	黄鳝	126
猪脑	2571	兔肉	59	鲫鱼	130
猪舌	158	鲜牛乳	15	鲫鱼子	460
猪心	151	牛乳酸	12	墨鱼	226
猪肝	288	鸡	106	对虾	193
猪蹄	290	鸡肝	176	虾子	896
猪肾	354	鸡胗	174	蟹（河蟹）	267
猪肚	288	鸡蛋	585	蟹子	985
猪大肠	137	鸡蛋黄	1510	海参	62
猪肉松	111	大带鱼	86	海蜇	8
瘦牛肉	58	带鱼	76	猪油（炼）	93
肥牛肉	133	青鱼	108	牛油（炼）	135
牛脑	2447	草鱼	86	冰激凌	51
牛舌	92	鲤鱼	84		

（4）食谱举例（表5-8）

表5-8 限胆固醇膳食举例

餐次	食物	摄入量
早餐	牛奶燕麦糊	脱脂牛奶250ml
		速食燕麦片30g
	烤全麦馒头片	全麦馒头100g
	水果	苹果250g
中餐	红薯蒸饭	大米50g，红薯100g
	豌豆木耳豆腐干炒肉丁	瘦肉50g，香豆腐干30g
		鲜豌豆70g，水发木耳50g
	拌菠菜	菠菜150g，芝麻酱10g
	豆浆	黄豆15g，水285ml
晚餐	八宝粥	红豆、绿豆、糙米、糯米、大麦、花
		生、山药干、莲子共40g，3个枣
	蒸蛋羹	鸡蛋25g
	清炒绿菜花	绿菜花150g
	金针菇胡萝卜丝拌海带丝	金针菇、胡萝卜、海带丝共100g

3. 高膳食纤维膳食 高膳食纤维膳食是指增加膳食中的膳食纤维,以增加粪便体积及含水量、刺激肠道蠕动、降低肠腔的压力,促进粪便中胆汁酸和肠道有害物质的排出。每日所供给膳食纤维的数量为 20 ~ 35g。

(1)适应证:高胆固醇血症、高脂血症、冠心病、糖尿病、胆囊炎、胆囊结石、肥胖症、肛门手术后恢复期、误食异物者、无张力便秘、无并发症的憩室病等需要增加膳食纤维者。

(2)配餐原则

1)在普食的基础上,增加含粗纤维的食物。

2)在膳食中增加膳食纤维有困难时,可在条件允许时使用含膳食纤维的商业配方。

3)多饮水:每天饮水 6 ~ 8 杯,约 2000ml。空腹时可饮用温开水或淡盐水,以刺激肠道蠕动。

4)注意大量进食膳食纤维的不良作用:长期过多食用膳食纤维可能产生腹泻,并增加胃肠胀气,影响食物中如钙、镁、铁、锌及一些维生素的吸收和利用。

(3)食物宜忌

1)可用食物:各种粗粮如玉米、玉米渣、糙米、小米、黑米等;各种杂豆、白薯等;含纤维较多的蔬菜如芹菜、韭菜、豆芽、油菜、菠菜、小白菜、笋类、萝卜、香菇等;带皮的水果如苹果、香蕉、柑橘等;油脂含量高的食物如植物油、核桃仁、芝麻等;有润肠作用的食品如蜂蜜等;菌藻类如蘑菇、香菇、海带、海菜等。

2)限用食物:禁用辛辣刺激性食物如酒、浓茶、咖啡及辣椒、葱、生姜、芥末等;不食用石榴、荔枝、桂圆等热性水果和油条、油饼等油炸食物;不食用过于精细的食品。

(4)食谱举例(表5-9)

表5-9 高膳食纤维膳食举例

餐次	食谱	摄入量
早餐	小米粥	小米 100g
	窝头	100g
	卤鸡蛋	50g
	醋腌藕	莲藕 150g,醋 10g,白糖、盐、香油各 2g
加餐	全麦面包	200g
	鲜橙汁	200ml
中餐	红薯蒸饭	大米 50g,红薯 100g
	木耳烩瓜丝	水发木耳 25 克,丝瓜 250 克
	小白菜肉丝汤	小白菜 80g,肉丝 20g
加餐	小米面发糕	小米面 200g
	酸奶	200ml
晚餐	香蕉粥	香蕉 100g
	家常烙饼	面粉 50g
	香菇炒菜花	菜花 300g,鲜香菇 50g
加餐	玉米花生米糊	玉米、花生、大米共 100g

4. 低膳食纤维膳食 低纤维膳食需要限制膳食中的粗纤维,包括植物纤维、肌肉和结缔组织,其目的是减少膳食纤维对消化道的刺激和梗阻,减少肠道蠕动,减少粪便的数量及粪便的排泄。

(1)适应证:咽喉部疾病、食管狭窄、食管胃底静脉曲张及消化道出血、消化道手术;结肠过敏、腹泻、肠炎恢复期、伤寒、痢疾以及肠道肿瘤、肠道手术前后等。

(2)配餐原则

1)限制膳食中纤维的含量:尽量少用含粗纤维多的食物,以减少对炎性病灶的刺激以及刺激肠道蠕动与粪便形成。

2)食物制作要细、软、烂、渣少,便于咀嚼和吞咽:主食宜用白米、白面等细粮。所有的食物需切小、捣碎、煮烂。蔬菜去粗纤维后制成泥状,使之易于消化吸收。忌用油炸、油煎的方法。

3)每次进食数量不宜太多,少量多餐。

4)脂肪数量不宜太多:因腹泻患者对脂肪的吸收能力降低,易导致脂肪泻。但长期食用低膳食纤维膳食对身体不利。

(3)食物宜忌

1)可用食物:谷类(粗细米面制成的粥类、烂饭,发面的蒸食、面包、面条等)、蛋类(除煎炸以外的烹调方法即可)、豆类及其制品、肉类(由瘦肉、鸡、鱼、虾等制成的丝、末、蓉等)、乳类及其制品、蔬菜类(选择含膳食纤维较少的蔬菜,如去皮的胡萝卜、土豆、南瓜、冬瓜等)、水果类(如去皮的苹果、桃、果汁等)。

2)限用食物:禁用各种粗粮、大块的肉、油炸食物、强烈刺激性的调味品、整粒的豆、坚果、多膳食纤维的蔬菜水果,如芹菜、韭菜、豆芽、菠萝等。含结缔组织较多的动物跟腱、老的肌肉也不宜多食。

(4)食谱举例(表5-10)

表5-10 低膳食纤维膳食举例

餐次	食谱	摄入量
早餐	甜牛奶	牛奶300ml,白糖10g
		可可粉10g
	鸡蛋羹	鸡蛋50g
加餐	鲜果汁	橘汁200ml
中餐	大米粥	大米100g
	肉末豆腐胡萝卜	豆腐100g,瘦肉末100g
		胡萝卜泥50g
	西红柿汤	西红柿50g,黄瓜50g
		鸡蛋50g
加餐	豆浆	豆浆250g
晚餐	细面条	面条100g
	炒黄瓜肉末	瘦肉末50g,黄瓜丁100g
		西红柿汁100g
加餐	牛奶	鲜牛奶250ml

5. 限碳水化合物膳食 限制膳食中碳水化合物含量的膳食,达到预防或治疗倾倒综合征的目的。

(1)适应证:胃部分切除手术或幽门括约肌手术后。

(2)配餐原则

1)膳食应以低碳水化合物、高蛋白质、适量脂肪为宜,忌用富含精制糖的甜食。

2)膳食由稀到稠,少量多餐:每餐根据病人耐受情况给予食物,由少到多、循序渐进、细嚼慢咽。每餐进食后平卧 20~30 分钟以减轻症状。

3)根据病情及时调整膳食:根据患者康复情况逐渐增加膳食中碳水化合物含量。但高脂血症、心血管疾病、肾病或尿毒症患者,其膳食中蛋白质、脂肪的含量和食物的选择应慎重。术后应注意避免含高胆固醇、高饱和脂肪酸的食物,以避免出现高脂血症。

(3)食物宜忌

1)可用食物:碳水化合物应以多糖类复合碳水化合物为主,如蒸鸡蛋、过笋鸡汤粥、豆腐脑、稠米粥等为宜。

2)限用食物:少用粮谷类和薯类食物。粮谷类一般含碳水化合物 60%~80%,薯类含量为 15%~29%,忌用浓缩甜食,如精制糖果、甜点心、果汁饮料等。

(4)食谱举例(表 5-11)

表 5-11 限碳水化合物膳食举例

餐次	食谱	摄入量
早餐	豆腐脑	250g
	鸡蛋	50g
中餐	稠米粥	200g
	卤鸡翅	150g
	香蕉	100g
晚餐	蒸鸡蛋	鸡蛋 50g
	圆白菜炒肉	圆白菜 250g,瘦肉 150g

6. 限钠膳食 限钠膳食是指限制膳食中钠的含量以减轻由于水、电解质代谢紊乱而出现的水、钠潴留。限制钠的摄入是纠正水、钠潴留的一项重要措施。食盐也称氯化钠(每克食盐含钠 393mg),是钠的主要来源。因此,限钠膳食实际是以限制食盐的摄入为主。

临床上一般将限钠膳食分为低盐膳食、无盐膳食、低钠膳食三种。①低盐膳食要求为全日供钠量≤2000mg,饮食中禁用一切咸食,如咸肉、腊肠、咸菜、咸蛋、甜面酱、酱豆腐等盐腌食品以及各种食盐含量不明的食品和调料等,但允许在烹制或食用时加 2g 食盐或 10~15ml 酱油。②无盐膳食要求为全日钠供给量≤1000mg,饮食中除忌用一切用盐腌制的食品外,也不允许另加食盐、酱油或其他钠盐调味品,不食用有盐的食品,如馒头、挂面、饼干等。适用对象同低盐饮食,但临床症状较重者。③低钠膳食要求为全日钠供给量≤500mg,除无盐膳食所忌用的食物外,还应限制食用碱制作的馒头、发酵粉制作的糕点、饼干以及含钠量≥100mg 的蔬菜,如芹菜、空心菜、油菜苔、茴香或蕹菜等。适用对象同低盐饮食、但临床症状更严重者。另外,长期应用限钠饮食会导致低血钾,因此,一般只能短期应用,同时需密切监测患者血钾浓度。

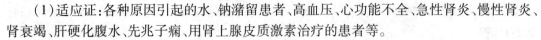

（1）适应证：各种原因引起的水、钠潴留患者、高血压、心功能不全、急性肾炎、慢性肾炎、肾衰竭、肝硬化腹水、先兆子痫、用肾上腺皮质激素治疗的患者等。

（2）配餐原则

1）根据病情及时调整钠盐的限量：对于某些年老体弱、心肌梗死患者、回肠切除手术后患者等，应根据24小时尿钠、血钠、血压等临床指标来决定是否需要限钠及限钠的程度。

2）改进烹调方法：用酵母代替食用碱或发酵粉制作馒头；对于含钠量高的食物，如芹菜、菜心、豆干等，可以水煮或浸泡去汤，这些烹调方法既可以减少膳食含钠量又能增进食欲。还可用糖、醋、番茄汁、芝麻酱等调味品以改善口味，或用原汁蒸、炖等方法以保持食物原有的鲜美味道。此外，在配膳方法上，注意菜肴的色、香、味、形，使之能增进患者食欲。

（3）食物宜忌

1）可用食物：不加盐或酱油制作的畜类、鱼类、禽类、豆类、乳类、谷类、含钠量 < 100mg/100g 的蔬果。

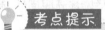
考点提示
限钠膳食的配餐原则

2）限用食物：各种腌制品或酱油制作的食品、含盐调味品。

（4）食谱举例（表5-12）

表5-12　限钠膳食举例

餐次	食谱	摄入量
早餐	小米粥	小米50g
	馒头	面粉25g
中餐	米饭	大米100g
	清蒸鱼	鲫鱼100g
	素炒油菜	油菜200g
	水果	苹果200g
晚餐	米饭	大米100g
	肉末豆腐	瘦猪肉末50g，白豆腐100g
	拌黄瓜	黄瓜100g
	拌西红柿	西红柿100g，白糖10g
	水果	鸭梨100g
加餐	牛奶	250ml

7. 低嘌呤膳食　低嘌呤膳食是限制膳食中嘌呤含量的膳食。低嘌呤膳食可减少外源性嘌呤的摄入，可以降低血尿酸的水平，同时促进体内尿酸排泄。嘌呤在人体内主要以嘌呤核苷酸的形式存在，嘌呤核苷酸代谢的最终产物是尿酸。当嘌呤核苷酸代谢紊乱时，过量的尿酸因排出障碍而在体内堆积引起高尿酸血症，严重者可诱发痛风。因此，这类病人主要通过限制嘌呤类食物摄入而降低发病率和缓解症状。

（1）适应证：适用于痛风及无症状高尿酸血症、尿酸性结石患者。

（2）配餐原则

1）严格限制嘌呤摄入量：选用嘌呤含量低于150mg/100g的食物，每日摄入量限制在

50～250mg。

痛风

诱发痛风的重要原因是饮食不当。随着居民生活水平的日益提高，人们的饮食结构发生了很大的改变，经常大量进食鱼、虾、肉类等食物，使得痛风发病率逐年升高，目前已经成为中国中老年人较常见的代谢性疾病。本病临床特征表现为高尿酸血症及尿酸盐结晶、沉积所致的特征性急性关节炎、痛风石、间质性肾炎，严重者可见关节畸形及功能障碍，常伴尿酸性尿路结石。

2）限制总能量摄入量：每日摄入总能量应较正常人减少10%～20%，肥胖病人应逐渐递减，以免出现酮血症，促进尿酸的生成，减少尿酸的排泄。

3）适当限制蛋白质摄入量：每日蛋白质的摄入量为50～70g，并以含嘌呤少的谷类、蔬菜类植物蛋白为主要来源，或选用含核蛋白很少的乳类、干酪、鸡蛋、动物血、海参等动物蛋白。

4）适当限制脂肪摄入量：脂肪应占总能量的20%～25%，为40～50g，烹饪方法多采用蒸、煮、炖等用油少的方法。

5）供给足量的碳水化合物：以碳水化合物作为能量的主要来源，每日摄入量占总能量的55%～65%。

6）保证充足的蔬菜和水果摄入量：尿酸及尿酸盐在碱性环境中能被中和，应多摄入蔬菜、水果等碱性食物，促进体内尿酸排泄。

（3）食物宜忌

1）可用食物：适当选择食物。如米、面、牛奶、鸡蛋、水果及各种植物油、蔬菜等。

2）限用食物：禁忌含嘌呤高的食物（150～1000mg/100g），如凤尾鱼、沙丁鱼、小鱼干、动物内脏、浓肉汤等，禁用辛辣、有刺激性的调味品和酒、浓茶、浓咖啡等加强神经兴奋的食物。常用食物嘌呤含量见表5-13。

（4）食谱举例（表5-14）

8. 高钾、低钾膳食

（1）低钾膳食：低钾膳食适用于纠正因肾脏排钾功能障碍而引起的高钾血症。

1）适应证：肾功能不全、慢性肾衰竭、尿毒症或其他高钾血症。

2）配餐原则：①蔬菜类应先切小片用沸水煮3～5分钟后再用，以降低钾的含量。②合理安排饮食：定时进餐，避免因过度饥饿导致体内组织分解而释放钾，导致血钾升高。③勿喝汤汁：食物煮熟后，钾会流失于汤汁中，故应避免饮用菜汤、肉汤、面汤、火锅汤等含钾量高的汤汁。④不可使用食盐的替代品，如无盐酱油、低盐酱油（含钾量高）。

3）食物宜忌：①可用食物：尽量选用食物成分表中含钾250mg以下（A、B类）的蔬菜、水果。将含钾高的食物用浸泡或水煮弃汁的方法减少钾的含量。②限用食物：禁用冬菇、紫菜、马铃薯等含钾量高的食物。少用含蛋白质较高的瘦肉、鱼、虾、豆类食品和浓的汤汁、果汁。少吃马铃薯片、葡萄干、瓜子、干香菇、蜜饯等干制蔬果类。避免生食，如生菜沙拉、半熟肉类等。常用食物含钾分类见表5-15。

表 5-13 常用食物嘌呤含量表（mg/100g）

食物	含量	食物	含量	食物	含量
谷薯类		丝瓜	11.4	奶蛋类	
大米	18.1	西葫芦	7.2	牛奶	1.4
糙米	22.4	茄子	14.3	奶粉	15.7
米粉	11.1	菜花	20.0	鸡蛋(1个)	0.4
糯米	17.7	蘑菇	28.4	肉类	
小米	6.1	青椒	8.7	猪肉	122.5
面粉	17.1	豆芽菜	14.6	牛肉	83.7
麦片	24.4	萝卜	7.5	羊肉	111.5
玉米	9.4	胡萝卜	8.0	鸡肉	140.3
白薯	2.4	洋葱	3.5	鸡胗	138.4
马铃薯	5.6	番茄	4.3	肝	233.0
干鲜豆类制品		葱	4.7	肾	132.6
黄豆	166.5	姜	5.3	肚	132.4
黑豆	137.4	蒜头	8.7	脑	175.0
绿豆	75.1	水果类		小肠	262.2
红豆	53.2	橙	1.9	猪血	11.8
花豆	57.0	橘	2.2	浓肉汁	160~400
豌豆	75.7	苹果	0.9	水产类	
豆干	66.6	梨	0.9	海参	4.2
四季豆	29.7	桃	1.3	乌贼	87.9
蔬菜类		西瓜	1.1	海蜇皮	9.3
白菜	12.6	香蕉	1.2	鳝鱼	92.8
卷心菜	12.4	坚果及其他		鳗鱼	113.1
芥菜	12.4	瓜子	24.5	鲤鱼	137.1
芹菜	10.3	杏仁	31.7	草鱼	140.2
青菜叶	14.4	栗子	34.6	鲢鱼	202.4
菠菜	23.0	花生	32.4	黑鲳鱼	140.6
空心菜	17.5	黑芝麻	57.0	白鲳鱼	238.0
芥蓝菜	18.5	红枣	8.2	白带鱼	291.6
韭菜	25.0	葡萄干	5.4	沙丁鱼	295.0
茼蒿菜	33.4	木耳	8.8	凤尾鱼	363.0
苦瓜	11.3	蜂蜜	3.2	鱼丸	63.2
黄瓜	14.6	海藻	44.2	小鱼干	1638.9
冬瓜	2.8	酵母粉	589.1	虾	137.7
南瓜	2.8	茶	2.8	牡蛎	239.0

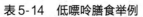

表 5-14　低嘌呤膳食举例

餐次	食谱	摄入量
早餐	香米粥	香米 50g
	牛奶	鲜牛奶 250ml
	馒头	面粉 50g
	拌黄瓜	黄瓜 100g
中餐	软米饭或面条	大米或面粉 100g
	肉片炒萝卜	萝卜 100g,木耳 5g,水煮肉片 75g
	素炒卷心菜	卷心菜 150g
晚餐	红枣大米粥	干红枣 15g,大米 50g
	馒头或花卷	面粉 50g
	西葫芦炒鸡蛋	西葫芦 150g,鸡蛋 50g
	醋熘土豆丝	土豆丝 200g

表 5-15　常用食物（每 100g）含钾分类表

A（<150mg）	B（151~250mg）	C（251~350mg）	D（351~550mg）	E（>550mg）
粳米	标准粉	玉米	鲜豌豆	海带
糙米	玉米糁	小米	芋头	紫菜
富强粉	南豆腐	土豆	毛豆	花生
豆浆	油豆腐	苋菜	乌枣	榛子
北豆腐	猪(牛羊)肝	紫萝卜	鲤鱼	黄豆
豆腐干	猪肚	鲜薯	蛤蜊	红小豆
猪心	河(海)蟹	豌豆		绿豆
羊后腿	牛后腿	红果		葵花子
海参	猪腰子	枣		西瓜子
鸡蛋	鸭	瘦猪肉		
鸭蛋	甘薯	瘦羊肉		
牛奶	山药	鸡肉		
冬瓜	豇豆	兔肉		
黄瓜	韭菜	鲫鱼		
丝瓜	芹菜	青鱼		
南瓜	黄豆芽	黄鳝		
茄子	胡萝卜	鲳鱼		
柿椒	卞萝卜	带鱼		
大白菜	白萝卜	香蕉		

续表

A（<150mg）	B（151～250mg）	C（251～350mg）	D（351～550mg）	E（>550mg）
圆白菜	油菜			
绿豆芽	茼蒿			
柚子	莴笋			
橘子	番茄			
菠萝	蒜苗			
葡萄	柿子			
鸭梨	柑			
苹果	荔枝			
草莓	龙眼			

4）食谱举例（表5-16）

表5-16 低钾膳食举例

餐次	食谱	摄入量
早餐	牛奶	鲜牛奶250ml
	发糕	面粉75g，玉米面25g
	素鸡丝	尖椒、胡萝卜
		葱丝少许
中餐	粥	大米50g
	米饭	大米150g
	红烧冬瓜	冬瓜150g
	熘肉段	瘦猪肉50g，胡萝卜、柿子椒少许
晚餐	粥	大米50g
	花卷	面粉150g
	炒肉丝	瘦猪肉50g，绿豆芽200g
	炒茄子	瘦猪肉25g，茄子150g

（2）高钾膳食：高钾饮食是预防因长期服用某些药物所造成的体内钾流失或辅助治疗低血钾症。

1）适应证：高血压或有高血压家族史；长期服用类胆固醇药物、利尿药及过度滥用泻药等；易造成低钾血症的病症，如：长期呕吐、腹泻、糖尿病酸中毒、神经性厌食、长期营养不良、慢性酒精中毒、肾上腺肿瘤、烫伤等。

2）配餐原则：①提高富含钾的食物摄取量。蛋白质含量高的食物（如：奶类、肉类、蛋类）含高量的钾，一般蔬果类亦含丰富的钾。②钾易溶入水，故应避免将食物长时间浸泡于水中。蔬果应先清洗后再作切割处理，烹调时不宜使用大量的水，且应保留汤汁一起食用。③当病人食欲不好时，可多饮用肉汁或新鲜的果汁。

3)食物宜忌:①可用食物:用土豆、芋头代替部分主食(土豆、芋头含钾丰富)。多选用富含蛋白质的瘦肉、鱼、虾和豆类食品。也可选用粗粮如糙米、麦片等,含钾量较高的鲜水果、菜类,如香蕉、枣、榴莲、柿子、柑橘、黄豆芽、藕、菠菜、芹菜、菜花、丝瓜、苦瓜、鲜蘑菇、海产品、冬菇、紫菜等。②限用食物:一般瓜果类蔬菜(南瓜、冬瓜、葫芦)、苹果、梨、葡萄、菠萝,含钾量都比较低。

4)食谱举例(表5-17)

表5-17 高钾膳食举例

餐次	食谱	摄入量
早餐	粥	大米50g
	发糕	面粉75g,玉米面25g
	拌海带丝	水浸海带75g
	茶肠	50g
中餐	豆饭	大米100g,红芸豆25g
	清蒸鱼	大马哈鱼100g
	炒肉片	猪肉25g,竹笋250g
	枣茶300ml	鲜枣50g,莲子15g,冰糖6g
晚餐	黑米饭	大米100g,黑米25g
	炒肉片	猪肉25g,鱼蘑200g
		毛豆70g,红萝卜30g
	炒土豆丝	土豆100g

9. 低糖膳食 低糖膳食是指每100g固体或100ml液体食品中的含糖量不高于0.5g,此处的糖指的是所有的单糖和双糖,是适合各种类型的糖尿病患者的饮食。

(1)适应证:糖尿病患者。

(2)配餐原则

1)合理控制全日总能量,达到和维持标准体重。

2)供给适量的蛋白质:蛋白质的供给量应占总能量的15%~20%,成年糖尿病患者可按1.0~1.2g/kg供给。

3)控制脂肪和胆固醇的摄入:脂肪提供的能量占全日总能量应低于30%。胆固醇<300mg/d。以植物油为主,而且要限量,尽量少吃油煎、油炸食品。

4)保证碳水化合物供给量:碳水化合物提供的能量应占总能量的50%~65%,根据个人情况一天可供给碳水化合物200~350g,折合主食250~400g。

5)补充含膳食纤维丰富的食物:供给充足的膳食纤维利于延缓碳水化合物的吸收、降低餐后血糖水平、改善葡萄糖耐量。

6)维生素及矿物质供给量应满足机体需要:蔬菜是维生素和矿物质的良好来源,乳类是钙的最好的食物来源。

7)合理安排餐次:糖尿病患者每日至少三餐,在活动量稳定的情况下,要求饮食定时、定量。三餐都要主、副食搭配,每餐都含有碳水化合物、蛋白质和脂肪的食品。餐后血糖过高的可以在总量不变的前提下分成 3 餐或 4 餐。

8）饮酒要慎重。

（3）食物宜忌

1）可用食物：①豆腐及豆制品，可替代部分肉类、动物性食品（合并肾病者除外）。②可选用粗杂粮如莜麦面、荞麦面、燕麦面、玉米面、小米以及杂豆等，它们均含较多的矿物质、维生素、膳食纤维，其血糖指数也低于细粮，故可代替部分精细粮作为主食。③蔬菜可作为充饥食品，应选用每 100g 含糖量 4% 以内的蔬菜，如黄瓜、冬瓜、番茄、小白菜等，也可选用含水分多的叶茎类、瓜果类等。④宜吃干不吃稀，病情较轻者除外。

2）限用食物：①各种纯糖类及糖制甜品，如白糖、红糖、葡萄糖、糕点、果酱、蜜饯、冰激凌、甜类饮料等尽量不用。②少用富含饱和脂肪酸的猪油、牛油、黄油、奶油等，可用植物油代替部分动物油。花生、瓜子、油条、油煎蛋等含脂肪多，肥胖者不宜多用。体重不超重者也应限量食用。③富含胆固醇的蛋黄、心、肝、肾、脑子、鱼子等动物内脏尽量不用。④含糖量较高的蔬菜，如土豆、山药、芋头、藕、蒜苗、胡萝卜可少用或减少部分主食量而食用（减少量参考食品交换份等值交换表）。⑤水果所含的碳水化合物有葡萄糖、果糖、蔗糖、果胶等，可根据个人情况慎重选用并需限量或代替部分主食。建议在两餐之间或睡前食用含水量较多的水果，如西瓜、梨、橙等。⑥甜味剂，木糖醇、果糖在体内某一代谢过程中不需胰岛素，但仍有产热供能作用，食用时应计算能量。对于病情控制较好的病人在食用这类甜味剂时，全日用量不宜超过 35g，其他甜味剂如糖精、白糖等，不含营养素，甜味为蔗糖的 300~500 倍，可少用。

考点提示

低糖膳食的食物宜忌

（4）食谱举例（表 5-18）

表 5-18　低糖膳食举例

餐次	食谱	摄入量
早餐	面包	面粉 50g
	豆浆	豆浆 150g
	蛋羹	鸡蛋 50g
	炝黄瓜条	黄瓜 100g
中餐	蒸饼	面粉 100g
	肉丝炒苦瓜	肉丝 150g，苦瓜 200g
	西芹百合	西芹 150g，百合 200g
晚餐	米饭	大米 100g
	素烩豆腐	豆腐 200g，黄瓜 50g
		胡萝卜 50g
	番茄鸡蛋汤	西红柿 100g，鸡蛋 50g

10. 高蛋白膳食　高蛋白膳食是指蛋白质含量高于正常人的膳食。根据患者的病情，在原有膳食的基础上，提高每日膳食中蛋白质的供给量。当机体蛋白质过量消耗或长期缺乏的情况下，为了使蛋白质更好地被机体加以利用，用于康复期组织的再生，通常需要同时

增加能量的摄入,以防止蛋白质分解供能。

(1)适应证:适用于因感染或其他原因导致蛋白质消耗增加,或机体康复需要大量蛋白质的人群。如重度感染性病人、营养不良、贫血、低蛋白血症、大面积烧伤、创伤、甲状腺功能亢进、肺结核、肝炎、肿瘤等慢性消耗性疾病的病人及孕妇、乳母、大手术前后病人。

(2)配餐原则

1)制订饮食计划前要全面了解患者的病史、民族风俗及饮食习惯。

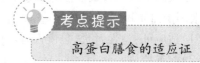

考点提示

高蛋白膳食的适应证

2)能量应根据患者病情需要进行调整:保证充足的能量,原则上一日三餐,每天 >3000kcal。

3)碳水化合物和脂肪:为了防止患者血脂升高,应尽量降低膳食中胆固醇及糖的摄入量。碳水化合物适当增加,满足能量的需求,保证蛋白质的充分利用。

4)维生素和矿物质:较长时间应用高蛋白膳食的患者,维生素 A 的需要量也会随之增多,故应适当增加食物中维生素 A、胡萝卜的含量。与能量代谢关系密切的 B 族维生素供给量也应充足。高蛋白膳食会使尿钙排出增加,故膳食中也应增加钙的摄入量。

5)蛋白质:对于老年人、胃肠功能差和营养不良、病程较长的患者,增加蛋白质摄入量时应采用增加餐次的方法,少量多餐、循序渐进,不可一次性大量给予而造成胃肠功能紊乱,还应注意观察肾功能。对于禁食时间较久、食管疾病、神经性厌食、儿科疾病等患者,因长期处于饥饿或半饥饿状态,不宜立即给予高蛋白饮食,应从低蛋白流食开始,逐步增加。

(3)食物宜忌:多选用高蛋白的食物,如动物性食品、鱼肉蛋奶及大豆制品和动物内脏等。另外,新鲜的蔬菜和水果也可选用。

(4)食谱举例(表5-19)

表5-19　高蛋白质膳食举例

餐次	食谱	摄入量
早餐	牛奶	250ml
	煮蛋	50g
	小面包	面粉50g,猪肉30g
加餐	苹果	200g
中餐	米饭	150g
	红烧鱼	150g
	拌芹菜	150g
	丸子白菜汤	猪肉50g,白菜100g
加餐	鸭梨	200g
	奶油冰激凌	150g
	饼干	20g
晚餐	水饺	面粉50g,猪肉80g,菠菜150g
	荤素拼盘	鸡肉50g,猪肝50g,黄瓜50g
	橘子	200g
加餐	藕粉	藕粉20g,白糖25g

11. 低蛋白膳食 低蛋白膳食是限制膳食中的蛋白质含量,以减少含氮的代谢产物,减轻肝、肾负担,在控制蛋白质摄入量的前提下,提供充足的能量、优质蛋白质和其他营养素,以改善患者的营养状况。肾病患者宜摄入动物蛋白如蛋、乳、瘦肉、鱼类等,因植物蛋白在体内的利用率较低,会加重肾脏负担。肝病患者宜摄入植物蛋白如豆类及其制品,因大豆蛋白中含支链氨基酸较多,是慢性肝病患者需补充的。正在进行血液或腹膜透析的患者不需要严格限制蛋白质摄入量。

(1)适应证:急性肾炎、急慢性肾功能不全、尿毒症、肝性脑病或昏迷前期。

(2)配餐原则

1)蛋白质:蛋白质供应量应根据病情和肝、肾功能情况随时调整,在蛋白质限量范围内要设法供给适量的富含优质蛋白的食品,如蛋、乳类、瘦肉类等。根据病情随时调整,病情好转后需逐渐增加摄入量,否则不利于疾病康复。

2)能量:能量供应必须充足,以节省蛋白质消耗并减少机体组织的分解。能量的供给量要根据病情决定,可采用蛋白质含量较低的食物作为主食,减少非优质蛋白质的摄入。肝衰竭患者应选用高支链氨基酸,低芳香族氨基酸以豆类蛋白为主的食物,要避免肉类食物。若进食量难以满足需要,则需要肠内或肠外营养补充。

3)供给充足的蔬菜和水果,以满足机体矿物质和维生素的需要。水肿患者还要限制钠的摄入。

4)注意烹调方法:在食品制作方面应注意色、香、味、形,还要多样化,以增进患者食欲。

5)正在进行血液或腹膜透析的病人不需要严格限制蛋白质摄入量。

(3)食物宜忌

1)可用食物:谷类(适量)、水果类、蔬菜类、食糖、油类(少用动物油)、藕粉、杏仁粉等淀粉类食物。

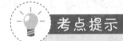
考点提示
低蛋白膳食的配餐原则

2)限用食物:富含蛋白质食物,如畜肉、禽肉、鱼、虾、奶、蛋、豆及干果。

(4)食谱举例(表5-20)

表5-20 低蛋白质膳食举例

餐次	食谱	摄入量
早餐	甜牛奶	牛奶250ml,白糖10g
	麦淀粉饼干	麦淀粉50g,白糖10g
中餐	麦淀粉蒸饺	麦淀粉50g,虾仁15g,鸡肉15g,小青菜100g,胡萝卜10g
	西红柿汤	西红柿100g
加餐	苹果	苹果200g
晚餐	煎鸡蛋	鸡蛋50g
	烙麦淀粉糖饼	麦淀粉100g,白糖15g
	拌黄瓜	黄瓜100g

12. 高能量膳食 高能量膳食是指能量供给按35~50kcal/(kg·d),总能量在2000kcal/d以上,以满足营养不良和高代谢病人的需要。通过增加主食量和调整饮食内容

来增加能量供给。

(1)适应证:代谢亢进者,如甲状腺功能亢进症、癌症、严重烧伤或创伤、高热、消瘦或体重不足者、营养不良、吸收障碍综合征者;体力消耗明显增加者,如运动员、重体力劳动者等。

(2)配餐原则

1)能量:能量主要通过增加进食量和餐次完成,除三次正餐外,分别在上午、下午或晚上加 2～3 餐点心。

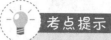
考点提示

高能量膳食的适应证

2)根据病人实际情况调整供给量:如成人烧伤病人每日约需 4000kcal 能量。一般病人每日增加 300kcal 为宜。

3)膳食要平衡:为保证能量充足,膳食应有足量的碳水化合物、蛋白质,适量的脂肪,同时也需要相应增加矿物质和维生素的供给,尤其是与能量相关的维生素 B_1、维生素 B_2 和烟酸的供给量。由于膳食中蛋白质的摄入量增加,易出现负钙平衡,故应及时补充钙。为防止血清脂质升高,膳食中应尽可能降低饱和脂肪酸、胆固醇和精制糖的摄入量。

4)对食欲欠佳者,可用部分配方营养剂来增加总的能量和相关营养素的摄入量。

(3)食物宜忌

1)可用食物:富含能量的食物,如谷类、食糖和植物油。

2)限用食物:无食物禁忌。需注意用高能量食物代替部分低能量食物,低能量食物体积较大,应用过多增加食物体积,患者常难以接受。

(4)食谱举例(表5-21)

表5-21　能量膳食举例

餐次	食谱	摄入量
早餐	牛奶	鲜牛奶 250ml,白糖 10g
	煮鸡蛋	鸡蛋 50g
	面包	面粉 75g
	素炒油菜	油菜 100g
加餐	水果	苹果 200g
	饼干	50g
中餐	米饭	大米 100g
	红烧牛肉	牛肉 150g,土豆 100g
	白菜炖豆腐	白菜 100g,豆腐 100g
加餐	冲藕粉	藕粉 50g
	蛋糕	50g
晚餐	包子	面粉 100g,瘦猪肉 50g
		大白菜 200g
	木须肉	瘦猪肉 30g,黄花菜 10g
		木耳 5g
	西红柿鸡蛋汤	西红柿 50g,鸡蛋 50g
加餐	牛奶	鲜牛奶 250ml

第二节 常见慢性疾病营养配餐与设计

 案例

慢性病主要指以心脑血管疾病(高血压、冠心病、脑卒中等)、糖尿病、痛风、肥胖等为代表的一组疾病,具有病程长、病因复杂、对人体健康损害大和社会危害严重等特点。

请问:1. 糖尿病患者有哪些饮食禁忌吗?

2. 利于降血压的食物有哪些?

3. 如何通过饮食来降低慢性病的发病率?

近年来,慢性疾病已经超过急性传染病,成为中国人健康的最大杀手。成人超重和肥胖、高血压、血脂异常、糖尿病等已经成为我国普遍存在的健康问题。慢性疾病多因饮食、生活习惯等引起,合理膳食和改变生活习惯是最有效的防治办法。合理膳食对慢性病患者起到"治病"和"养生"的双重作用,对于难治愈的慢性病,具有非常重要的意义。

一、高血压人群营养配餐

高血压是最常见的心血管病,被公认为是引起冠心病和脑血管病的主要危险因素。高血压不仅患病率、致残率和死亡率高,而且可以引起心、脑、肾病等并发症。

(一)与高血压有关的膳食因素

1. 钠 人群调查发现,随着食盐摄入量增加血压会随之升高;钠摄入量每降低100mmol/d,血压患者的收缩压下降5.8mmHg,舒张压下降2.5mmHg;血压正常者,收缩压和舒张压各下降2.3mmHg和1.4mmHg。50岁以上及家族性高血压患者对盐敏感性比正常人高。过多摄入食盐还可改变血压昼高夜低的规律,是老年高血压发生脑卒中的危险因素之一。

2. 肥胖 成年人体重增加是导致高血压的一个重要因素,随着体重的增加,高血压的发病率也增加,其中以20~40岁体重开始增加者危险性最大。

3. 酒精 过量饮酒与血压升高有密切关系。每天饮中度或高度酒3~5杯以上的男性和2~3杯以上的女性患高血压的风险更高,而低于以上饮酒量者则不会增加危险性。

4. 钾 低钾饮食是血压升高的因素之一,如果同时习惯高盐饮食对血压的影响更大。

5. 钙 钙的作用与钾一样,人体钙的摄入量与血压呈负相关。钙摄入量过低可增强高盐膳食对血压的升高作用。

6. 镁 膳食镁与血压呈负相关。素食者通常摄入的镁和膳食纤维含量高,大部分人血压比非素食者低。

7. 脂类 脂肪摄入过多可引起肥胖,过多脂肪可引起血脂异常和动脉粥样硬化,继而引起高血压。

8. 膳食纤维 膳食纤维能减少机体对脂肪的吸收,减轻体重,间接辅助降压。

(二)高血压人群的膳食营养原则

1. 控制体重 适当控制能量,维持理想体重。肥胖者应节食减肥,适当增加运动量。

体重减轻,以每周 1~1.5 斤为宜。进食适量蛋白质,限制动物蛋白质,可选高生物价的优质蛋白,按 1g/kg 标准体重补给,其中植物蛋白质可占总蛋白质的 50% ,动物蛋白可选用牛奶、鱼、鸡、蛋白、牛肉、猪瘦肉等。首选鱼,每星期吃一次鱼的比不吃鱼者,心脏病的死亡率明显降低。

2. 低脂肪、低胆固醇　减少脂肪的摄入量,忌肥肉、肥禽,不吃油炸和含油脂高的食物,烹调以植物油为主,每日 30g 为限。花生油、芝麻油、豆油、菜油、玉米油、红花油等植物油均含维生素 E 和较多的亚油酸,对预防血管破裂有一定作用。每日胆固醇摄入量应小于300mg。不吃或少吃含胆固醇高的食物,如动物内脏、脑髓、蛋黄、动物脂肪等。伴有高脂血症及冠心病者,更应限制动物脂肪的摄入。

3. 选择合理的碳水化合物　少进食葡萄糖、果糖、蔗糖等以防血脂升高。宜进食含植物纤维高的食物,如黑米、小米、燕麦、玉米等,这类食物能促进肠道蠕动,有利于胆固醇的排出和防治高血压。

4. 减少食盐的摄入量　建议每人每天食盐摄入量不超过 6g。酱油、酱菜、味精、咸菜、咸鱼、咸肉、腊肉、腊肠等食盐含量高,高血压患者应尽量少吃。

5. 增加钾、钙的摄入,供给充足的矿物质和维生素　某些利尿药可使大量钾离子从尿中排出,故应供给含钾丰富的食物或补钾制剂。含钾丰富的食物有莴笋、芹菜、丝瓜、茄子、龙须菜,豌豆苗等新鲜蔬菜及豆制品、奶类。钙离子可降血压,含钙丰富的食物有大豆及其制品,牛奶、花生、鱼、虾、蒜苗、葵花子、红枣、韭菜、芹菜、核桃等。大剂量维生素 C 可使胆固醇氧化为胆酸排出体外,改善心脏功能和血液循环。橘子、大枣、番茄、芹菜叶、油菜、莴笋叶等食物均含有丰富的维生素 C。故多吃新鲜蔬菜和水果,有助于高血压病的防治。其他水溶性维生素如维生素 B_1、B_6、B_2 和 B_{12},均应及时补充以防缺乏。

6. 合理餐次和烹调　忌暴饮暴食,宜少量多餐,每天 4~5 餐为宜,避免过饱。食物烹饪方法可采用炒、炖、烩、煮、焯等,不宜油炸、煎。

7. 多吃蔬菜和水果　每天食用不少于 300g 蔬菜和 200g 水果,能增加膳食纤维的摄入量。

8. 忌烟酒,宜饮茶　烟中含有的尼古丁可使心跳加快,血管收缩,促使血压升高,还可促使钙盐、胆固醇等在血管壁上沉积,加速动脉粥样硬化的形成。长期大量饮酒可诱发高血压、酒精性肝硬化,并加速动脉硬化。茶叶含有多种防治高血压病的有效成分,以绿茶为好。

（三）高血压人群营养素摄入量的确定

1. 能量的确定　普通高血压人群:25~35kcal/(kg·d)标准体重为宜;伴有超重和肥胖的高血压人群:20~30kcal/(kg·d),或是能量摄入比平时减少 500~1000kcal。

2. 三大产能营养素的确定　蛋白质占总能量的 15% 左右或是 1.0~1.2g/kg,脂肪占 25%左右(有高脂血症或肥胖人群的脂肪供能比应在 25% 以下),碳水化合物占 55%~65%。

3. 胆固醇的摄入量　每天摄入量 300mg 以下。

4. 钠的摄入量　精盐 4~6g。

5. 其他矿物质以及维生素　矿物质和维生素的摄入量以达到 RNI(营养素推荐摄入量)标准为宜。

（四）高血压人群的食物选择

1. 宜用食物

(1)多食用能保护血管和具有降血压、降血脂作用的食物。具有降血压作用的食物有:

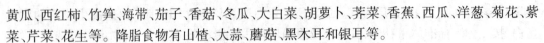

黄瓜、西红柿、竹笋、海带、茄子、香菇、冬瓜、大白菜、胡萝卜、荠菜、香蕉、西瓜、洋葱、菊花、紫菜、芹菜、花生等。降脂食物有山楂、大蒜、蘑菇、黑木耳和银耳等。

（2）多食用含钙丰富的食物：如豆类及其制品、鱼、虾、乳类及其制品等。

（3）维生素含量丰富的蔬菜和水果：如小白菜、苹果、猕猴桃、青菜及芹菜叶等。

2. 忌（少）用食物

（1）限制高能量食物，尤其是动物油脂或油炸食物。

（2）限制过咸的食物（如腌制品、虾米、蛤贝类等）和含钠高的绿色蔬菜。

（3）少用烟、酒、浓茶、咖啡以及辛辣性食品。

二、高脂血症人群营养配餐

高脂血症是指血清总胆固醇（TC）、甘油三酯（TG）和低密度脂蛋白胆固醇（LDL-C）水平高于正常值，而高密度脂蛋白胆固醇（HDL-C）低于正常值，是一种十分常见的疾病，被称为"无声的杀手"。

（一）与高脂血症有关的膳食因素

1. 脂肪酸 膳食中的饱和脂肪酸可以显著升高血清总胆固醇和低密度脂蛋白的水平。

单不饱和脂肪酸有降低血清总胆固醇和低密度脂蛋白胆固醇水平的作用，同时可升高高密度脂蛋白胆固醇的水平。膳食中单不饱和脂肪酸主要来自花生油、橄榄油、玉米油、芝麻油等。

多不饱和脂肪酸可降低血清总胆固醇、低密度脂蛋白胆固醇的水平，并且不会升高甘油三酯水平。

反式脂肪酸，如人造黄油，可使低密度脂蛋白胆固醇水平升高，高密度脂蛋白胆固醇水平降低；反式脂肪酸能明显增加心血管疾病的危险性，比饱和脂肪酸更容易导致人体出现动脉粥样硬化。膳食中的反式脂肪酸大多数来自氢化油，如人造黄油、植脂末。

2. 碳水化合物 进食大量单糖、双糖等糖类，可使血清总胆固醇、甘油三酯（TG）、低密度脂蛋白（LDL）、极低密度脂蛋白（VLDL）水平升高，高密度脂蛋白（HDL）水平下降，因此高脂血症患者应减少进食葡萄糖、蔗糖、果糖及含糖量高的食品。可选择含复合碳水化合物的玉米、大米、面粉等谷类，适量摄入此类食物不会加重病情。

3. 植物固醇 植物固醇主要来源于植物油、坚果类及蔬菜、水果等。植物固醇可以竞争性抑制肠内胆固醇酯的水解，促使其排出体外，另外植物固醇可竞争性地占据微粒内胆固醇的位置，影响胆固醇与肠黏膜细胞接触，妨碍其吸收。有研究表明，植物固醇能降低大约20%的血清胆固醇和低密度脂蛋白（LDL），对高密度脂蛋白（HDL）和甘油三酯（TG）水平影响不大。

4. 矿物质 动物实验发现缺钙可引起血清总胆固醇（TC）和甘油三酯（TG）升高，补钙后血脂恢复正常。缺锌可导致血脂代谢异常。人体中的镁元素对心血管系统有保护作用，具有降低冠状动脉张力、增加冠状动脉血流量、降低胆固醇等作用。

铬元素是葡萄糖耐量因子的组成成分，是脂质代谢和葡萄糖代谢的必需元素。铬元素缺乏可导致血清总胆固醇（TC）增高，使血清中高密度脂蛋白胆固醇水平下降。补充铬后，可使血清总胆固醇（TC）和甘油三酯（TG）水平降低，使血清中高密度脂蛋白胆固醇水平升高。

5. 膳食纤维 膳食纤维可降低血清总胆固醇和低密度脂蛋白胆固醇水平，其中可溶性膳食纤维比不溶性膳食纤维作用更强。含膳食纤维丰富的食物有大麦、燕麦、豆类等。

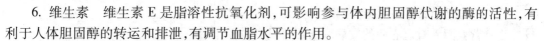

6. 维生素 维生素 E 是脂溶性抗氧化剂,可影响参与体内胆固醇代谢的酶的活性,有利于人体胆固醇的转运和排泄,有调节血脂水平的作用。

(二)高脂血症人群的膳食营养原则

1. 一个平衡 从饮食中获得的各种营养素,应该种类齐全,比例适当。包括:氨基酸平衡、能量平衡、酸碱平衡、营养素平衡等。

2. 五个原则 低能量、低胆固醇、低脂肪、低糖、高膳食纤维饮食。

(1)低能量:控制饮食的量,旨在达到并维持理想体重。

(2)低胆固醇:每日胆固醇摄取量应低于 300mg,胆固醇只在动物性食品中才有,植物性食品中不含胆固醇。各种肉类(包括:猪、牛、鸡、鸭、鱼、羊等)胆固醇含量:平均每 50g 含 20 ~ 30mg 胆固醇。动物内脏、脑、鱼卵、鱿鱼等动物性食品胆固醇含量较高,应减少摄食。

(3)低脂肪:脂肪酸产能比例小于 30%,尽量少吃富含饱和脂肪酸的食物,包括动物性食品(肥肉、猪油、牛油、猪肠、全脂奶、奶油、牛腩及肉类外皮)和部分植物性食品(酥油、椰子油、椰子、棕榈油)。烹调用油宜选择含不饱和脂肪酸较多的植物油,例如:豆油、米油、玉米油、葵花子油、橄榄油、花生油、芥花油、苦茶油。另外,鱼类及豆类的饱和脂肪酸含量较少,亦可多考虑用以取代其他肉类,作为蛋白质来源。不吃或尽量少吃高油食品(腰果、花生、瓜子、蛋糕、西点、中式糕饼、巧克力、冰激凌),摄食量不超过 25g/d。

(4)低糖:限制甜食,含糖饮料。过多摄入精制糖,可以引起血糖升高,合成更多的甘油三酯,引起高甘油三酯血症,还能使许多促进甘油三酯合成的酶类的生物作用增强,血中的甘油三酯自然增多。注意粗粮、细粮合理搭配,有益于控制甘油三酯水平。

考点提示

高脂血症患者的膳食营养原则

(5)膳食纤维:每日摄入膳食纤维 30g 左右。

3. 减少食盐用量 国标建议摄食量小于 6g。

4. 戒烟,戒酒,适宜运动。

(三)高脂血症人群的食物选择

1. 宜用食物

(1)高膳食纤维的蔬菜和粗粮:如芹菜、韭菜和油菜等。

(2)烹饪油选用植物油,如豆油。

(3)富含多不饱和脂肪酸的深海鱼类,同时补充维生素 E,防止脂质过氧化。

(4)乳及乳制品、豆类及豆制品。

(5)具有降血脂作用的绿茶。

2. 忌(少)用食物

(1)胆固醇含量高的动物内脏、蛋黄、鱼子及蛤贝类。

(2)动物性油脂(鱼油除外)。

三、冠心病人群的营养配餐

冠心病全称冠状动脉粥样硬化性心脏病,是由冠状动脉血管发生动脉粥样硬化病变而引起血管腔狭窄或阻塞,造成心肌缺血、缺氧或坏死而导致的心脏病,还包括炎症、栓塞等导致管腔狭窄或闭塞而导致的病症。冠心病的发病率在 40 岁以后逐渐增加,普遍认为高脂血症、原发性高血压、糖尿病、吸烟、肥胖和缺少体力活动是冠心病的危险因素,合理饮食是防治冠心病的重要措施。

（一）与冠心病有关的膳食因素

膳食营养因素对冠心病的发病和防治都具有重要作用。

1. 脂类 一般认为总脂肪的摄入量不超过30%，饱和脂肪酸低于总能量的10%，单不饱和脂肪酸为总能量的8%～10%，多不饱和脂肪酸n-6∶n-3为（4～6）∶1，反式脂肪酸摄入量应低于总能量的1%。另外，限制膳食中胆固醇的摄入，血清胆固醇升高也是心脑血管发病的危险因素。禽蛋中胆固醇含量高，应适量摄入，控制在3～4枚/周比较好。奶及奶制品是膳食脂肪的重要来源，可以使饱和脂肪酸和胆固醇增加，但也是钙、钾等矿物质的良好来源，推荐摄入低脂奶制品以保护血管。

2. 碳水化合物 限制碳水化合物的总量，防止能量摄入过多转化成体内的脂肪，导致脂肪合成增加。而且不能只看膳食中碳水化合物的总量，种类更为重要，建议选用低血糖指数（GI）食物大豆和其他的杂豆类。低GI的膳食可以降低胆固醇和LDL-C。膳食纤维也有调节血脂，降低胆固醇、LDL-C水平，摄入量与心血管疾病的危险性呈负相关，可溶性膳食纤维比不溶性膳食纤维的作用要强。

3. 蛋白质 有研究表明，蛋白质摄入量增加至总能量的20%～25%有利于降低心血管疾病的危险性，但是通过动物性食物增加蛋白质时，必须选择低脂肪和胆固醇的食物，如瘦肉和脱脂奶，否则会增加脂肪和胆固醇的摄入。可以适量选择大豆及其制品，大豆除了供应优质蛋白质外，还含有许多生物活性物质（如异黄酮类），具有降低血清胆固醇、抗动脉粥样硬化和改善血管功能的作用。

4. 蔬菜和水果 多吃蔬菜和水果对冠心病、脑卒中有显著的保护作用。其作用机制与蔬菜水果中含有大量的膳食纤维、有抗氧化作用的营养素以及多种生物活性物质有关。另外，坚果中因为含有丰富的膳食纤维，也有降低血清胆固醇的作用，但其脂肪含量较高，在选用时要慎重。

5. 酒精 有研究证明，适度饮酒对心脏具有保护作用，可降低冠心病和缺血性脑卒中的危险，但是长期大量饮酒（>60ml/d）反而会使危险性增加。但饮酒会影响脂质代谢，使血清甘油三酯升高，应避免饮酒的同时摄入较多脂肪。

6. 茶和咖啡 茶和咖啡中含有许多抗氧化物质，如类黄酮、多酚类、绿原酸等比蔬菜和水果高出数倍。因此，饮茶能降低胆固醇在动脉壁沉积，但咖啡豆中的咖啡酯具有升高血清胆固醇的作用，应适量饮用。

（二）冠心病人群的膳食营养原则

1. 控制总能量，维持正常体重 超过理想体重10%为超重，超过20%为肥胖。在控制能量的同时，可适当增加运动。

2. 减少总脂肪的摄入量 尽量限制摄入肥肉、肥禽及其他含油脂高的食物。烹调用植物油，每日以25g为限。

3. 限用胆固醇含量高的食物 每日从食物摄取的胆固醇应低于300mg。忌食动物内脏、鱼卵、蛋黄等。

4. 宜选用含脂肪少、高生物价蛋白的食物 可适量选择低脂奶、鸡肉、虾、鱼、瘦肉、豆制品等。

5. 少吃甜食 应不用或少用精制碳水化合物，如蔗糖、糖果、甜食等，选用复合碳水化合物，如谷类、薯类等。

6. 摄入充足的维生素 维生素C、B族维生素和维生素E都有调节脂质代谢的作用，应注意补充。

7. 充足的膳食纤维 膳食纤维可减少肠黏膜对胆固醇的吸收,加速胆固醇的排泄,从而起到降血脂的作用。粗粮和蔬菜是富含膳食纤维的食物,在日常膳食中应适当多吃。

8. 饮食要清淡 减少食盐的摄入量,建议每天控制在5g以内。

9. 餐次合理 少量多餐,每次进食勿过饱,忌暴饮暴食,晚餐宜少于午餐。

10. 进食降血脂食物 如洋葱、大蒜、香菇、木耳、海带、紫菜、豆制品、新鲜蔬菜和水果等。

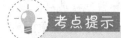

考点提示

冠心病患者的膳食营养原则

11. 其他膳食因素 烈性酒应禁忌,可少量饮用低度酒,如啤酒、葡萄酒等。忌饮浓茶,浓茶会使大脑兴奋,影响睡眠,对冠心病不利。可适当饮淡茶,可减少肠道对脂肪的吸收,有助消化作用。

(三)冠心病人群的食物选择

1. 宜用食物

(1)高膳食纤维的粗粮:如玉米、小米和高粱等。

(2)维生素、矿物质及膳食纤维含量丰富的新鲜蔬菜和水果。

(3)富含优质蛋白及多不饱和脂肪酸的深海鱼类;富含优质植物蛋白的豆类及其制品。

(4)具有降脂、降压作用的洋葱、木耳、大蒜及海带等。

2. 忌(少)用食物

(1)过咸、过甜的食品,如咸菜、大酱、食用糖和蜂蜜等。

(2)动物油脂及油炸食品。

(3)饮酒应适量。

冠心病患者在选择食物时可参考表5-22和表5-23。

表5-22 常见食物中胆固醇含量(mg/100g)

食物	胆固醇	食物	胆固醇	食物	胆固醇
鸡肉	82	猪肉	81	青鱼	163
鸡蛋	463	羊肉	96	带鱼	71
鸭肉	120	牛肉	58	鲳鱼	92
鸭蛋	642	猪肝	380	海虾	117
牛奶	76	猪脑	2571	鱿鱼	268

表5-23 冠心病患者食物选择参考表

可随意进食的食物	适量进食的食物	少吃或忌吃的食物
谷物,尤其是粗粮	瘦肉	动物脂肪,如牛油、羊油、鸡油、奶油
豆类,尤其是大豆及其制品	绝大多数的鱼类	
蔬菜,尤其是洋葱、大蒜	素油,包括豆油、橄榄油等	肥肉,包括猪、牛、羊肥肉等
菌藻类,如木耳、香菇、海带、紫菜	牛奶	内脏、鱼子、虾子
各种瓜类和水果		蛋黄每周2~3个
蛋白		烟、酒、糖、巧克力、浓茶
		软体类和贝壳类

四、糖尿病人群的营养配餐

糖尿病是遗传因素和环境因素长期共同作用导致的慢性、全身性代谢疾病,主要是由于体内胰岛素绝对或相对缺乏而引发血糖升高、尿糖,造成多食、多饮、多尿、体重减少等症状的疾病。严重时导致脂肪、蛋白质、水和电解质代谢紊乱,造成心、脑、肾、眼、神经等重要器官的并发症,甚至导致残疾或死亡。

(一)与糖尿病有关的膳食因素

1. 能量 根据糖尿病患者的年龄、性别、活动状况和体重来确定合适的能量供给量。糖尿病患者因胰岛素缺乏,易发生能量代谢紊乱。摄入能量过低,机体处于饥饿状态,易引发脂类代谢紊乱,导致酮血症;摄入能量过高,体重增加,血糖难以控制,加重病情。

2. 碳水化合物 碳水化合物是主要能源物质和构成机体组织的重要成分。糖尿病患者胰岛素分泌不足或胰岛素抵抗,导致糖代谢紊乱,使血糖升高、尿糖排出增多,引起多尿、多饮和多食。因此,糖尿病患者碳水化合物摄入过高时,极易出现高血糖;摄入不足时,引起体内脂肪和蛋白质分解供能,易导致酮血症。

3. 脂类 体内脂类代谢,一部分产生能量,一部分转化为体脂贮存。糖尿病后期由于脂类代谢紊乱,糖代谢紊乱,相继会引发代谢性酸中毒、酮症酸中毒和高渗性昏迷等并发症。为防止酮血症和酮症酸中毒,需要适量供给碳水化合物,减少体脂的过多动员氧化。为防止和延缓心脑血管并发症,必须限制饱和脂肪酸的摄入量。

4. 蛋白质 糖尿病患者由于糖代谢紊乱,能量供应不足,导致蛋白质分解供能;由于胰岛素不足,蛋白质合成减慢,分解代谢亢进,易发生负氮平衡。患者消瘦、抵抗力减弱,易感染,伤口愈合不良。严重者会影响水和酸碱平衡,加重脱水和酸中毒。

5. 维生素 糖尿病患者糖异生作用旺盛,B族维生素消耗增多,如果供给不足,会加重糖代谢紊乱。具有氧化作用的维生素E、维生素C和β-胡萝卜素能帮助消除自由基,防止生物膜的脂质过氧化。因此,充足的维生素对调节机体的物质代谢有重要作用。

6. 矿物质 糖尿病患者多尿,会导致锌、镁、钠和钾等从尿中丢失过多,出现低血锌和低血镁。缺锌会使胰岛素分泌减少,导致葡萄糖耐量降低,加速老年糖尿病患者的下肢溃疡。低镁血症会引起2型糖尿病患者对胰岛素不敏感,与视网膜病变和缺血性心脏病等并发症有关。

 知识链接

低血糖反应

正常成人空腹血糖为3.9~5.6mmol/L,低于3.5mmol/L为低血糖。糖尿病病人容易出现低血糖,使用胰岛素的病人最常见。导致低血糖的原因有胰岛素过量、口服降糖药物过量、膳食过少或运动突然增多未及时进食等。主要症状是心慌、出汗、头晕、饥饿、烦躁、手抖、全身无力,严重时可致神志不清、精神抑郁、全身抽搐,甚至昏迷等。

(二)糖尿病人群的膳食营养原则

膳食治疗 多数糖尿病患者是由于不合理的饮食习惯引起的,目前饮食疗法已被公认为是治疗糖尿病的基础方法。

（1）控制能量摄入：合理控制总能量摄入是糖尿病营养治疗的首要原则。体重是评价能量摄入是否合适的基础指标，可定期测量（每周一次），并根据体重的变化及时调整能量供给量。

（2）控制碳水化合物的摄入量：适当的碳水化合物摄入量，有助于提高胰岛素的敏感性，减少肝脏葡萄糖的产生和改善葡萄糖耐量。过多摄入碳水化合物会加重胰腺负担，摄入不足会引起低血糖或酮血症。一般成人糖尿病患者每日碳水化合物摄入量为200～300g，也可根据自身血糖、尿糖和用药情况随时调整。为了改善食品的口味，必要时可选用甜味菊、木糖醇等甜味剂代替蔗糖。若食用水果，应适当减少主食，并选食低血糖指数的水果。

常见的低血糖指数（GI）的食物有：

谷类：粗粮，如整粒小麦、大麦、燕麦，稻麸，黑米，荞麦，粗玉米糁等。

豆类：干豆类及其豆制品，如绿豆、豌豆、蚕豆、扁豆、鹰嘴豆、黑豆、豆腐等。

乳类：各种乳类及制品。

薯类：粉条、魔芋、芋头。

水果：含果酸较多的水果，苹果、桃、杏、李子、樱桃、猕猴桃、柑、柚、葡萄、梨等。

即食食品：全麦型或高纤维产品，含麦粒的面包、燕麦麸面包等。

（3）控制脂肪的摄入量：限制膳食脂肪的摄入量，尤其是饱和脂肪酸不宜过多，一般成人患者每日总脂肪摄入量为45～55g。胆固醇摄入量每日低于300mg，同时高脂血症患者每日胆固醇摄入量应低于200mg。糖尿病患者应避免进食富含胆固醇的食物，如动物脑和肝、肾等动物内脏，还有鱼卵、蛋黄等。

（4）控制蛋白质的摄入量：成人蛋白质1.0～1.2g/（kg·d），但糖尿病患者伴有肾功能不全时应根据肾功能损害程度限制蛋白质摄入，一般为0.5～0.8g/（kg·d）。另外，膳食中应有1/3以上的蛋白质为优质蛋白质。

（5）控制维生素和矿物质的摄入量：糖尿病患者因主食和水果摄入量的限制，较易发生维生素和矿物质缺乏。因此，应供给足量维生素和矿物质，但应控制钠的摄入，以防止和减缓高血压、高血脂、动脉硬化和肾功能不全等并发症。维生素 B_1、B_6、B_{12} 等可维持糖尿病患者神经系统的正常功能。维生素 C、维生素 E 和 β-胡萝卜素具有抗氧化，清除自由基的作用，可保护血管，预防动脉硬化及血栓等并发症。糖尿病患者易出现钙、磷代谢紊乱。镁、锌、铬对胰岛素的生物合成及能量代谢起重要作用；锌是胰岛素的成分之一；铬是葡萄糖耐量因子的重要成分。同时，采用低盐饮食（通常每天食盐摄入不超过6g）。

（6）控制膳食纤维的摄入量：可溶性膳食纤维可减缓餐后血糖升高，同时还具有降血脂作用。一般建议每日膳食纤维摄入量为20～35g。

（7）饮酒要节制：糖尿病患者建议禁酒。

（8）科学合理的饮食习惯

1）合理的进餐制度：定时定量、合理安排餐次、少量多餐（每日3～6餐）、合理安排各餐供能比。根据患者饮食习惯分配餐次，至少一日三餐，一日三餐的分配以早餐占全日总能量的30%、午餐40%、晚餐30%较为适宜。在总能量范围内适当增加餐次有利于改善糖耐量并可预防低血糖的发生。

2）合理选择食物：食物多样、主食适量、多吃蔬菜及粗粮、少吃油脂、清淡少盐。

3)改变进食习惯:细嚼慢咽(尽量延长进餐时间),先吃蔬菜或喝汤,再吃主食,交替进食。

4)合理烹调:少用煎、炸、炒等方法,多用蒸、煮、炖、凉拌等烹调方法,减少油脂用量。

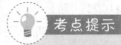

考点提示

糖尿病患者的膳食营养原则

(三) 糖尿病人群的食物选择

1. 宜用食物

(1)荞麦面、玉米等粗杂粮,维生素、矿物质及膳食纤维含量高,有助于改善葡萄糖耐量。

(2)维生素、矿物质及膳食纤维含量丰富的新鲜蔬菜和水果。

(3)富含优质蛋白和多不饱和脂肪酸的豆类及其制品,有降脂作用。

2. 忌(少)用食物

(1)精制糖,如白糖、红糖、甜点心、蜜饯等;限量含果糖和葡萄糖高的水果。

(2)动物油脂,如猪油、奶油等,鱼油除外。

(3)低蛋白质高碳水化合物的食物,如马铃薯、芋头、藕、山药等。

(4)长期饮酒会损害肝脏,引起高甘油三酯,故应适量。

五、痛风人群的营养配餐

痛风是嘌呤合成代谢紊乱和(或)尿酸排泄减少、血尿酸增高所致的一组疾病。痛风特指急性特征性关节炎和慢性痛风石疾病,主要包括急性发作性关节炎、痛风石形成、痛风石性慢性关节炎、尿酸盐肾病和尿酸性尿路结石,重者可出现关节残疾和肾功能不全。痛风常伴腹型肥胖、高脂血症、高血压、2 型糖尿病及心血管病等表现。

(一) 与痛风病有关的膳食因素

1. 摄食较多高蛋白、高脂肪、高嘌呤食物 高蛋白饮食不但嘌呤摄入增多,而且可促进内源性嘌呤的合成。脂肪摄入过多,血酮浓度增加,会与尿酸竞争并抑制尿酸在肾排泄。痛风患者常伴有肥胖和高脂血症。有人发现痛风患者的平均体重超过标准体重 17.8%,并且人体表面积越大,血尿酸水平越高。肥胖者减轻体重后,血尿酸水平会有所降低。高嘌呤饮食并不是痛风的致病原因,但可使细胞外液尿酸值迅速增高,诱发痛风发作。

2. B 族维生素和维生素 C 可促进组织沉积的尿酸盐溶解,有利于缓解痛风。

3. 长期饮酒更易患痛风 乙醇可抑制糖原异生,尤其是长期空腹饮酒,可使血液中酮体和乳酸浓度升高,酮体和乳酸可抑制肾小管分泌尿酸,使肾脏排泄尿酸能力降低。饥饿和酗酒同时存在,可诱发痛风急性发作。啤酒含大量嘌呤,可使血尿酸浓度增高,加重痛风。

4. 因尿酸易溶于碱性溶液中,多食用碱性食物,可使尿液偏碱性,促进尿酸的排泄。

(二) 痛风人群的膳食营养原则

1. 限制高嘌呤食物 过去主张无嘌呤饮食或严格限制富含嘌呤的食物,但在限制嘌呤时,也限制了蛋白质,长期此种饮食模式会影响健康。

目前主张根据不同的病情,决定膳食中的嘌呤含量。急性痛风时,每天嘌呤摄入量应控制在 150mg 以下,可选择嘌呤含量低的食物(<25mg/100g),缓解期,可选用嘌呤含量中等的食物(25~150mg/100g)。另外,可随意选用含嘌呤低的食物,禁用含嘌呤高的食物(>150mg/100g)。

2. 限制脂肪摄入量 为了促进尿酸的正常排泄,主张用中等量或较低量的脂肪,一般控制在每日50g以内为宜。在烹调肉时,应先用水焯一下捞出,可排出肉中的部分嘌呤,从而减少嘌呤摄入量。过量脂肪可使尿酸排出减少,因此应适当减少脂肪摄入。

3. 供给适量的碳水化合物 我国居民能量的主要来源应是碳水化合物,如面粉、米类,适量的碳水化合物可增加尿酸的生成与排出。但不要过量,引起肥胖。

4. 供给充足的维生素和矿物质 充足的蔬菜和水果不但可供给丰富的维生素和矿物质,还能够碱化尿液,利于缓解痛风症状。

5. 慢性痛风或缓解期的痛风,应给予平衡饮食 该时期的患者可以适当放宽嘌呤的摄入,可自由选食低嘌呤食物,同时维持理想体重。烹调时,瘦肉煮沸去汤后食用,防止过度饥饿,平时应注意多饮水,少用食盐和酱油。

6. 适量饮用饮料 茶叶碱或咖啡碱在体内代谢成甲基尿酸盐,不沉积在痛风石里,不能生成痛风结石,所以对咖啡、可可、茶不严格限制,可适量选用。酸奶因含乳酸较多,对痛风病人不利,故不宜饮用。应尽量少食蔗糖或甜菜糖,因为它们分解代谢后一半成为果糖,而果糖能增加尿酸生成,蜂蜜含果糖亦较高,不宜食用。

7. 鼓励病人多饮水 尿液pH 6.0以下时,需服碱性药物,以碱化尿液,利于尿酸的离子化、溶解和排泄。要多饮水稀释尿液,每日液体摄入总量需达2500~3000ml,使排尿量每日达2000ml以上,防止结石的形成。

8. 戒烟限酒 应禁止吸烟。饮酒易使体内乳酸堆积,乳酸对尿酸的排泄有竞争性抑制作用。一次大量饮酒,亦可使血清尿酸含量明显升高,诱使痛风发作。多次少量饮酒,会刺激嘌呤合成增加,升高血清和血尿酸水平。啤酒中含有嘌呤,故应避免饮用。

9. 注意食品烹调方法 合理的烹调方法,可以减少食物中嘌呤含量,如将肉食先水煮,弃汤后再行烹调。此外,辣椒、咖喱、胡椒、芥末、生姜等食品调料,均能兴奋自主神经,诱使痛风急性发作,应尽量避免食用。

10. 保持平和的心态 紧张、过度疲劳、焦虑、强烈的精神创伤易诱发痛风,痛风病人要劳逸结合,保证睡眠,生活要有规律,以消除各种心理压力。

(三) 痛风病人群的食物选择

1. 宜用食物

痛风患者易选用嘌呤含量少于25mg/100g的食物。

(1)主食类:米、面类制品、淀粉、高粱、通心粉、马铃薯、甘薯、山芋等。

(2)奶类:牛奶、乳酪、冰激凌等。

(3)荤食:蛋类以及猪、鸡鸭血等。

(4)蔬菜类:大部分蔬菜均属于低嘌呤食物。

(5)水果类:水果基本上都属于低嘌呤食物,可以放心食用。

(6)饮料:矿泉水、苏打水、可乐、汽水、麦乳精、茶、果汁、咖啡、巧克力、可可、果冻等。

(7)其他:酱类、蜂蜜、植物油、瓜子、黄油、奶油、杏仁、核桃、榛子、干果、糖、蜂蜜、动物琼脂及调味品。

2. 忌(少)用食物 缓解期,可根据个人情况适量选择中等嘌呤食物(25~150mg/100g),但不可一次摄入中等嘌呤食物过多。痛风病人任何时期都应禁止摄入高嘌呤食物(>150mg/100g)。

(1)中等嘌呤食物:①水产类:草鱼、鲤鱼、鳕鱼、比目鱼、鲈鱼、螃蟹、鳗鱼、鳝鱼、香螺、鲍鱼、鱼丸、鱼翅。②蔬菜类：菠菜、笋（冬笋、芦笋、笋干）、豆类（四季豆、青豆、菜豆、豌豆）、海带、金针菇、银耳、蘑菇、菜花。③肉类：家禽、家畜肉。④豆类及其制品：豆制品（豆腐、豆干、豆奶粉、豆浆）、干豆类（绿豆、红豆、黑豆、蚕豆）、豆苗、豆芽。

（2）高嘌呤食物：①水产类：鱼类（鱼皮、鱼卵、鱼干以及沙丁鱼、凤尾鱼等海鱼）、贝壳类、虾类、海参。②肉类：家禽及家畜的肝、肠、心、肺、脑等内脏，肉脯、浓肉汁、肉馅等。③其他：各类酒，酵母粉。

一般食物嘌呤含量为：内脏、鱼＞干豆、坚果、肉＞叶菜＞谷类＞淀粉类、水果。

六、单纯性肥胖人群的营养配餐

（一）肥胖的定义

肥胖是由于长期摄入脂肪过多，超过机体能量消耗，体内多余能量转化为脂肪，并过多积聚而引起的营养代谢失衡性疾病。肥胖病不仅是一种独立的疾病，也是高血压、高脂血症、动脉粥样硬化、心脑血管疾病、糖尿病、脂肪肝、胆囊结石等慢性疾病的重要原因。

（二）肥胖常用的评价指标

1. 体质指数（BMI） 体质指数是目前应用非常普遍的指标。该指标不受性别影响，并且简单实用，但对于一些特殊人群如运动员、孕妇等人群，该指标就难以准确反映其肥胖程度。

计算公式为：$BMI = 体重(kg)/[身高(m)]^2$

我国成人判断消瘦、超重和肥胖的界限为：

成人体质指数：正常范围为 18.5～23.9

小于 18.5 为消瘦；

24～28 之间为超重；

大于 28 为肥胖。

2. 腰围（WC） WHO 建议标准：男性＞94cm；女性＞80cm 可以判断为肥胖。

3. 腰臀比（WHR） 臀部最隆起的部位测的身体水平周径为臀围，腰围与臀围之比为腰臀比。男性＞0.9，女性＞0.8 可判断为中心性肥胖，该标准随年龄、人种、性别不同而不同。

4. 肥胖度

计算公式：理想体重（kg）＝身高（cm）－105

肥胖度＝[（实测体重－理想体重）÷理想体重]×100%

肥胖度大于 10% 为超重；超过 20% 为肥胖，超过 20%～30% 为轻度肥胖；超过 30%～50% 为中度肥胖；超过 50% 以上为重度肥胖；超过 100% 为病态肥胖。

（三）与单纯性肥胖有关的膳食因素

1. 摄食过多 由于摄取的食物过多，能量过剩，体内多余的能量则以脂肪的形式储存于脂肪组织，导致体内脂肪增加。

2. 不良的饮食习惯 人们的饮食习惯及饮食质量与肥胖的发生也有一定的关系。不良饮食习惯几乎见于绝大多数肥胖患者，主要特征有：进食时所选择的食物块大，咀嚼少、整个进食速度较快，以及在单位时间内进食量明显较多等。这种方式下不仅进食快而且进食量也大大超过了非肥胖者。除此之外还有吃甜食过多、非饥饿状态下看见食物也容易诱发

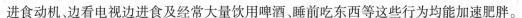

进食动机、边看电视边进食及经常大量饮用啤酒、睡前吃东西等这些行为均能加速肥胖。

3. 情绪因素　常因情绪变化,不由自主地进食或暴饮暴食,以缓解压抑的情绪从而导致能量过多,成为肥胖者。

4. 运动因素　现代社会由于交通工具的发达以及家务劳动的机械化、电气化,体力活动大为减少,使得能量的供给超过了需要,导致能量供给与消耗的失衡,常会引起肥胖。一些重体力劳动者由于工种更换,成为轻体力劳动者;或是运动员终止其从事的体育运动,此时如果不相应的调整饮食,就会造成营养物质过剩,导致肥胖。

5. 生理因素　男子中年以后和女性绝经后,由于各种生理功能减退、体力活动减少,而未相应减少进食,往往容易造成体内脂肪堆积而发胖。还有一些妇女在妊娠、哺乳期间营养较好,产后未能及时调整饮食也会导致肥胖。

6. 环境因素　在寒冷的环境里为了御寒大量进食,也会造成肥胖。在工作或家务劳动中与食物接触机会较多,有更多的进食以及品尝各种食物的机会,也容易发生肥胖,如厨师、家庭主妇。

（四）单纯性肥胖人群的膳食营养原则

1. 限制能量摄入　以保证机体能从事正常的活动为原则,能量控制在 800～1200kcal/d。能量限制应逐渐降低,避免骤然下降。低分子糖类食品(如蔗糖、麦芽糖、糖果、蜜饯等)和酒精饮料,往往都是一些能量密度高而营养成分少的食品,它们给机体提供的只是些"空白能量",这些食物不适合肥胖人群食用。

2. 适当增加蛋白质供能比例　由于限制膳食能量的供给,不仅会促使体脂消耗的增加,还会造成机体组织蛋白的消耗,因此低能膳食中的蛋白质比值必须予以提高;但另一方面,蛋白质作为能量物质之一,摄入过多同样引起肥胖,同时还会导致肝、肾功能不可逆的损伤,所以低能膳食中蛋白质的供给量不可过高,其蛋白质摄入量应占膳食总能量的 20%～30%。

3. 限制碳水化合物　正常情况下,其供能比例为 55%～65%。由于碳水化合物不易产生饱腹感,可引起食欲增加,而肥胖者又常有食欲亢进现象,若为其所提供的低能膳食中碳水化合物的比例限制过低,那么,患者必将难以忍受;为了防止酮病的出现和负氮平衡的加重,以及为了维护神经系统正常代谢,对碳水化合物的限制又不可过分苛求。因此,既要降低其比例又不可过分降低,其供能比控制在膳食总能量的 40%～55%为宜。

4. 限制脂肪　肥胖者膳食脂肪的供能比应占膳食总能量的 20%～25%,不宜超过30%;烹调用油每天应控制在 10～20g,任何过高或过低的脂肪供给都是不可取的。限制含饱和脂肪酸高的食品(如肥肉、猪牛羊油、椰子油、可可油等)摄入。

5. 充足的水、维生素、矿物质和膳食纤维。

6. 养成良好饮食习惯,烹调方法及餐次　宜采用蒸、煮等烹调方法,忌用油煎、油炸的方法。在控制总能量的条件下,可采用少量多餐,以 3～6餐为好。

7. 日常生活习惯调整,积极运动。

（五）肥胖病人群的食物选择

1. 宜用食物　谷类、各种瘦肉、鱼、豆、奶、蛋类均可选择,但应限量,蔬菜和水果可多选用。

2. 忌(少)用食物　富含精制糖的各种糕点、零食、饮料和酒类;富含饱和脂肪酸的各类食物,如猪牛羊油、肥肉、椰子油、可可油等,以及各类油炸、煎的食品。

七、骨质疏松症人群的营养配餐

骨质疏松症是以骨量减少和骨组织微观结构破坏为特征,导致骨的脆性和骨折危险性增高的全身性疾病。人体骨骼中的骨质降到一定程度时,骨小梁的数量减少,间隙加大,骨内的主要矿物质钙盐大量流失,其内部变得相当松软,强度明显下降,甚至压缩变形,以致在很小外力下即可发生骨折,即为骨质疏松症。骨质疏松症可产生骨痛、驼背、身材变矮、骨折乃至致残、重则危及生命等后果。

骨质疏松症早期可以没有明显的临床症状和特征,到中期以后,一般骨量丢失12%以上时即可出现骨痛。此时会出现全身酸痛、无力,活动时加剧,尤其是背与腰感到疼痛,同时身高变矮、骨骼变形。患老年骨质疏松症时,会出现椎体骨小梁萎缩,数量减少,椎体压缩变形,脊柱前屈形成驼背、呼吸系统障碍等症状。特别是骨峰值低的妇女更易发生骨质疏松症。

(一)与骨质疏松症有关的膳食因素

1. 蛋白质　蛋白质是合成骨基质的原料,长期蛋白质缺乏,合成骨基质蛋白质不足,或者蛋白质摄入过多,使尿钙排泄增加,均可以引起骨质疏松症。

2. 钙　人身体内的钙99%分布在骨骼和牙齿内,钙的摄入量直接影响着骨骼内钙量储存。长期低钙膳食,必然会导致骨矿物质丢失,骨密度峰值降低,骨质疏松速度加快,骨折的危险性增加。

3. 磷　人体内的磷80%在骨骼内,钙磷比例适宜是维持骨骼坚固的必备条件,钙磷比例2:1～1:2范围比较适宜。高磷摄入,会引起血磷长高,使钙吸收下降。

4. 镁　人体内的镁60%在骨骼内,与钙共同维持骨骼的结构。

5. 锌　参与骨形成和骨重建。

6. 钠　高盐膳食增加尿钙排出,影响骨骼正常代谢,容易导致骨质疏松。

7. 维生素 D　促进钙吸收,直接参与骨代谢和骨形成。维生素 D 摄入不足,可影响肠道钙的吸收和运转,长期维生素 D 缺乏可引起骨软化症,增加骨折的风险。

8. 膳食纤维　过多摄入膳食纤维可增加钙丢失。

9. 维生素 A　参与合成骨基质蛋白质,保证骨正常生成和重建。

10. 其他　经常大量摄入酒、咖啡、碳酸饮料和浓茶都易导致骨质疏松,喝得越多,越容易患骨质疏松。可乐中含有磷酸,不仅会降低人体对钙的吸收,还会加快钙的流失。

(二)骨质疏松症人群的膳食营养原则

1. 合理充足的钙和维生素 D　有条件的话至少每天饮用250ml 牛奶。50 岁以上的人群要每天补钙1000mg。最好在晚饭时吃含钙高的食物或补充钙制剂,但不要在临睡前补钙。每天进行1～2 小时日光浴。

2. 适当体育运动　负重运动有利于骨骼发育和骨量增加,同时户外活动接受日光照射可增加维生素 D 的合成。

3. 低钠饮食　钠盐摄入每日不超过 6g。

4. 适量蛋白质　蛋白质摄入量应占总能量的15%,避免过高或不足。适量食用大豆及其制品,可补充蛋白质和钙,同时大豆异黄酮可减少骨钙丢失。

5. 慎重选择饮料　避免不良习惯,吸烟、饮酒、浓咖啡都不利于提高骨峰值,在更年期更会增加骨矿丢失。喝酒太多会加速骨质疏松,咖啡每天不要超过 3 杯,少饮用碳酸饮料,建议选择白开水。

6. 忌吃精制糖和甜食　多吃糖和甜食会影响钙的吸收,加重骨质疏松症。

7. 合理饮食　多吃蔬菜水果,补充维生素。控制能量,保持适宜的体重。

8. 合理的烹调方法　合理的烹调方法能提高机体对钙的吸收率。吃草酸高的蔬菜可用水焯后再食用,能去掉部分草酸。如:菠菜、苣荬菜、苋菜、竹笋、芹菜、香菜等。

(三)骨质疏松症人群的食物选择

1. 宜用食物　富含钙和维生素 D 的食物,如奶及奶制品、小虾皮、海带、鸡蛋、豆类及其制品、鲑鱼、青鱼、沙丁鱼等;各种主食,特别是发酵的谷类;各种禽鱼蛋肉类;除草酸高的各种蔬菜和水果。

2. 忌(少)用食物　含草酸高的蔬菜水果,如菠菜、洋葱头、冬笋和茭白等,应先焯后烹调。含磷高的肝脏和高磷酸盐添加剂的食品。常见食物含钙量见表5-24。

表5-24　常见食物含钙量（mg/100g）

食物名称	含钙量	食物名称	含钙量	食物名称	含钙量	食物名称	含钙量
芝麻酱	1170	黑豆	224	银鱼	82	黄瓜	24
虾皮	991	黄豆	191	绿豆	81	瘦牛肉	9
发菜	875	蚌肉	190	芹菜	80	苹果	4
河虾	325	红苋菜	178	小豆	74	海带	348
黄花菜	301	榨菜	155	红枣	64	木耳菜	166
豆腐干	308	海虾	146	冬菇	55	胡萝卜	32
紫菜	264	蛤蜊	138	鲤鱼	50	小白菜	90
黑木耳	247	油菜	108	鸡蛋	48	芥菜	294
蟹肉	231	牛乳	104	大白菜	45		
雪里蕻	230	豌豆	97	花生仁	39		

 本章小结

医院膳食一般分基本膳食和治疗膳食两大类。基本膳食是医院中大多数住院病人采用的膳食,按照质地及烹调加工原则又分为普通饭、软食、半流质和流质四种。治疗膳食是根据病情需要调整某种营养素的摄入量,满足常见慢性疾病人群的营养需要并辅助临床医学治疗的膳食。常见慢性病患者的营养配餐,是通过学习不同慢性病人群营养食谱的原则和可选择的食物,来科学合理的设计慢性病的营养食谱,让人们做到早预防早改善,从而降低慢性病的发病率和死亡率。

(刘书莲　韩小存)

 目标测试

一、单选题

1. 准备软食时,何种烹调方法不能用
   A. 煎   B. 清蒸   C. 煮
   D. 汆   E. 炖

2. 软食适用于
   A. 腹部手术患者   B. 痢疾患者   C. 消化不良患者
   D. 喉部手术者   E. 意识丧失患者

3. 流质或半流质膳食适合于
   A. 咽喉及食管疾病引起的吞咽困难   B. 多种疾病引起消化不良
   C. 肝胆疾病引起恶心   D. 便秘
   E. 康复期患者

4. 腹部手术后患者适用于
   A. 普通饭   B. 软食   C. 半流质
   D. 流质   E. 低脂肪膳食

5. 下列哪项不符合半流质饮食原则
   A. 营养丰富,易消化   B. 以软烂为主   C. 膳食纤维含量少
   D 少食多餐   E. 易于吞咽

6. 口腔咀嚼困难患者适用于
   A. 经管营养   B. 软食   C. 半流质
   D. 流质   E. 普通饭

7. 脂肪肝患者宜采用
   A. 低膳食纤维膳食   B. 低脂肪膳食   C. 低嘌呤膳食
   D 低蛋白质膳食   E. 高能量膳食

8. 限脂肪膳食应禁用
   A. 花生油   B. 猪油   C. 米糠油
   D. 豆油   E. 椰子油

9. 肥胖者进行膳食治疗时,以下食物中必须严加限制的是
   A. 椰子油   B. 兔肉   C. 可可油
   D. 蜜饯   E. 玉米油

10. 高膳食纤维膳食适合于
    A. 咽喉及食管疾病引起的吞咽困难   B. 多种疾病引起消化不良
    C. 肝胆疾病引起恶心   D. 便秘
    E. 产妇

11. 低膳食纤维膳食适用于
    A. 甲状腺功能亢进病人   B. 便秘病人
    C. 急性肾炎病人   D 伤寒病人

E. 产妇

12. 应用高膳食纤维膳食的病人为
    A. 伤寒　　　　　　　　B. 腹泻　　　　　　　　C. 高脂血症
    D. 食管胃底静脉曲张　　E. 术后恢复期病人

13. 于某,女,28岁,产后一周出现便秘,应鼓励病人多进食
    A. 牛奶　　　　　　　　B. 鸡蛋　　　　　　　　C. 芹菜
    D. 河鱼　　　　　　　　E. 河蟹

14. 何种饮食对钠的控制最严格
    A. 低盐膳食　　　　　　B. 无盐膳食　　　　　　C. 低钠膳食
    D. 普通膳食　　　　　　E. 软食

15. 高血压病人宜选用
    A. 高蛋白膳食　　　　　B. 低膳食纤维膳食　　　C. 高能量膳食
    D 限钠膳食　　　　　　E. 限脂肪膳食

16. 以下哪种食品不适合痛风患者食用
    A. 牛奶　　　　　　　　B. 鸡蛋　　　　　　　　C. 鱿鱼
    D. 芹菜　　　　　　　　E. 白菜

17. 下列哪种食物不适合高血压患者经常食用
    A. 牛奶　　　　　　　　B. 木耳　　　　　　　　C. 芹菜
    D. 咸菜　　　　　　　　E. 馒头

18. 判断机体肥胖最常用的、最简便的指标是
    A. 理想体重　　　　　　B. BMI　　　　　　　　C. 皮褶厚度
    D. 体脂含量　　　　　　E. 腰臀比

19. 某成人体质指数(BMI)为26,则他的体重程度为
    A. 消瘦　　　　　　　　B. 正常　　　　　　　　C. 超重
    D. 肥胖　　　　　　　　E. 病态肥胖

20. 通常认为,与高血压发病关系密切的矿物质是
    A. 钙　　　　　　　　　B. 镁　　　　　　　　　C. 铁
    D. 钠　　　　　　　　　E. 锌

二、案例分析题

1. 李某,女,56岁,身高157cm,体重67kg,高血压病史16年,时有头晕、头痛等不适,一直服用"降压宁"等降压药,化验检查血清胆固醇升高。平时喜欢吃肉类,喝牛奶,吃海鲜,不喜欢吃清淡的食物。
    (1)标准体重是
    A. 45kg　　　　　　　　B. 52kg　　　　　　　　C. 60kg
    D. 64kg　　　　　　　　E. 62kg
    (2)体质指数是
    A. 20.8　　　　　　　　B. 18.2　　　　　　　　C. 23.4
    D. 27.0　　　　　　　　E. 24
    (3)李某体型为

A. 消瘦　　　　　　B. 正常　　　　　　C. 超重

D. 肥胖　　　　　　E. 标准体重

2. 某 2 型糖尿病男性患者,体重 55kg,50 岁,身高 170cm,从事中等体力劳动。拟用饮食控制,请在营养咨询后,回答以下问题:

(1)计算标准体重。

(2)计算体质指数。

(3)计算每天所需的总能量。

(4)计算每天的三大营养素摄入量。

(5)为其编制一日食谱。

第六章 食补养生膳的设计

学习目标

1. 掌握:不同年龄人群、不同季节及不同体质人群的食补养生膳的设计方法。
2. 熟悉:药食兼用品种名单。
3. 了解:食补养生的基础知识。

第一节 食补养生基础知识

一、"药补不如食补"的饮食保健观

(一)食物是最好的药物

我国历代医药经典都贯穿着"药食同源"的原则,很多食物被当作中药广泛使用,同时也常把不少中药当作食品来用。食物与药物一样,也有性、味之分,具有良好的食养、食疗功效。药物配合饮食治疗,既可减少"毒药"对人体的损害,又能补精益气,从而提高治疗效果,并且食物具有服食方便、作用温和、安全可靠、无毒副作用的特点。在疾病治疗过程中,常在用药除去大部分病邪后,随即用饮食调养正气,祛尽余邪,如果一味地用药物治疗,必然会损伤人体正气。西方国家公认的"现代医学之父"希波克拉底在公元前400年就曾说过:"我们应该以食物为药,饮食就是你首选的医疗方式。"美国、欧洲等西方发达国家已采取奖励非药物对应疾病,充分利用健康辅助食品的政策。2001年8月在维也纳召开的世界上规模最大的营养学学术会议——第17届国际营养学大会,同样得出了"食物是最好的药物"的科学结论。

(二)养生当论食补

饮食为养生之本。饮食不仅是生命活动的需要,而且是健康长寿的基本保证。饮食调理得当,不仅可以保持人体的正常功能,提高机体的抗病能力,还可以治疗某些疾病。中医学非常重视饮食养生,合理摄取食物中的营养,以增进健康,强壮身体,预防疾病,进而可达到延年益寿的目的。中国自古以来就有许多"滋补养生膳",就是根据人体健康状况,用包括蔬菜、谷物、肉类、水果等在内的各种食物补充和调节人体营养的平衡。孙思邈曾经说过"安身之本,必资于食","不知食宜者,不足以存生也"。长期以来人们从养生防病及疾病治疗的角度,合理选择食物,科学安排膳食,逐渐形成了具有中医特色的营养膳食理论,"食养"成为营养配餐遵循的重要原则。在"食养"运用过程中,中医特别强调脾胃的功能,认为脾胃为

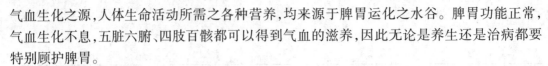

气血生化之源,人体生命活动所需之各种营养,均来源于脾胃运化之水谷。脾胃功能正常,气血生化不息,五脏六腑、四肢百骸都可以得到气血的滋养,因此无论是养生还是治病都要特别顾护脾胃。

（三）药食同源

早在远古时代,人类为了生存,在与自然界和疾病的抗争过程中,逐渐从生活实践中认识到各种天然动、植物不仅可以充饥食用,还可以治疗某些疾病,这就是最早的"药食同源"理论。《黄帝内经》说"食饮有节,谨和五味""虚则补之,药以祛之,食以随之",显示了古人对饮食疗法的重视。古代名医张景岳亦称"盖气味之正者,谷食之属是也,所以养人之正气"。所以,古代医家常把食物的功用主治与药物等同起来,《韩氏医通》就曾直言"黄牛肉补气,与绵黄芪同功"。清代医家张璐在《本经逢原》中说"西瓜能解太阳、阳明及热病大渴,故有天生白虎汤之称",即将西瓜比做清热名方"白虎汤"。名医王孟英曾说"甘蔗榨浆,名为天生复脉汤",将甘蔗汁的功用比做益气滋阴的名方"复脉汤"。因此,中国传统医学认为,食物的客观效果与中药药物有相似之处。中药汤剂中的复方发挥多种药物的综合治疗作用,就类似多种食物一起烹饪、发挥营养的综合协调作用。中华民族的"食物疗法"、风靡欧洲的"自然医学"都是把膳食调理同医疗相联系,充分利用各种食物的特性,合理调配,"寓医于食"成为营养学遵循的重要原则。

（四）平衡膳食,辨证用膳

"平衡膳食、辨证用膳"是中医营养膳食的精髓。中医认为,疾病发生发展的基本病理是阴阳失调。因此,调整阴阳,补其不足、损其有余,以恢复阴阳的相对平衡,成为中医治疗疾病的重要原则,也是中医食疗的基本原则。《黄帝内经》中就明确提出膳食配伍的原则:"五谷为养,五果为助,五畜为益,五菜为充,气味合而服之,以补精益气"。它不仅强调要"谷肉果菜,食养尽之",而且强调食物的多样化。我国人民在膳食结构上非常强调平衡,提倡含不同营养成分的食物之间"平衡就是健康,调整就是治疗。"《中国居民膳食指南》提出一般人群的饮食原则应是,食物多样,谷类为主,粗细搭配;多吃蔬菜水果和薯类;常吃适量的鱼、禽、蛋和瘦肉等。不难看出,"膳食指南"所强调的是均衡、全面的膳食结构,也就是在饮食内容上尽可能做到多样化,荤素食合理搭配。

辨证用膳是在中医基本理论指导下根据病人的不同证候采用相应的饮食调护,即利用食物的性味来调整病人阴阳的偏盛偏衰,遵循"寒者热之、热者寒之、实者泻之、虚者补之"等法则以达到辅佐药物、扶助正气、祛除病邪、恢复健康的目的。膳食营养应结合人群、四季气候、环境等进行适当调整。中医认为,不同体质之人膳食营养也应不同,如阳热体质者适宜寒凉类食品,阴寒体质者适宜温热类食品。四季气候存在春温、夏热、暑湿、秋燥以及冬寒的特点,人的生理、病理过程易受气候变化的影响,因此注意使食物的选择与之相适应。地理、环境、生活习惯的差异,在一定程度上也会影响饮食,都应予以重视。

（五）食物的性、味、升降浮沉、归经

中药的药性理论包括四气五味、升降浮沉、归经等内容。四气、五味、归经等理论,不仅是中医用药的指导原则,也是食疗的突出特点。中医认为食物的养生调理作用,是根据身体素质及四季天时、环境因素,结合食物的性、味、归经理论,选择适当的食物,使各类食物起到补、泄、温、通、清、消等多方面的功效,同时注重食物性、味与人体五脏的对应关系,是食疗理论的核心、精华。

（六）以脏补脏

古人经过反复临床观察和验证,发现使用动物的内脏可以调理、补养人体内脏的虚弱之证,如以肺补肺、以心补心、以肾补肾等。唐代医学家孙思邈创立了"以脏补脏"和"以脏治脏"的理论。例如,肾主骨,他就利用羊骨粥来治疗肾虚怕冷;肝开窍于目,他又以羊肝来治疗夜盲症。此后不少重要的医学著作中也都记载了行之有效的以脏补脏疗法。如宋《太平圣惠方》用羊肺羹治疗消渴病;清代王孟英以猪大肠配槐花治疗痔疮;明代李时珍主张"以骨入骨,以髓补髓"。

知识链接

> 现代研究发现动物脏器不仅在外部形状、解剖结构、生理功能上与人体相应脏器相近,而且在生化特性和成分构成上也有许多与人体相似之处,从而为"以脏补脏"理论提供了科学依据。如从动物胃提取的多酶片,含淀粉酶、胰酶、胃蛋白酶等,能治疗因消化酶缺乏引起的消化不良。

二、药食兼用品种名单

2002 年国家卫生部发布了《卫生部关于进一步规范保健食品原料管理的通知》,提到了既是食品又是药品的物品名单,有以下 87 种:丁香、八角茴香、刀豆、小茴香、小蓟、山药、山楂、马齿苋、乌梢蛇、乌梅、木瓜、火麻仁、代代花、玉竹、甘草、白芷、白果、白扁豆、白扁豆花、龙眼肉(桂圆)、决明子、百合、肉豆蔻、肉桂、余甘子、佛手、杏仁(甜、苦)、沙棘、牡蛎、芡实、花椒、赤小豆、阿胶、鸡内金、麦芽、昆布、枣(大枣、酸枣、黑枣)、罗汉果、郁李仁、金银花、青果、鱼腥草、姜(生姜、干姜)、枳椇子、枸杞子、栀子、砂仁、胖大海、茯苓、香橼、香薷、桃仁、桑叶、桑葚、橘红、桔梗、益智仁、荷叶、莱菔子、莲子、高良姜、淡竹叶、淡豆豉、菊花、菊苣、黄芥子、黄精、紫苏、紫苏籽、葛根、黑芝麻、黑胡椒、槐米、槐花、蒲公英、蜂蜜、榧子、酸枣仁、鲜白茅根、鲜芦根、蝮蛇、橘皮、薄荷、薏苡仁、薤白、覆盆子、藿香等。

三、常见的食补方法

（一）平补法

适用于一般的体质虚弱、无病及病后气、血虚损患者的进补。宜选择气味甘淡、其性平和、不热不燥、补而不滞、滋而不腻之品,如粳米、玉米、扁豆、白菜、猪肉、牛奶等。

（二）清补法

适用于阴虚体质、病后邪热未清以及夏、秋季的进补。宜选择清而不凉、滋而不腻之品,如萝卜、冬瓜、西瓜、小米、苹果、梨、鸭肉等。

（三）温补法

适用于阳虚之人以及冬季的进补。宜选择温热之品,如核桃仁、大枣、龙眼肉、猪肝、牛肉、鸡肉、鳝鱼、海虾等。

（四）峻补法

适用于极度虚衰、病情垂危的患者。宜选择大补之品,如狗肉、鹿肉、甲鱼、黄花鱼等。

第二节　食补养生膳的设计

从神农尝百草开始,传统营养学作为中医药学的重要组成部分,在漫长的历史进程中为我国各族人民的健康发挥了巨大的作用,是祖先留给我们的一笔极其宝贵的文化财富。利用丰富的食品资源,借助传统的中医药学,发挥"食疗"的保健作用已成为人们的共识。食补养生是根据不同的人群、不同的年龄、不同的体质、不同的疾病,在不同的季节选取具有一定保健作用或治疗作用的食物,通过科学合理的搭配和烹调加工,做成具有色、香、味、形、气、养的美味食品,这些食物既是美味佳肴,又能养生保健,防病治病,益寿延年。

一、食补养生膳的设计步骤

(一) 根据就餐者的不同生理特点进行设计

婴幼儿多选用蔬菜、水果和富含微量元素及维生素的食物,忌食辛热、补气助阳的滋腻、味厚的食物。老年人的食补应以清淡为宜,忌用大热、大寒的食物。

(二) 根据不同季节进行设计

不同的季节,人体的脏腑功能各异,应顺应四时,合理设计食谱。春季气候温和,膳食宜清淡可口,忌油腻、生冷、刺激性食物,可以高蛋白、高能量为主;夏季气候炎热,食物宜清凉爽口,以酸味食物为宜,多选清热解毒食物;秋季气候干燥,宜滋阴润肺、生津止渴,是进补的好季节,可选择具有滋补作用的食物;冬季气候寒冷,食补时应以助阳为主,适量加入优质蛋白、高能量的食物,以增加人体的耐寒和抗病能力。

(三) 根据就餐者的不同症状进行设计

要了解就餐者的身体状况,针对不同症状设计食谱。普通体虚及年老体衰者宜用平补法,不热不寒;阴虚者宜用清补法,泻中求补;阳虚者宜用温补法;对特殊体质及病情不同的可选用峻补法,以达到补益的功效。

二、食补养生膳的设计

(一) 不同年龄人群的食补养生膳设计

1. 儿童

(1)生理特点:儿童生理有两大特点。脏腑娇嫩、形气未充和生机蓬勃、发育迅速。脏腑娇嫩是指小儿五脏六腑的形与气皆属不足,其中又以肺、脾、肾不足更为突出;形气未充是指五脏六腑的功能不够稳定、尚未完善;生机蓬勃、发育迅速是指小儿在生长发育过程中,无论在机体的形态结构方面,还是在各种生理功能活动方面,都在迅速地、不断地发育完善。

(2)食补原则:儿童食品应以营养充足、促进发育为原则。

1)全面膳食:全面膳食可以提供儿童所需的营养物质。包括谷类、菜类、水果、奶蛋、肉类、鱼类等。

2)食宜多样:经常变换食物的种类和烹调方法,可以增进食欲,有利于食物的消化吸收,而且还能使膳食营养更加均衡。多吃膳食纤维较多的粗、杂粮,以防大便干燥;应特别注意各种维生素及微量元素食品的搭配,以促进儿童生长发育。

3)饥饱适度:饮食定量要合理适中,不可过饥过饱。过饥易导致气血生化无源,影响儿童生长发育;过饱易导致脾胃负担过重,不能及时消化,影响营养成分的吸收和输布。

(3)食物选择

1)调养脾胃,益气生津:粳米、茯苓、山药、芡实、豌豆、黄豆、鲫鱼、猪肚、黄花鱼、山楂、荔枝、葡萄、大枣。

2)解毒杀虫,补肾益精:南瓜子、榧子、槟榔、乌梅、大蒜、葵花子、牛乳、鸡蛋、淡菜、海参、胡桃仁、黑芝麻、黑木耳、牡蛎肉。

2. 妇女

(1)生理特点:妇女具有月经、胎孕、生育、哺乳等生理特点,脏腑组织的生理功能随不同时期而发生变化,因此所需营养膳食也应随之而变化。

(2)食补原则及食物选择

1)一般情况的食补:中青年妇女应以调和气血、解郁散结为主,可选用猪蹄、鲫鱼、黄豆、花生米;老年妇女应以补肝肾、益气血为主,可选用当归、大枣、灵芝、蜂蜜等。

2)月经期的食补:月经期间经血溢泄,食欲较差,应注意加强肾、肝、脾(胃)的保养,补益肝肾,益气补脾。青春期宜补肾益精,可选用海参、乌骨鸡、羊肉、大枣、黑芝麻、胡萝卜、枸杞子等;中年妇女应以养血柔肝、疏肝解郁为主,可选用阿胶、猪肝、乌贼、黑木耳、薄荷、玫瑰花、陈皮等;老年妇女应以补养脾之气血为主,可选用党参、茯苓、陈皮、山药、牛肉、鸡肉、香菇、莲子等。

3)妊娠期的食补:应以补肾安胎、补脾益胃、滋养阴血为主,可选用胡桃仁、栗子、鹌鹑、白术、菟丝子、鸡肉、海参、粳米等来补肾安胎;选猪肚、鳝鱼、鲫鱼、糯米、茯苓等补脾益肾;选猪肝、鸡蛋、阿胶、乌贼、牛乳等滋养阴血。

4)哺乳期的食补:妇女在妊娠后期易出现气血虚弱、瘀血的生理反应,应以调气、养血、活血化瘀为主,可选用人参、阿胶、羊肉、鸡肉、大枣、龙眼肉以补益气血,选山楂、黑木耳、藕等活血化瘀。

3. 老年人

(1)生理特点:人到60岁后就进入了老年期。此时肾气渐衰,气血不足,机体调控阴阳协和的稳定性降低,各脏腑功能开始逐渐退化,常表现为头发花白、牙齿松动、耳聋耳鸣、肌肉消瘦、弯腰驼背等。由于脏腑功能衰退,导致抗病能力下降,若遇不良环境和刺激因素,易于诱发多种疾病,较难恢复。

(2)食补原则

1)食宜多样:老年人饮食宜保持多样化,不要偏嗜。因为各种食物都有它固有的营养素,饮食多样化,才能保证营养平衡。

2)食宜清淡:老年人五脏虚衰,不耐五味过偏,宜清淡为主。现代营养学提出老年人的饮食应是"三多三少",即蛋白质多、维生素多、纤维素多,糖类少、脂肪少、盐少。

3)食宜温热:老年人脾胃虚弱,食用温热之品顾护脾胃,勿食或少食生冷,以"热不炙唇、冷不振齿"为宜。

4)食宜熟软:老年人脾胃虚衰,运化功能减弱,饮食应熟软、易消化,粥最适宜。

5)食宜少缓:老年人消化能力减退,胃肠适应能力较差,尽可能少食多餐,不饥饿,不过饱,要定时定量。而且还应养成细嚼慢咽的习惯。《养病庸言》中说:"无论粥饭点心,皆宜嚼得极细咽下"。

(3)食物选择

1）益智健脑食品：蛋黄、芝麻、大豆、核桃、松子、栗子。

2）健脾开胃食品：山楂、胡椒、蘑菇、猕猴桃。

3）减肥轻身食品：薏米、茯苓、香菇、冬瓜、芹菜。

4）养阴润肤食品：莲子、百合、龙眼、胡桃、芡实、芝麻。

5）补骨补钙食品：乳类、豆类、水果、海带、紫菜、虾皮、芝麻酱。

（二）四季食补养生膳的设计

人的生理变化与自然界密切相关，人体的新陈代谢是通过饮食进行的，所以人体的健康与所处的环境、气候、季节、地域都有密切的联系。中国古代哲学、医学即把人的生存与健康放在生态环境中去认识，提出了"天人相应"的生态观念。因此，了解、掌握、顺应四季的变化，"因时养生"是保持人体各脏腑组织功能正常的重要方法。

1. 春季　春季是万物复苏之季，阳气渐渐升腾，人体的阳气也随之升发，导致肝气旺盛。由于气温渐渐回升，细菌病毒大量繁殖，所以易患感冒、肺炎等症。

（1）食补原则：此时，五脏属肝，应省酸增甘以养脾气，食补配膳应以平补为主。可选清淡可口、辛温、甘甜的食物。忌酸、涩、油、生冷和刺激性食物。适当搭配清肝原料，以防肝阳升发太过。

（2）食物选择：多选用绿色蔬菜、水果来提高人体的免疫功能，如：春笋、菠菜、芹菜、小白菜、油菜、荠菜。少食肥肉等高脂肪食物，饮酒也不宜过多。

2. 夏季　夏季气候炎热，是万物生长最茂盛的季节，暑湿之气容易乘虚而入，使人体消耗较大。由于出汗较多，蛋白质分解增加，易导致人体的耐力和抵抗力降低，食欲减退。

（1）食补原则：此时五脏属心，应省苦增辛以养肺气，食补配膳应以甘寒、清凉为宜，适量加入清心火、补气生津的原料，并调剂食物的色、香、味以增加食欲，及时补充水分。

（2）食物选择：可选用绿豆、西瓜、乌梅、梨、小米、薏米、瘦肉、鸭肉、蛋黄、大枣、香菇、黄瓜、绿豆芽、茄子、丝瓜等。

3. 秋季　秋季气候凉爽干燥，炎暑渐消，气温易变，是旧病易复发的季节。随着天气的转凉，人们的食欲逐渐提高。

（1）食补原则：此时五脏属肺，应少辛增酸以养肝气。由于天气干燥，食补最好选用平补的食物，即不燥不腻的食品。由于"燥"易出现口干、唇焦、鼻燥等症，宜选用滋养、润燥的补品。

（2）食物选择：配膳可选用养阴润燥、生津养肺的食物，如：党参、白扁豆、麦冬、百合、银耳、南瓜、香蕉、黑芝麻、核桃、蜂蜜、梨、柿子、燕窝、菠萝等。脾胃虚弱，消化不良可选用莲子、红枣、山药等。立秋后，西瓜、菜瓜均应少食用，以防损伤脾胃的阳气；辣椒、生葱也要减量，以防生燥伤肺。

4. 冬季　冬季气候寒冷，万物封甚，人体阳气潜藏，脏腑功能减退。此时，五脏属肾，应省咸增苦以养心气。中医认为，冬季是储藏的季节，有利于人体营养物质的吸收与储藏。因此，是进补的最好时机，它可以改善人体的健康状况，促进新陈代谢，强壮身体。

（1）食补原则：冬季人们食欲增强，食物容易吸收，是食补的最好时机。食补配膳可选用脂膏、滋腻的食物和动物性补品。食物应热食，但燥热的食物不可过多，以防阳气郁而化热。

（2）食物选择：食疗配膳应多选用辛温、补肾阳的食物，如：羊肉、狗肉、牛肉、桂圆、胡萝卜、油菜、菠菜、绿豆芽、辣椒、胡椒、葱、姜、蒜等。

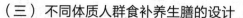

（三）不同体质人群食补养生膳的设计

在食补养生膳的设计中,可以通过评估就餐者的体质,分析其处于何种健康状态,并根据分析结果制定有针对性的食谱,纠正体质的偏颇,提高健康水平。食补养生膳的设计可划分为正常、虚证和实证体质三类。

1. 平和体质 平和体质的测评见表6-1。

表6-1 平和体质测评量表

平和体质的条目 请根据近一年的体验和感觉,回答以下问题	权重分（Weight） 8 项合计 100 分
（1）您体格健壮、精力充沛吗	20
（2）您平时性格开朗乐观吗	15
（3）您的胃肠功能好吗	15
（4）您比一般人能耐受寒热吗	15
（5）您能适应外界自然和社会环境的变化吗	15
（6）您不容易失眠吗	5
（7）您不容易忘事(不健忘)吗	5
（8）您的二便规律正常吗	10

测评临界值为80分。调查量表中的权重分大于或等于理论临界值即可判断为该体质。

（1）幼儿的食补设计

1）食补原则:幼儿脏腑形态及功能发育尚不成熟,为稚阴稚阳之体,但同时又生长发育迅速,需要丰富的营养物质,因此食补设计应注重"调养",增强体质,促进其生长发育。

2）食物选择:主食上可选用大米、小麦、玉米等,配以红薯、燕麦等杂粮;副食可选择营养丰富的豆类、肉类、蔬菜和水果。

近视、弱视的小儿可多食动物肝脏,以补充维生素 A 的不足;贫血、体质弱的小儿可选用动物肝脏、瘦肉、蛋黄、蘑菇等食物;骨骼无力、肌肉松软的小儿可选择含钙高的鱼、肉、虾米、豆类等。

3）食补食品:①主食类:茯苓包子、芝麻包、大枣山药粥、鸡肝粥、芡实粥、淮山药鸡内金粥、花生红豆粥、百合莲子粥、八宝粥、胡萝卜玉米粥、龙眼白薯粥、小米粥、燕麦片粥、山楂汤圆、南瓜饼、枣泥饼、莲子糕。②菜肴类:番茄焖牛肉、菠菜烩猪肝、香菇鸡块、糖醋排骨、黄鱼烧豆腐、清炖乳鸽、羊肉萝卜汤、芹菜炒豆干。③饮品类:番茄汁、白糖煮山楂、水果藕粉、京糕拌梨丝、拔丝苹果、桂皮山楂饮、樱桃酱。

（2）青少年的食补设计

1）食补原则:青少年时期气血渐盛,肾气旺盛,是人体生长发育的鼎盛时期,每天学习也处于高度紧张中,营养物质消耗量大,食补应以益气养阴、补脾养心、补肾健脑为主。

2）食物选择:①益气养阴:牛肉、羊心、鸡肉、鸭肉、羊肚、羊肾、猪肉、兔肉、鸡蛋、田鸡、泥鳅、鲫鱼、黄鳝、粟米、糯米、小麦、花生、大枣、莲子、榛子、白木耳、木松子、黑豆、豆腐、芝麻、西红柿、胡萝卜、葡萄、龙眼、苹果、梨、菠菜、牛奶等。②补脾养心:大枣、龙眼肉、山药、薏苡仁、猪肚、猪心、鳜鱼、带鱼、牛肚、蚕豆、红豆、扁豆、黄豆、赤小豆、玉米、黄米、高粱、粟米、燕麦、小麦、茼蒿、南瓜、菱角、榛子、栗子、无花果、樱桃等。③补肾健脑:黑豆、核桃、枸杞、桑葚、猪肉、羊乳、鸽肉、胖头鱼、青鱼、河虾、海参、粟米、豇豆、刀豆、芝麻、芡实、海蜇、燕窝、香椿、韭菜、花椒、茴香等。

3）食补食品：①主食类：芝麻核桃粥、豌豆大麦粥、牛奶麦片粥、花生红豆粥、桂圆莲子粥、养心粥、虾球粥、芸豆卷、羊肉面、茯苓鸡汤馄饨、益脾饼、枣柿饼、山药扁豆糕、麻仁栗子糕、松仁糯米糕等。②菜肴类：板栗烧牛肉、火腿蘑菇蒸冬瓜、荷叶乳鸽片、鲜蘑烩肉片、鸽蛋银耳汤、薏仁鹌鹑、排骨炖海带、海带芹菜拌鸭丝、山药乌鱼卷、花生大枣烧猪蹄、马蹄煲猪肚、松子豆腐、桑葚蒸蛋等。③饮品类：百合绿豆汤、贝母秋梨汤、麦芽山楂饮、菊槐绿茶饮、西瓜番茄汁、冰糖乌梅饮等。

（3）成年人的食补设计

1）食补原则：成年人生理上发育已经定型，开始由盛转衰，逐渐出现阴阳气血失调、脏腑功能减退等，加上工作生活压力较大，容易发生劳累、起居失常等，因此膳食设计应以养生调摄、扶正祛邪、调和气血、平衡阴阳为目的。膳食设计的原则是保持能量平衡，营养素需求量与供给量的平衡。

2）食物选择：①极轻体力活动人群：选择能健脾益气的山药、糯米、蚕豆、红豆、银鱼、黄鱼、黑鱼、鲢鱼、猪肚、牛肉、羊肉、虾仁、香菇、芹菜、苹果；能补血养肝的动物肝脏、枣、桑葚、板栗、乌贼、龟肉、芝麻、百合、莲子等。②轻体力活动人群：选择补肾壮腰的牛肉、羊肉、大虾、核桃、枸杞苗、板栗、丝瓜、山楂等。③中等体力活动人群：黄豆、赤小豆、豌豆、花生油、玉米、白薯、芝麻、豆浆、小麦、葵花子、南瓜子、银杏、山药、芋艿、椰子、橄榄、荷叶、藕粉、鲤鱼、鲫鱼、鱼翅、猪心、猪肾、猪蹄、牛肉、兔肉、鸭肉、鹌鹑、蜂蜜等。④极重体力活动人群：选择高蛋白质的食物，如牛肉、羊肉、鱼类、奶类、蛋类、大豆、玉米、小麦、大米、土豆、红薯等；能补益五脏的鹌鹑、鹌鹑蛋、鹿肉、人参、黄芪；能强筋健骨的猪肾、羊肾、牛筋、鹿肉、狗肉、鸽肉、猪蹄筋、麻雀等；能抗疲劳的人参、灵芝、党参、黄芪、米酒、果酒等。

3）食补食品：①极轻体力活动人群：人参粥、红枣山药粥、羊肉粥、鸡丝菠菜粥、香菇鸡块、扁豆炖牛肉、板栗红烧肉、黄芪砂锅鸡等。②轻体力活动人群：杜仲腰片、丝瓜牛肉汤、枸杞羊肉汤、木瓜肉片、苁蓉虾球等。③中等体力活动人群：麦冬人参糯米粥、酸枣仁粥、菊花粥、草果羊肉粥、小米龙眼粥、山药菟丝子粥、山药茯苓包、豆蔻肉馄饨、人参菠菜饺子、益脾饼、参附蒸猪肚、玉竹猪心、橙皮蒸瘦肉、苦瓜焖鸡翅、丁香鸭、陈皮鸡等。④极重体力活动人群：枸杞粥、海参粥、羊骨粥、鳝白粥、虾仁粥、芝麻粥、胡桃粥、韭菜粥、瑶柱猪骨粥、淡菜粥、杜仲腰花、黄花砂锅鹌鹑、归参肚片、菊花肉片、花生米大枣烧猪蹄、归参山药猪腰、归附狗肉、杜仲酒、鹿茸酒、苹果酒、米酒等。

2. 虚证体质

（1）气虚证的食补设计

1）临床表现：气虚是指元气耗损，功能失调，脏腑功能衰退，抗病能力下降的病理状态。脾气虚常表现为食少纳呆、消瘦、面色萎黄等；肺气虚常表现为易感冒、气短懒言、咳喘无力等；肾气虚常表现为腰膝酸软、大便稀溏、小便清长等。

2）食补原则：选用平补法，由于气虚多表现为脏腑功能减退，所以配膳宜选择食性平和、有益气功效、易消化吸收、营养丰富的食物。

3）食物选择：①具有补气功能的常见食物：小米、粳米、粟米、糯米、莲子、荞麦、栗子、大麦、花生、榛子仁、山药、白扁豆、南瓜、刀豆、蘑菇、猴头菇、香菇、大枣、牛肉、羊肚、黄羊肉、猪肚、兔肉、鹌鹑、鸡肉、乳鸽、野鸡、青蛙、鲫鱼、泥鳅、带鱼、鱼翅、熟菱、饴糖、红糖、鲳鱼、黄花鱼、鲈鱼等。②适用于平补的食品:米、面、豆制品、各种粥类、羹;苹果、樱桃、猕猴桃;莲子、山药、百合、丝瓜、荠菜;泥鳅、墨鱼、黑鱼、黄鱼、蛋、猪肉等。③气血双补的食物:黄鳝、驴肉、牛肉、章鱼、鲨鱼肉、鳜鱼、黄豆、花生、榛子仁、松子等。④健脾的食物:青蛙、泥鳅、鲫鱼、青鱼、黄豆、蚕豆、赤小豆、豇豆、豌豆、平菇等。⑤具有补气功能的药物:人参、党参、西洋参、白术、黄芪等。

4)食补食品:①主食类:山药茯苓包子、山药扁豆糕、人参菠菜饼、茯苓鸡肉馄饨等。②粥类:薯蓣拔粥、黄芪粥、人参粥、黄豆粥、土豆粥、高粱米粥、小麦粥、木耳粥、大枣山药粥、八宝粥。③菜肴类:山药红烧牛肉、猴头鸡丝、扁豆炖牛肉、花生鸡丁、刀豆炒肚丝、香菇片、栗子鸡、炝猪肚、泥鳅炖豆腐、荷叶乳鸽片、薏米烧鹌鹑、南瓜牛肉汤。④补酒类:人参酒、山药酒、松子酒、荔枝酒、茯苓酒、参茸酒。

(2)血虚证的食补设计

案例

患者女,50岁,最近两个月以来时常头晕,睡眠较差,多梦易醒,偶有心悸,面色不华,食少纳呆,舌淡,苔薄,脉细弱。

请根据辨证结果,为该患者设计一个辅助治疗的食补养生膳。

1)临床表现:血虚是指血液不足或血的濡养功能减退的病理状态。常表现为面色不华,唇舌爪甲色淡,头晕眼花,心悸失眠,月经量少甚或闭经,舌质淡,脉细无力。

2)食补原则:应选用有补血、养血功能的食物,以补益气血,滋养脏腑,维持正常生理功能。

3)食物选择:①具有补血功能的常见食物:龙眼肉、猪肝、牛肝、鸡肉、胡萝卜、牛筋、火腿、羊胫骨、大枣、葡萄、猪心、龙眼肉、枸杞、红糖等。②富含铁的食物:动物肝、动物血、瘦肉、蛋黄、豆类、紫菜、菠菜、海带、黑木耳等。

4)食补食品:①主食类:猪肝面、猪心面、鳝丝面、菠菜炒面、牛肉汤面、枸杞鸡肉蒸饺。②粥类:黑木耳粥、牛肾粥、荠菜粥、芹菜粥、首乌大枣粥、糯米阿胶粥、菠菜猪肝粥、当归苁蓉猪血粥。③菜肴类:阿胶炖肉、花生炖猪蹄、胡萝卜炒猪肝、芹菜牛肉丝、山楂肉干、当归羊肉羹、海带猴头汤、猪肝木耳汤、三肝养血汤、木耳炖牛筋、乌鸡丝瓜汤、软炸芝麻鲨鱼排。④补酒类:补精益老酒、当归酒、首乌酒、熟地酒、鸡血藤酒、养生酒。

(3)阴虚证的食补设计

1)临床表现:阴虚是指体内阴液亏虚所引起的一种病理状态。常表现为五心烦热、颧红盗汗、形体消瘦、口干唇红、午后潮热、腰酸遗精、月经色暗量少、舌红苔少、脉细数等。

2)食补原则:应选用有滋阴清热、生津功能的食物,宜用清补之品以补养人体,滋润脏腑。所选食物以清淡,能量低、高蛋白、低脂肪、高膳食纤维等为宜。

3)食物选择:常用的食物有大麦、小米、绿豆、黄豆豉、绿豆芽、豆腐、鸭蛋、猪肉、鸭肉、鹅肉、兔肉、马肉、鲤鱼、黑鱼、海带、田螺、蛤蜊、蟹、海蜇、茭白、甜菜、蘑菇、紫菜、冬瓜、丝瓜、黄瓜、苦瓜、荸荠、莲子心、菠菜、芹菜、苋菜、金针菜、萝卜、茄子、竹笋、番茄、藕、慈菇、罗汉果、枸杞、百合、菊花、桑葚、柿子、香蕉、菠萝、椰子、芒果、梨、枇杷、茶叶等。

4)食补食品:①主食类:山药汤圆、荠菜肉馄饨、天冬烧卖。②粥类:菠菜粥、木耳粥、百合粥、桑葚粥、山萸肉粥、二冬粥、黄精粥、山药枸杞粥、麻仁粥、菜花粥、荠菜粥。③菜肴类:

莲子百合炖猪肉、银杏莲子鸡、枸杞炖鸡、豆蔻草果鸡、鲤鱼香菇、苦瓜焖鸡翅、荠菜豆腐羹。

④补酒类:杞黄酒、天门冬酒、地黄酒、菊花酒、乌发益寿酒。

(4)阳虚证的食补设计

1)临床表现:阳虚是指体内阳气虚衰所引起的一种病理状态。常表现为精神不振,面色淡白,畏寒肢冷,小便清长,大便溏泄,少气乏力,舌质淡白,脉微等。

2)食补原则:配膳应选性味甘温、能温里助阳的温补之品,忌用生冷寒凉食物。

3)食物选择:宜选择羊肉、狗肉、狗肾、麻雀、鹿肉、鹿茸、鹿鞭、狗鞭、黄鳝、鲫鱼、带鱼、海参、猪肚、猪肝、鸡肉、火腿、核桃仁、河虾、海参、韭菜、大蒜、辣椒、洋葱、香菜、南瓜、茴香、生姜、粳米、高粱、小麦、扁豆、刀豆、大枣、黑枣、荔枝、栗子、杨梅、草莓、杏子、樱桃、饴糖、赤砂糖、酒、醋等。

4)食补食品:①粥类:鹿肉粥、狗肉胡桃仁粥、菟丝子粥、腊八粥、虾仁粥、紫菜粥、桃仁粥、黑豆狗肉粥、韭菜粥、苁蓉羊肉粥。②菜肴类:杜仲腰花、菟丝子艾叶川芎炖鹌鹑、大蒜炒雀蛋、韭菜胡桃烩。③补酒类:仙灵脾酒、补肾延寿酒。

3. 实证体质

(1)临床表现:常表现为发热,腹胀痛拒按,精神兴奋,声高气粗,口臭口苦,小便短赤,大便秘结,舌质苍老苔厚腻,脉实有力等症状。

(2)食补原则:以清泻消散为主。

(3)食物选择:绿豆、菊花、金银花、芹菜、黄瓜、苦瓜、甘蔗、苋菜、豆腐、螃蟹等。

(4)食补食品:竹叶粥、绿豆粥、菊花粥、生地黄粥、生石膏粥、菊花鸡丝、芹黄鱼丝、蒜蓉苋菜、苦瓜芙蓉蛋、凉拌苦瓜、荷叶冬瓜汤、银花青叶饮、番泻叶茶等。

三、食补养生膳的制作

1. 要根据食物的特性对人体不同的作用来指导食补养生膳的制作。

2. 设计食补养生膳时,根据个人的体质、症状、健康状况的需要可食补加药补。但要选择保证对人体无毒害的药材,必须用"药食兼用"的药品。

3. 五味调和,浓淡适宜。

4. 注意各种食物味道对人体在生理上、病理上的不同作用,合理搭配。五味调和不当或搭配不当会导致疾病的发生。

5. 食补养生膳的烹调方法由食补的特点决定。口味上,应以保持食物原来的鲜味为原则,常用的烹调方法有:蒸、炖、炒、炸、煨、制粥等,也可制成保健饮品。

6. 制作者应根据所处地域、气候、不同人群的症状,因需施补。

本章小结

　　本章概述了养生当论食补、药食同源、食物的升降浮沉归经理论、以脏补脏等食补养生的相关基础知识,罗列了87种药食兼用品种名单,概括了食补养生膳的设计程序。重点阐述了不同年龄人群、不同季节及不同体质者的食补养生膳的设计方法,指出不同年龄人群、不同季节及不同体质者的生理特点,根据其生理特点制定不同的食补原则以及选择相应的食补食品。

(王玉华　朱秋丽)

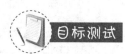 目标测试

一、单选题

1. 下列哪种不属于药食兼用品种
   A. 小茴香　　　　　　　B. 山药　　　　　　　C. 木瓜
   D. 桑葚　　　　　　　　E. 苹果
2. 老年人的食补原则下列哪项不正确
   A. 食宜单一　　　　　　B. 食宜清淡　　　　　C. 食宜温热
   D. 食宜熟软　　　　　　E. 食宜少缓
3. 下列哪项不符合血虚体质者的特点
   A. 面色不华　　　　　　B. 唇舌爪甲色淡　　　C. 头晕眼花
   D. 畏寒肢冷　　　　　　E. 心悸失眠

二、填空题

1. 常见的食补方法有_____、_____、_____及_____。
2. 青少年的食补原则以_____、_____、_____为主。

三、思考题

儿童的食补养生膳应该如何设计？为什么？

实 训 指 导

实训1　计算法编制食谱

【实训目的】

1. 熟悉平衡膳食食谱的编制原则。

2. 掌握平衡膳食食谱的编制步骤。

3. 能应用计算法编制个人的平衡膳食食谱。

【实训准备】

1. 物品　计算器、纸、笔等。

2. 器械　《中国食物成分表 2002》《中国食物成分表 2004》《中国居民膳食指南(2007)》《中国居民平衡膳食宝塔》《中国居民膳食营养素参考摄入量(DRIs)》。

3. 环境　多媒体实训室。

【实训学时】

2 学时。

【实训方法与结果】

（一）实训方法

1. 确定就餐者能量及营养素的推荐摄入量(RNI)或适宜摄入量(AI)　查 DRIs 可得知就餐者能量和主要营养素的需要量,这是食谱编制的理论基础。或根据成人每日膳食能量供给量估算表来估算全日所需能量。

2. 按供能比和能量系数计算蛋白质、脂肪和碳水化合物的每日供给能量　供能比是指产能营养素提供的能量占总能量的百分比。要维持膳食能量的平衡,三者各自占总能量的比例应当适宜,一般蛋白质为 10% ~15% ,脂肪为 20% ~30% ,碳水化合物为 55% ~65% 。

1g 产能营养素在体内氧化实际提供的能量值称为能量系数。蛋白质、脂肪、碳水化合物的能量系数分别为 16.7kJ/g(4.0kcal/g)、37.6kJ/g(9.0kcal/g)、16.7kJ/g(4.0kcal/g)。

3. 确定全日主食的品种和供给量　主食品种的选择在尽量满足就餐者饮食习惯的同时,搭配粗杂粮、薯类和杂豆类。

主食的供给量则由各种主食、粗杂粮、薯类和杂豆类中所含的碳水化合物量来确定,其中粗杂粮的供给不宜超过米面供给量的 1/3。

4. 确定全日副食中动物性食物、大豆及其制品的品种和供给量　副食的种类和数量的确定应在已确定主食用量的基础上依据副食应提供的蛋白质的量确定。膳食中优质蛋白质的供给量占蛋白质总量的比例,成人不低于 1/3,儿童青少年应占 1/2。优质蛋白质的主要来源为动物性食物、大豆及其制品,其供给量的确定是由食谱应提供的优质蛋白质含量来决定。

5. 确定全日蔬菜水果的品种和供给量　蔬菜水果的品种可根据不同季节的市场供应状况,并保证深色叶菜类蔬菜的供应占蔬菜量的1/2,同时还要考虑到与动物性食物、大豆及其制品搭配的需要来确定。

6. 确定全日纯能量食物的品种和供给量　烹调用油以植物油为主,摄入量参照平衡膳食宝塔,一般不超过25~30g/d。

坚果的供给量由食谱应提供的脂肪总量减去各类食物中的脂肪量来确定。

根据平衡膳食宝塔,食盐的使用量不超过6g/d。

7. 食谱编制与调整　按三餐餐次比分配(一般采用3:4:3或2:2:1),将通过以上步骤得到的食物品种和供给量分配到三餐中去,结合饮食习惯、烹饪方式和营养食谱编制原则制定出食谱内容,并根据中国居民膳食指南和平衡膳食宝塔的原则进行调整,使之成为实用的营养食谱。根据实际情况进行调整。若有加餐,则其分配比例不宜超过总能量的10%。

（二）实训实例与结果

案例:某男性,售货员,陕西人,30岁,身高175cm,体重80kg,请为其制定一日食谱。

1. 确定全日能量供给量　根据案例可知该男性的身高175cm,体重80kg,BMI = $80 \div 1.75^2 = 26.1 kg/m^2$。

判断其为超重,且其职业为售货员,体力活动水平为轻体力劳动,根据正文中表3-3"成人每日膳食能量供给量估算表"可知其标准体重能量供给为30kcal/kg。

全日能量供给量(kcal) = 标准体重(kg)×标准体重能量需要量(kcal/kg) = (175 - 105)×30 = 2100kcal

2. 按供能比和能量系数计算蛋白质、脂肪和碳水化合物的每日供给量

全日蛋白质供给量(g) = 2100×15%÷4 = 79.0g

全日脂肪供给量(g) = 2100×25%÷9 = 58.0g

全日碳水化合物供给量(g) = 2100×(1 - 15% - 25%)÷4 = 315.0g

3. 确定全日主食的品种和供给量　选用大米和小麦粉作为全日主食,分别占20%和80%。查食物成分表知,每100g大米(标一)含碳水化合物76.8g,每100g小麦粉(特一粉)含碳水化合物74.3g,则:

所需大米的量(g) = 315×20%÷76.8% = 82.0g

所需小麦粉的量(g) = 315×80%÷74.3% = 340.0g

4. 确定副食中动物性食物、大豆及其制品的品种和供给量　计算步骤如下:

(1)计算主食中含有的蛋白质的量。

(2)用应摄入的蛋白质的量减去主食中蛋白质的量,即为副食应提供的蛋白质的量。

(3)副食中蛋白质的2/3由动物性食物供给,1/3由豆制品供给,据此可求出各自的蛋白质供给量。

(4)查表并计算各类动物性食物及豆制品的供给量。

查食物成分表知,每100g大米(标一)含蛋白质7.7g,每100g小麦粉(特一粉)含蛋白质10.4g,则:

主食中含蛋白质的量(g) = 82.0×7.7% + 340.0×10.4% = 42.0g

副食中应提供的蛋白质的量(g) = 79.0 - 42.0 = 37.0g

选择猪肉（里脊）、鸡蛋一个、牛奶（250ml）和北豆腐作为副食原料，查食物成分表知，每100g 猪肉（里脊）含蛋白质 20.2g，每 100g 鸡蛋含蛋白质 12.8g，每 100g 牛奶含蛋白质 3.0g，每 100g 北豆腐含蛋白质 12.2g。

设定副食中蛋白质的 2/3 由动物性食物供给，1/3 由豆制品供给，则：

动物性食物含蛋白质的量（g）= 37.0 × 66.7% = 24.7g

豆制品含蛋白质的量（g）= 37.0 × 33.3% = 12.3g

同时，鸡蛋一个重约 60g，其蛋白质的含量（g）= 60 × 12.8% = 7.7g

250ml 牛奶含蛋白质的量（g）= 250 × 3.0% = 7.5g

则：

猪肉（里脊）的量（g）=（24.7 − 7.7 − 7.5）÷ 20.2% = 47.0g

北豆腐的量（g）= 12.3 ÷ 12.1% = 101.6g

5. 确定蔬菜水果的品种和供给量　蔬菜水果的品种可根据不同季节、市场供应情况，以及考虑动物性食物和豆制品配菜的需要来确定。保证深色叶菜类蔬菜的供应占蔬菜量的 1/2。

6. 确定纯能量食物的品种和供给量　烹饪油的摄入量为总需要量减去食物中脂肪的含量。蔬菜水果的蛋白质和脂肪含量很低，可以不计。

查食物成分表知，每 100g 猪肉（里脊）含脂肪 7.9g，每 100g 鸡蛋含脂肪 11.1g，每 100g 牛奶含脂肪 3.2g，每 100g 北豆腐含脂肪 4.8g，每 100g 大米（标一）含脂肪 0.6g，每 100g 小麦粉（特一粉）含脂肪 1.1g，则：

烹调用油的量（g）= 58.0 − 47.0 × 7.9% − 60 × 11.1% − 250 × 3.2% − 101.6 × 4.8% − 82.0 × 0.6% − 340.0 × 1.1% = 58.0 − 3.7 − 6.7 − 8.0 − 4.9 − 0.5 − 3.7 = 30.5g

由于平衡膳食宝塔建议每日油用量不超过 25 ~ 30g，因此，本例全日烹调油用量确定为 30.0g。

食盐全日食用量确定为 6g。

7. 食谱编制与调整　通过以上步骤得到的食物品种和供给量，结合饮食习惯、烹饪方式和营养食谱编制原则，制定出针对该男性的全日食谱内容（实训表 1-1）。

实训表 1-1　全日食谱

餐次	食物名称	原料名称	重量（g）	烹饪方式
早餐	白粥	大米（标一）	45.0	煮
	面包	小麦粉（特一粉）	70.0	蒸
	卤鸡蛋	鸡蛋	60.0	卤
	牛奶	牛奶	250.0ml	
中餐	馒头	小麦粉（特一粉）	200.0	蒸
	芹菜炒肉丝	芹菜	100.0	炒
		猪肉（里脊）	47.0	
	蒜蓉菠菜	菠菜	150.0	炒
	烹调油	大豆油	15.0	

续表

餐次	食物名称	原料名称	重量（g）	烹饪方式
晚餐	稀饭	大米（标一）	37.0	煮
	馒头	小麦粉（特一粉）	70.0	蒸
	炖豆腐	豆腐	101.6	炖
	凉拌时蔬	黄瓜	100.0	凉拌
		金针菇	50.0	
		柿子椒	30.0	
		胡萝卜	30.0	
	烹调油	大豆油	10.0	
		麻油	5.0	

实训 2 食物交换份法编制食谱

【实训目的】

1. 熟悉平衡膳食食谱的编制原则。
2. 掌握平衡膳食食谱的编制步骤。
3. 能应用食物交换份法编制个人的平衡膳食食谱。

【实训准备】

1. 物品 计算器、纸、笔等。
2. 器械 《中国食物成分表 2002》、《中国食物成分表 2004》、《中国居民膳食指南（2007）》、《中国居民平衡膳食宝塔》、《中国居民膳食营养素参考摄入量（DRIs）》、《食物交换份表》。
3. 环境 多媒体实训室。

【实训学时】

2 学时。

【实训方法与结果】

（一）实训方法

1. 食物分类。
2. 确定每份交换食物的能量单位。
3. 按每份食物能量交换单位,计算每类食物不同品种的食物重量,并以表格形式列出。
4. 根据对象的基本情况,确定每日（或每餐）所需要的交换份。
5. 根据膳食指南和平衡膳食宝塔,确定食物的种类和交换份。
6. 根据各类食物的交换份,具体选择食物种类,确定供给量。
7. 根据对象的具体需要,对照所选择的食物,进行调整。
8. 形成完整的食谱。

（二）实训实例与结果

案例:男性,45 岁,身高 170cm,体重 65kg,轻体力劳动者,无异常。请用食物交换份法为其制定一日食谱。

1. 步骤一　对日常食物进行分类。

根据膳食指南和平衡膳食宝塔,我们将日常食物分为五大类。

第一类:谷类及薯类

谷类包括米、面、杂粮。薯类包括马铃薯、木薯、甘薯等。主要提供碳水化合物、蛋白质、膳食纤维、B 族维生素等营养素。

第二类:动物性食物

动物性食物包括鱼虾、贝、蟹、禽、肉、蛋、奶等,主要提供蛋白质、脂肪、矿物质、维生素 A 和 B 族维生素等营养素。

第三类:豆类及其制品

主要包括大豆及其他干豆类和制品,主要提供蛋白质、脂肪、膳食纤维、矿物质和 B 族维生素等营养素。

第四类:蔬菜水果类

主要包括叶菜、根茎、瓜茄、各类水果等,主要提供膳食纤维、矿物质、维生素 C 和胡萝卜素等营养素。

第五类:纯能量食物

主要包括动植物油、淀粉、食用糖和酒类。主要提供能量。植物油还可提供维生素 E 和必需脂肪酸。

2. 步骤二　确定每份交换食物的交换代量,以 90kcal(377kJ) 为例。

3. 步骤三　按每份食物能量交换代量,计算每类食物不同品种的食物的重量,并以表格形式列出。详见正文表 3-5 ~ 表 3-13。

4. 步骤四　根据对象的基本情况,确定每日(或每餐)所需要的交换份。

查表可知其一日能量的总需要量定为 2400kcal,按每份的能量供给为 90kcal 来算,其全日总的食物交换份为:

$2400 \div 90 \approx 26.7$ 份

5. 步骤五　根据膳食指南和平衡膳食宝塔,确定食物的种类和交换份。

根据计算知该男性一日需要 26.7 份各类食物,根据各类食物营养素的主要分布情况,碳水化合物的供给由谷薯类的交换份代表,蛋白质的供给由肉蛋类的交换份代表;脂肪的供给按每日食用油 25g 来计算。

脂肪供给按每日食用油 25g 计,即为 2.5 份

碳水化合物 $= 2400 \times 62\% \div 90 = 16.5$ 份

蛋白质 $= 2400 \times 13\% \div 90 = 3.5$ 份

其余份数分给蔬果类:

$26.7 - 2.5 - 16.5 - 3.5 = 4.2$ 份

6. 步骤六　根据各类食物的交换份,具体选择食物种类,确定供给量。

主食:

大米 6 份,$25 \times 6 = 150g$

面粉 6 份,$25 \times 6 = 150g$

玉米粉 4.5 份,$25 \times 4.5 = 112.5g$

动物性食物:

瘦猪肉 1 份, $100 \times 1 = 100g$

鲫鱼 1 份, $100 \times 1 = 100g$

奶类、豆类及其制品:

牛奶 1 份, $160 \times 1 = 160g$

嫩豆腐 0.5 份, $150 \times 0.5 = 75g$

蔬菜水果类:

菠菜 0.8 份, $200 \times 0.8 = 160g$

鲜蘑菇 0.5 份, $200 \times 0.5 = 100g$

水发木耳 0.5 份, $200 \times 0.5 = 100g$

生菜 0.6 份, $200 \times 0.6 = 120g$

韭菜 0.8 份, 200×0.8 份 $= 160g$

猕猴桃 0.5 份, $250 \times 0.5 = 125g$

苹果 0.5 份, $250 \times 0.5 = 125g$

烹调油:2.5 份, $10 \times 2.5 = 25g$

7. 步骤七　根据对象的具体需要,对照所选择的食物,进行调整。

根据以上计算,选择食物的份额为 26.7 份,符合要求;主食选择中注意选择粗粮和杂粮;动物性食物分别来源于水产品和畜禽肉类,满足饱和脂肪酸和不饱和脂肪酸的需求;蔬菜水果的品种要多些,同时注意深色蔬菜的选择。

8. 步骤八　将所选择好的食物,按一定份额分配到一日三餐中,形成一日食谱(实训表2-1)。

实训表2-1　食物交换份法编制的一日食谱

餐次	食物名称	原料名称	重量（g）	烹饪方式	备注
早餐	牛奶	鲜牛奶	160ml		
	馒头	面粉	75	蒸	
		玉米粉	60		
	白粥	大米	40	煮	
	凉拌生菜	生菜	120	凉拌	
	烹调油	麻油	5		
午餐	米饭	大米	75	煮	
	韭菜炒肉丝	韭菜	160	炒	
		瘦猪肉	100		
	三鲜豆腐	嫩豆腐	75	烧	
		水发木耳	100		
		鲜蘑菇	100		
	烹调油	大豆油	10		
	水果	苹果	125		可在加餐中食用
晚餐	馒头	面粉	75	蒸	
		玉米粉	52.5		
	白粥	大米	35	煮	
	鲫鱼汤	鲫鱼	100	炖	

续表

餐次	食物名称	原料名称	重量（g）	烹饪方式	备注
晚餐	蒜泥菠菜	菠菜	160	炒	
	烹调油	大豆油	10		
	水果	猕猴桃	125		可在加餐中食用

【实训评价】

请根据以上内容,用食物交换份法为一位健康成年的重体力劳动的男性制定一份全日营养食谱。

实训表2-2　评分表

内容	配分	标准	评分
食谱编制	30	编制过程是否符合要求,酌情给分	
食谱调整	30	调整是否符合营养原则,是否实用,酌情给分	
课堂表现	10	是否积极参与讨论、编制、调整等实训过程,酌情给分	
能力训练	30	理论知识是否运用到实训中,是否按时完成,酌情给分	
总计	100		

实训3　集体用餐的食谱设计

【实训目的】

1. 学会集体用餐的食谱设计方法。

2. 学会初步评价,为进一步改进膳食营养提供资料。

【实训准备】

1. 物品　计算器、纸、笔等。

2. 器械　《中国食物成分表2002》《中国食物成分表2004》《中国居民膳食指南(2007)》《中国居民膳食营养素参考摄入量(DRIs)》。

3. 环境　多媒体实训室。

【实训学时】

2学时。

【实训方法与结果】

（一）实训方法

根据人群生理特点与营养要求,进行食谱设计,具体操作步骤如下:

1. 步骤一　确定人均能量供给目标。

方法:总能量÷总人数(男性能量的RNI值×男性人数+女性能量的RNI值×女性人数)÷(男性人数+女性人数)

2. 步骤二　确定三大营养素目标量。

根据总能量及各营养素所占的比例计算,如果告知三大营养素比例则直接计算;如果只知道其中之一可以查表得到蛋白质的重量再转化为百分比,另外一个营养素的比例则可以计算出来,然后再转化成重量。

3. 步骤三　将三大营养素分配到各餐次。

成人按早中晚占 30%、40%、30%。

特殊人群按特殊人群自身餐次比进行分配。

4. 步骤四　其他步骤同个人配餐法(用计算法确定主食和副食)。

(二) 实训实例与结果

某幼儿园大班儿童年龄在 4~6 岁,平均年龄 5 岁,共有 10 人,其中男女比例 1∶1,请给出该班级的一日食谱配餐设计。

1. 确定能量需求量及供能营养素需要量　根据《中国居民膳食营养素参考摄入量 (DRIs)》建议 5 岁男童的能量 RNI 为 1600kcal/d,5 岁女童的能量 RNI 为 1500kcal/d,因此平均能量 RNI 为二者的平均数即 1550kcal/d。蛋白质的 RNI 为 55g,脂肪占一日总能量的 30%,所以:

膳食中脂肪(g) = 1550 × 30% ÷ 9 = 51.7g

膳食中碳水化合物(g) = (1550 − 55 × 4 − 1550 × 30%) ÷ 4 = 216.3g

2. 确定餐次比　餐次为三餐两点,即早餐与早点占总能量的 30%,午餐加午点占总能量的 40%,晚餐占总能量的 30% 计算。

3. 具体配餐设计

(1)早餐、早点

能量 = 全日能量参考摄入量 × 30% = 1550 × 30% = 465kcal

蛋白质参考摄入量 = 全日蛋白质参考摄入量 × 30% = 55 × 30% = 16.5g

脂肪参考摄入量 = 全日脂肪参考摄入量 × 30% = 51.7 × 30% = 15.5g

碳水化合物参考摄入量 = 全日碳水化合物参考摄入量 × 30% = 216.3 × 30% = 64.9g

牛奶 100ml,其中含蛋白质 3g,脂肪 3.2g,碳水化合物 3.4g。

设定剩余的碳水化合物由 70% 小麦粉和 30% 面包提供,则他们的用量为:

查食物成分表,100g 小麦粉含碳水化合物 73.5g,蛋白质 11.2g,脂肪 1.5g;100g 面包含碳水化合物 51g,蛋白质 8.3g,脂肪 5.1g。

小麦粉 = (64.9 − 3.4) × 70% ÷ 73.5% = 58.5g

面包 = (64.9 − 3.4) × 30% ÷ 51% = 36.2g

副食中蛋白质的量为 = 16.5 − 3 − 58.5 × 11.2% − 36.2 × 8.3% = 3.6g,由 80% 鸡蛋和 20% 肥瘦猪肉提供。

查食物成分表,100g 鸡蛋含蛋白质 13.3g,脂肪 8.8g;100g 肥瘦猪肉含蛋白质 13.2g,脂肪 37g。

鸡蛋 = 3.6 × 80% ÷ 13.3% = 21.7g

肥瘦猪肉 = 3.6 × 20% ÷ 13.2% = 5.5g

剩余脂肪的量 = 15.5 − 3.2 − 58.5 × 1.5% − 36.2 × 5.1% − 21.7 × 8.8% − 5.5 × 37.0% = 5.7g,因此油量 = 5.7g

(2)午餐、午点:按照早餐早点的计算方法,可得午餐午点的各类食物用量为:稻米 = 94.4g;饼干 = 30.0g;带鱼 = 46.7g;鸡肉 = 18.3g;植物油 = 4.0g。

(3)晚餐:按照早餐早点的计算方法,可得晚餐的各类食物用量为:小米 = 60.5g;小麦粉 = 26.5g;豆腐 = 40.0g;鸭肉 = 31.4g;牛奶 = 100g;植物油 = 2.3g。

(4)蔬菜和水果,按照一日总摄入量要求与所选副食合理搭配。

（5）一日配餐食谱（实训表3-1）

实训表3-1　某幼儿园10人一日配餐食谱

餐次	食物名称	1名5岁儿童用量（g）	10名5岁儿童用量（g）
早餐	牛奶	100ml	1000ml
	面条（小麦粉）	58.5	585
	肉丁炒油菜		
	肥瘦猪肉	5.5	55
	油菜	50	500
	豆油	2	20
	西红柿炒鸡蛋		
	鸡蛋	21.7	217
	西红柿	50	500
	植物油	3.7	37
早点	面包	36.2	362
	橙汁	100ml	1000ml
	苹果	50	500
午餐	软米饭（稻米）	94.4	944
	茄子炖带鱼		
	带鱼	46.7	467
	茄子	60	600
	花生油	2	20
	小鸡炖蘑菇		
	小鸡肉	18.3	183
	蘑菇	40	400
	豆油	2	20
午点	饼干	30.0	300
	香蕉	50	500
晚餐	小米粥（小米）	60.5	605
	馒头（小麦粉）	26.5	265
	雪里红豆腐汤		
	雪里红	20	200
	豆腐	40	400
	花生油	2.3	23
	南瓜炖鸭肉		
	鸭肉	31.4	314
	南瓜	30	300
	牛奶	100ml	1000ml
	西瓜	50	500

实训 4　高考学生的食谱设计

【实训目的】

1. 通过对高考学生的饮食习惯、生活方式等方面的调查,能初步了解高考学生的营养需求,并给出合理的膳食指导。

2. 以高考学生一周食谱为例进行计算,初步掌握高考学生食谱的设计方法。

【实训准备】

1. 物品　计算器、纸、笔等。

2. 器械　《中国食物成分表 2002》《中国食物成分表 2004》《中国居民膳食指南 (2007)》《中国居民平衡膳食宝塔》《中国居民膳食营养素参考摄入量(DRIs)》。

3. 环境　多媒体实训室。

【实训学时】

2 学时。

【实训方法与结果】

（一）实训方法

将 2 ~ 4 名学生分成一组,各组成员分工协作,完成目标人群的基本情况、饮食、生活等情况的调查,并对其进行分析,设计出适宜的配餐方案。

（二）实训实例与结果

1. 设计高考学生的基本情况、生活、饮食习惯及身心健康调查表(实训表 4-1 ~ 实训表 4-4)。

2. 调查目标人群的基本情况,生活、饮食习惯及身心健康问题等,完成上述调查表。

实训表 4-1　高考学生的基本状况

姓名		性别		民族	
身高		体重		年龄	

实训表 4-2　生活习惯调查表

序号	问题	选项或根据个人情况填写			
1	每天的睡眠时间	8 小时以上	6 ~ 8 小时	4 ~ 6 小时	4 小时以下
2	一般入睡的时间	20:00 ~ 22:00		22:00 ~ 24:00	
		24:00 ~ 02:00		02:00 以后	
3	彻夜失眠的次数	没有	偶尔	有时	经常
4	运动时间	每周 2 ~ 3 次		每周 4 次以上	
		每周一次		从不或偶尔	
5	运动方式	乒乓球	羽毛球	排球	网球
		篮球	保龄球	足球	台球
		跑步	快走	散步	太极拳
		跳舞	瑜伽	游泳	(可多选)

序号	问题	选项或根据个人情况填写			
6	每天在户外活动的时间(乘车时间除外)	0.5~1 小时			
7	周围有人吸烟吗	没有	偶尔有	经常有	烟雾缭绕
8	吸烟情况	不吸	偶尔	每天 10 支以下	
		每天 10~20 支		每天 20 支以上	
9	排便规律	1~2 次/每天	1 次/2 天	1 次/3 天	3 天以上 1 次
10	每天花在电子产品上的时间	1 小时以下	2~3 小时	4~8 小时	8 小时以上

实训表 4-3 饮食习惯调查表

序号	问题	选择(可多选)或根据个人情况填写			
1	一般的饮水时间	早晨 睡前 夜间醒来 渴时喝			
		餐前 餐中 两餐之间 餐后			
2	每天大概的饮水量	_____ ~ _____ ml			
3	饮食口味倾向于	清淡 偏酸 偏辛辣 偏咸			
		偏油腻 偏甜 其他			
4	近半年来,你吃早餐吗	每天都吃 大于 3 次/周			
		小于 3 次/周 不吃			
5	如果你起晚了,食堂没有早餐了,你如何打算	到校门口买早点吃			
		在宿舍随便吃一点			
		干脆不吃			
6	近半年来,你吃晚餐吗	每天都吃 大于 3 次/周			
		小于 3 次/周 不吃			
7	你是否吃夜宵	从来不吃 有时吃 经常吃 天天吃			
8	你的零食偏爱	不吃 坚果类 膨化食品 饼干			
		巧克力、糖果 牛奶和酸奶 其他			
9	每日膳食搭配	以荤为主 荤素各半 以素为主			
		不吃素菜 全素食			
10	主食一般选择	薯类(红薯、芋头 土豆等)为主			
		面粉大米 粗粮为主 其他			
11	吃粗粮制品的次数	无 偶尔 一般 经常			
12	经常吃豆制品吗	无 偶尔 一般 经常			
13	经常喝牛奶	每天 每周 3 次以上 每周 2 次以下 不喝			
14	经常吃蛋类吗	每天 每周 3 次以上 每周 2 次以下 不吃			

序号	问题	选择（可多选）或根据个人情况填写
15	经常吃动物内脏吗	每天　每周 3 次以上　每周 2 次以下　不吃
16	平均每天摄食的新鲜蔬菜	＿＿＿＿＿＿ ～ ＿＿＿＿＿＿ g
17	每天吃水果的情况	基本不吃　200g 以下　200 ~ 400g　400g 以上
18	有喝粥或喝汤的习惯吗	不吃　　偶尔　　一般　　经常
19	吃煎炸食品吗	不吃　　偶尔　　一般　　经常
20	喜欢的饮料	

实训表 4-4　身心健康问题调查表

序号	问题	选项或个人情况填写	
1	近半年来,经常有头晕、胃疼或背疼的症状	几乎没有　　偶尔　　经常	
2	经常觉得疲劳吗	有　　偶尔　　没有	
3	有记忆力减退的症状吗	经常　　偶尔　　没有	
4	存在睡眠困扰吗	经常　　偶尔　　没有	
5	你多长时间生一次病(包括感冒发热等)	十天至半个月一次　　1 ~ 2 个月一次	
		半年左右一次　　几乎没有	
6	认为自己的健康状况	很好　　良好　　一般　差	

3. 个人情况分析

体重评价:BMI 值为＿＿＿＿＿＿,属于＿＿＿＿＿＿人群

劳动强度:＿＿＿＿＿＿

4. 能量计算

(1)标准体重:身高 – 105 = 标准体重

(2)每日能量需要量

20 ~ 25kcal/(d·kg) × 标准体重 = ＿＿＿＿＿＿ kcal/d

按照供能比例(碳水化合物占 60%,蛋白质占 15%,脂肪占 25%),计算需要摄入的碳水化合物、蛋白质、脂肪的量。

5. 膳食建议

(1)注重合理的食物搭配和均衡饮食。

(2)讲究食物多样,不偏食,不挑食。

(3)按时按量有规律进食。

(4)早餐吃好、午餐吃饱、晚餐清淡。

(5)注意饮食卫生。

(6)不暴饮暴食和盲目节食。

(7)避免油炸和可能诱致过敏食品。

(8)适当运动以促进食欲和增加血液循环。

6. 推荐一周食谱(实训表 4-5)

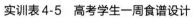

实训表4-5　高考学生一周食谱设计

星期	餐次			
	早餐	加餐	午餐	晚餐
星期一	牛奶(250ml) 面包(200g) 煮鸡蛋(50g)	苹果(150g)	大米饭(200g) 百合虾(虾仁50g、胡萝卜25g、柿子椒25g、百合适量) 炒青菜(200g) 番茄蛋花汤(番茄50g,鸡蛋20g)	馒头(80g) 小米粥(小米50g) 蘑菇炒肉片(鲜蘑菇50g、猪肉50g) 蒸芹菜叶(芹菜叶100g、面粉8g)
星期二	大米绿豆粥(大米10g、绿豆10g) 荞麦馒头(荞麦20g、面粉40g) 荷包蛋(50g)	香蕉(150g)	米饭(大米200g) 鱼香三丝(猪瘦肉50g、胡萝卜50g、土豆100g) 香菇炒青菜(绿叶菜200g、香菇50g)、炝花菜 木耳炒肉(木耳20g,瘦肉30g) 蒸芹菜叶(芹菜叶100g,面粉8g)	小米粥(小米30g) 玉米饼(玉米面50g) 青椒木耳(青椒50g、木耳20g) 清蒸鲈鱼(150g)
星期三	牛奶(250ml) 白菜包子(白菜40g、粉条5g、面粉25g) 拌豆腐干(豆干50g)	梨(100g)	米饭(粳米150g) 蒜苗炒蛋(蒜苗100g、鸡蛋50g) 西芹牛柳(牛瘦肉50g、芹菜茎100g) 菠菜粉丝汤清蒸鲤鱼(鲤鱼100g) 炒苋菜(150g) 炒豆芽(绿豆芽100g)	黑米粥(粳米40g、黑米10g)、馒头(面粉150g) 炒猪肝(猪肝50g、豌豆苗50g) 芸豆炖土豆(猪瘦肉25g、芸豆100g、土豆50g)
星期四	牛奶(250ml) 鸡蛋发糕(面粉150g、鸡蛋50g、白糖25g)、拌花生仁(40g)	脐橙(150g)	黑米饭(黑米100g) 虾仁豆腐(内脂豆腐100g、虾仁50g) 凉拌黄瓜(100g) 紫菜鸡蛋汤	八宝粥(40g) 豆角炒肉(豆角80g、瘦肉20g) 蒜蓉青菜(青菜150g)
星期五	豆腐脑(250g) 肉菜包子(面粉150g、猪瘦肉50g)	葡萄(150g)	米饭(粳米150g) 木须肉(猪瘦肉丝30g、鸡蛋50g) 酱焖茄子(猪瘦肉30g、茄子150g) 绿豆汤(绿豆、冰糖适量)	燕麦米饭(燕麦30g、大米40g) 糖醋排骨(排骨300g) 银耳蛋花汤(鸡蛋50g,银耳适量)

续表

星期	餐次			
	早餐	加餐	午餐	晚餐
星期六	牛奶(250ml) 鸡蛋薄饼（面粉150g、鸡蛋50g） 炒绿豆芽（绿豆芽200g）	李子(100g)	煮水饺(面100g、瘦肉80g、青菜150g) 绿豆粥(粳米50g、绿豆25g)	红豆薏米粥（红豆30g、薏米20g) 手抓饼(面粉100g) 炒芹菜干丝（芹菜75g、豆腐干30g)
星期日	牛奶(250ml) 肉松面包(80g) 鸽子蛋(50g) 拌黄瓜(100g)	西瓜(200g)	米饭(粳米150g) 孜然炒羊肉（羊肉100g、木耳2g、胡萝卜50g)香菇烧油菜（鲜香菇50g、油菜150g)	百合粥（粳米50g,百合适量)馒头(面粉100g) 青椒豆腐丝（青椒50g、豆腐皮100g、番茄50g) 紫菜虾皮汤 米饭(80g) 香菇烧鸡（香菇60g、鸡块50g) 菠菜豆腐汤（菠菜50g、豆腐50g)

实训 5 高血压人群的食谱设计

【实训目的】

1. 通过本次实训,要求学生通过对高血压患者的膳食习惯、生活方式等方面进行调查,初步找出高血压患者的发病原因,并给出合理的膳食指导。

2. 通过本次实训,要求学生掌握如何通过调整高血压患者的膳食结构和摄食量,使患者维持和恢复正常的血压水平,从而控制病情,预防和减少并发症。

3. 以高血压患者一日食谱为例进行计算,初步掌握高血压患者食谱的设计方法。

【实训准备】

1. 物品 计算器、纸、笔等。

2. 器械 《中国食物成分表 2002》《中国食物成分表 2004》《中国居民膳食营养素参考摄入量（DRIs)》。

3. 环境 多媒体实训室。

【实训学时】

2 学时。

【实训方法与结果】

（一）实训方法

将 2~4 名学生分成一组,各组成员分工协作,完成目标人群的基本情况、饮食、生活等情况的调查,并对其进行分析,设计出适宜的配餐方案。

（二）实训实例与结果

案例：

1. 高血压患者的个人情况（实训表5-1）。

实训表5-1　高血压患者的基本状况

姓名	李×	性别	男	民族	汉族	年龄	41
身高	170cm	体重	87kg	腰围	95cm	职业	经理

2. 高血压患者的饮食、生活习惯及身心健康问题调查表（实训表5-2～实训表5-4）。

实训表5-2　生活习惯调查

序号	问题	选项或根据个人情况填写			
1	你每天的睡眠时间	8 小时以上	6～8 小时	4～6 小时√	4 小时以下
2	你通常睡觉的时间	20:00～22:00		22:00～24:00	
		24:00～02:00 √		02:00 以后	
3	你会通宵不眠吗	没有	偶尔√	有时	经常
4	你的运动时间	每周 2～3 次	每周 4 次以上	每周一次 √	从不或偶尔
5	你的运动方式	乒乓球	羽毛球	排球	网球
		篮球	足球	保龄球	台球
		跑步	快走	散步√	太极拳
		跳舞	瑜伽	游泳	（　）
6	你每天在户外活动的时间（乘车时间除外）	0.5～1 小时			
7	你周围有人吸烟吗？	没有	偶尔有	经常有	烟雾缭绕√
8	吸烟情况	不吸	偶尔	每天 10 支以下	
		每天 10～20 支		每天 20 支以上√	
9	饮酒情况	每天 400～600ml 白酒			
10	你的排便规律	1～2 次/每天√		1 次/2 天	
		1 次/3 天		3 天以上 1 次	
11	你每天在电脑或电视机前的时间	无	1 小时以下	2～3 小时	4～8 小时√
		8 小时以上			
12	你每年参加健康体检的次数	2 次	1 次√	患病时去	从不去

实训表5-3　饮食习惯调查

序号	问题	选择或根据个人情况填写				
1	你平时饮水的时间	早晨√	两餐之间√	餐中	餐后√	睡前
		夜间醒来	渴时喝√			

序号	问题	选择或根据个人情况填写			
2	你每天的饮水量	2000 ~ 2500ml			
3	你经常食用方便面、火腿肠、蜜饯、罐头、肉干等食品吗	不吃	偶尔√	1 次/周	2 次/周
4	你的饮食口味倾向于	清淡　偏酸√　偏辛辣√　偏咸 偏油腻√　偏甜　其他			
5	你是否吃早餐	天天吃√	经常吃	有时吃	从来不吃
6	吃午餐的主要方式	回家吃　带饭　单位食堂√　洋快餐 只吃蔬菜水果　与同事在餐馆吃√　不吃 其他			
7	吃晚餐的主要方式	回家吃　单位食堂　洋快餐 只吃蔬菜水果　餐馆吃√　不吃　其他			
8	你是否吃夜宵	从来不吃	有时吃√	经常吃	天天吃
9	你的零食偏爱	不吃　坚果类√　膨化食品　饼干 点心类　巧克力　肉干　水果			
10	你偏食何种食物	素食　牛肉√　羊肉　猪肉√　禽肉　鱼虾√			
11	你每天吃的食物大概有多少种	10 种以内　10 ~ 20 种　20 ~ 30 种√　30 种以上			
12	你的主食通常选择	面粉大米√　粗粮为主　薯类(红薯、芋头 土豆等)为主 其他			
13	你吃粗粮制品的次数	天天吃　每周 3 次以上　每周 2 次以下√　不吃			
14	你经常吃豆制品吗	天天吃　每周 3 次以上　每周 2 次以下√　不吃			
15	你经常喝牛奶吗	天天吃　每周 3 次以上　每周 2 次以下　不吃√			
16	你经常吃蛋类吗	天天吃　每周 3 次以上√　每周 2 次以下　不吃			
17	你经常吃动物内脏吗	天天吃　每周 3 次以上√　每周 2 次以下　不吃			
18	你平均每天摄食多少新鲜蔬菜	300 ~ 400g			
19	你吃鱼类的情况	每周 3 次以上			
20	每天吃水果的情况	基本不吃√　200g 以下　200 ~ 400g　400g 以上			
21	你有喝粥或喝汤的习惯吗	天天吃　每周 3 次以上√　每周 2 次以下　不吃			
22	你吃煎炸食品吗	不吃　偶尔　1 次/周　3 次/周√　4 次以上/周			
23	你吃烧烤吗	不吃　偶尔　1 次/周√　3 次/周　4 次以上/周			
24	你喜欢的饮料	白开水			
25	你吃洋快餐吗	不吃　偶尔　1 次/周√　3 次/周　4 次以上/周			
26	你经常吃冷冻甜品吗	不吃　偶尔√　1 次/周　3 次/周　4 次以上/周			
27	你常吃腌制食品吗	不吃　偶尔　1 次/周√　3 次/周　4 次以上/周			

实训表 5-4　身心健康问题调查

序号	问题	选项或个人情况填写			
1	你有下列疾病困扰吗	无	经常感冒	便秘	脂肪肝
		痛风	肥胖√	糖尿病	胆结石
		冠心病	贫血	高血脂	骨质疏松
		高血压√	中风	其他	
2	你经常有头晕、胃疼或背疼的症状吗	没有√	偶尔	经常	
3	你经常觉得疲劳吗	有	偶尔√	没有	
4	你经常感觉咽喉疼吗	经常	偶尔√	没有	
5	你有过阵阵眩晕的感觉吗	经常	偶尔√	没有	
6	你存在睡眠困扰吗	经常	偶尔	没有√	
7	你感觉有做不完的工作,心烦意乱吗	经常	偶尔√	没有	
8	你的收缩压(高压)	140 ~ 160mmHg			
9	你的舒张压(低压)	100 ~ 110mmHg			
10	你认为自己的健康状况	很好	良好	一般√	差

3. 个人情况综合分析

体重评价:BMI 值为 30.10,属于肥胖人群

劳动强度:轻体力劳动

通过对该患者的调查,分析后得出以下结论:

(1)患者睡眠时间不足,而且睡眠过晚。

(2)患者运动时间少,且运动强度太低。

(3)患者坐位工作时间过久。

(4)患者饮食油腻,且肉类摄食过多。

(5)患者饮酒过量。

(6)患者肥胖且血压偏高。

以上六点都可能增加患高血压病的风险。

4. 能量计算

(1)标准体重:170 − 105 = 65kg

(2)每日能量需要量:高血压患者超重和肥胖者,能量推荐 20 ~ 30kcal/(kg·d)标准体重,由于该高血压患者肥胖,轻体力劳动,则能量需要量为 20 ~ 25kcal/(kg·d)标准体重。

该患者每日所需总能量为(20 ~ 25)×65 = 1300 ~ 1625kcal/d

碳水化合物 60%,蛋白质 15%,脂肪 25%

即需摄入:碳水化合物(1300 ~ 1625)×60% ÷4 = 195 ~ 244g

蛋白质(1300 ~ 1625)×15% ÷4 = 49 ~ 61g

脂肪(1300 ~ 1625)×25% ÷9 = 36 ~ 45g

5. 建议

(1)生活习惯建议:建议多运动;少喝酒少抽烟;减少坐位工作时间。

(2)膳食习惯建议

1）建议减少在外就餐次数，多在家就餐。

2）少吃猪肉、牛羊肉类，多吃清淡食物，少吃油腻辛辣食品。

3）适当增加果蔬类，每日进食蔬菜400～500g，水果200g。

4）增加粗粮食品的摄入，例如：燕麦、荞麦、玉米、红薯等。

5）在保证营养的情况下，减少总能量的摄入，控制体重。

6）保持良好情绪，保持良好生活习惯，切忌忧郁和发怒。

7）定期体检，平时应注意血压、血糖、血脂等指标的监测。

8）合理的进餐制度：定时定量、合理安排餐次、少量多餐（每日3～6餐）、合理安排各餐供能比。

9）合理选择食物：食物多样、主食适量、多吃蔬菜及粗粮、少吃油脂及含油脂高的食物、清淡少盐。

6. 推荐一周食谱　根据该患者每日能量需要量，可计算出该患者每天需摄入主食220～280g，肉类80～150g，干豆类60g，蛋奶类200～300g，蔬菜和水果500g左右。为该患者设计的一周食谱见实训表5-5。

实训表5-5　该高血压患者一周食谱设计

星期	餐次			
	早餐	加餐	午餐	晚餐
星期一	牛奶(200ml) 面包(80g) 果酱(10g)	香蕉(150g)	大米饭(100g) 肉末青菜(瘦肉40g,青菜100g) 麻婆豆腐(80g) 番茄蛋花汤(番茄50g,鸡蛋20g)	杂粮馒头(玉米面20g,面粉30g) 小米粥(小米20g) 糖醋鱼(50g) 炒青菜(青菜150g)
星期二	大米绿豆粥(大米10g,绿豆10g) 荞麦馒头(荞麦20g,面粉40g) 鸡蛋(1个) 牛奶200ml	苹果(150g)	米饭(大米100g) 木耳炒肉(木耳20g,瘦肉30g) 青菜豆腐汤(青菜30g,豆腐60g) 蒸芹菜叶(芹菜叶100g,面粉8g)	鳝鱼粥(鳝鱼30g,小米15g) 玉米饼(玉米面50g) 青椒木耳(青椒50g,木耳20g)
星期三	玉米粥(玉米面30g) 白菜包子(白菜40g,粉条5g,面粉25g) 拌豆腐干(豆干50g) 牛奶(200ml)	梨(100g)	炒面(面条100g) 清蒸鲤鱼(鲤鱼100g) 炒苋菜(苋菜150g) 炒豆芽(绿豆芽100g)	荞面大米粥(荞麦15g,大米15g) 蒸菜(胡萝卜60g,淀粉5g) 红枣乌鸡汤(乌鸡80g)
星期四	牛奶(200ml) 桃酥(60g) 鹌鹑蛋(50g) 拌花生仁(40g)	脐橙(150g)	黑米饭(黑米100g) 香菇烧鸡(香菇70g,鸡块80g) 凉拌黄瓜(100g)	八宝粥(40g) 豆角炒肉(豆角80g,瘦肉20g) 蒜蓉青菜(青菜150g)

星期	餐次			
	早餐	加餐	午餐	晚餐
星期五	豆腐脑(250g) 全麦面包(80g) 拌黄瓜(150g)	葡萄(150g)	鸡蛋面(干面条100g,鸡蛋60g,青菜100g) 酱牛肉(50g)	燕麦米饭(燕麦30g,大米40g) 木耳肉片(木耳20g,瘦肉20g) 鱼汤(鲤鱼60g)
星期六	牛奶(200ml) 红豆馒头(红豆20g,面粉50g) 卤蛋(1个) 拌竹笋(50g)	李子(100g)	黑米饭(黑米60g) 土豆烧牛肉(土豆50g,牛肉50g) 清炒菜心(菜心150g) 紫菜蛋花汤(紫菜10g,鸡蛋50g)	红豆薏米粥(红豆30g,薏米20g) 冬瓜肉末(冬瓜100g,瘦肉20g)
星期日	芹菜大米粥(芹菜50g,大米20g) 肉松面包(80g) 鸽子蛋(50g) 拌黄瓜(100g)	西瓜(200g)	红薯饭(红薯50g,大米40g) 青笋烧兔(笋50g,兔肉40g) 炒南瓜丝(100g)	米饭(80g) 香菇烧鸡(香菇60g,鸡块50g) 菠菜豆腐汤(菠菜50g,豆腐50g)

注:每日食盐限量5g,植物油限量25g

实训6 糖尿病患者的食谱设计

【实训目的】

1. 通过本实训,学会调整糖尿病患者的膳食结构和摄食量,能为糖尿病患者设计合理的营养食谱,使患者维持和恢复正常的血糖、尿糖和血脂水平,从而控制病情,预防和减少并发症。

2. 以糖尿病患者一日食谱为例进行计算,初步掌握糖尿病患者食谱的设计方法。

【实训准备】

1. 物品 计算器、纸、笔等。

2. 器械 《中国食物成分表2002》《中国食物成分表2004》《成人糖尿病每日能量供给量表》《同能量需求的糖尿病人所需各类食物交换份数表》。

3. 环境 多媒体实训室。

【实训学时】

2学时。

【实训方法与结果】

（一）实训方法

根据糖尿病患者的病情、年龄、身高、体重、劳动强度、是否有并发症、目前饮食状态、饮食习惯、每天所需的总能量和各种营养素的数量,参照食物成分表、经济条件、市场供应状况

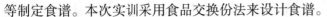

等制定食谱。本次实训采用食品交换份法来设计食谱。

1. 确定所需能量

（1）计算标准体重：

①标准体重（kg）＝身高（cm）－105

肥胖度：A＝（实际体重－标准体重）/标准体重×100%

A≥20%为肥胖，A＞10%为超重，A＜10%为过轻，A≤20%为消瘦。

②体质指数：$BMI＝体重（kg）/[身高（m）]^2$

BMI在18.5～23.9为体重正常，24.0～27.9为超重，≥28为肥胖。

（2）确定总能量：根据糖尿病患者的年龄、性别、身高、体重、劳动强度等计算其每日能量需要量。糖尿病人群单位标准体重能量需要量查实训表6-1。

实训表6-1　成人糖尿病每日能量供给量

体型	成人每日能量供给量/（kcal/kg 标准体重）			
	极轻体力劳动	轻体力劳动	中等体力劳动	重体力劳动
消瘦	25～30	35	40	45～50
正常	20～25	30	35	40
肥胖	15～20	20～25	30	35

（3）根据患者所需的食物交换份数，患者的饮食习惯、经济条件等，参考食物交换份法设计合理的食谱。

2. 等值食品交换表　食品交换份将食物分成6类，6类食物提供同等能量（90kcal）的重量，以便交换使用。各类食品交换份见正文中表3-5～表3-11。

3. 具体步骤

（1）计算标准体重。

（2）计算每日所需总能量。

（3）计算全天食品交换份。

（4）查出各类食品的比例分配。

（5）根据糖尿病患者的饮食习惯和嗜好选择并交换食物。

（二）实训实例与结果

案例：某2型糖尿病患者，空腹血糖7.0mmol/L，尚无并发症，45岁，身高158cm，体重56kg，女，从事办公室工作，求其每日所需能量并设计一日食谱（单纯饮食治疗）。

1. 标准体重　患者标准体重应为158－105＝53kg

2. 每日所需总能量　体质指数＝体重/身高^2＝56÷1.58^2＝22.43kg/m^2

体重正常，查表6-1，轻体力劳动者，单位标准体重能量供给量为30kcal/kg，因此，总能量为30×53＝1590kcal。

3. 食品交换份数和比例分配　对应实训表6-2，不同糖尿病人能量对应食物交换份数为18份，查出每种食物摄入份数，根据个人饮食爱好选择即可。

具体用量查实训表6-2，得知每日需主食10份（250g），水果蔬菜共1份（500g），肉蛋类3份（150g），豆类和乳类2份（260g），烹调油2份（20g）。

实训表6-2　不同能量需求的糖尿病人所需各类食物交换份数

能量（kcal）	交换份	谷薯组	蔬果组	肉蛋组	豆、乳类	油脂类
1200	13.5	6	1	2.5	2	2
1400	16	8	1	3	2	2
1600	18	10	1	3	2	2
1800	20	12	1	3	2	2
2000	22	14	1	3	2	2

注：本表所列饮食非固定模式，可根据个人饮食习惯进行适当调整，同类食品中碳水化合物、脂肪、蛋白质等营养素含量相似，每份营养成分按常用食品的营养值计算，用整数表达

4. 一日食谱安排（实训表6-3）。

实训表6-3　该糖尿病人一日食谱

早餐	加餐	午餐	晚餐
牛奶(200ml) 杂粮馒头（玉米40g， 面粉40g） 鸡蛋1个 咸菜少许	苹果(100g)	肉末(50g)，炒豆角(100g) 番茄(80g)炒茄瓜(80g) 米饭(100g) 烹调油(10g)	凉拌黄瓜(100g) 木耳(10g)肉片(30g) 豆腐(80g)青菜(50g) 杂粮馒头（面粉40g，黑米30g） 烹调油(10g)

实训7　痛风患者的食谱设计

【实训目的】

1. 通过本次实训，学会对痛风患者的膳食习惯、生活方式等情况进行调查，能初步找出痛风患者的发病原因，并给出合理的膳食指导。

2. 通过本实训，掌握如何通过调整痛风患者的膳食结构和摄食量，使患者维持和恢复正常的血尿酸水平，从而控制病情，预防和减少并发症。

3. 以痛风患者一日食谱为例进行计算，初步掌握痛风患者食谱的设计方法。

【实训准备】

1. 物品　计算器、纸、笔等。

2. 器械　《中国食物成分表2002》《中国食物成分表2004》《成年人每日能量供给量表》。

3. 环境　多媒体实训室。

【实训学时】

2学时。

【实训方法与结果】

（一）实训方法

根据患者的病情、年龄、身高、体重、劳动强度、目前饮食状态、饮食习惯、每天所需的总能量和各种营养素的数量，参照食物成分表，根据经济条件、市场供应状况等制定

食谱。

（二）实训实例与结果

1. 痛风患者的一般状况见实训表7-1。

实训表7-1　痛风患者的一般状况

姓名	王华发	性别	男	民族	汉族	年龄	50
身高	168cm	体重	80kg	腰围	95cm	职业	个体经营者

2. 设计过程

（1）计算标准体重：理想体重 = 168 - 105 = 63kg

（2）确定总能量：根据患者的年龄、性别、身高、体重、劳动强度等计算每日能量需要量。单位标准体重能量需要量查实训表7-2。

实训表7-2　成年人每日能量供给量（kcal/kg 标准体重）

体型	体力活动量			
	极轻体力劳动	轻体力劳动	中等体力劳动	重体力劳动
消瘦	30	35	40	40 ~ 45
正常	20 ~ 25	30	35	40
肥胖	15 ~ 20	20 ~ 25	30	35

注：年龄超过50岁者，每增加10岁，比规定值酌减10%左右

$BMI = 体重(kg)/[身高(m)]^2 = 80 \div (1.68)^2 = 28.3$，属肥胖

极轻体力劳动，肥胖体型所需能量数为20kal/（kg·d）

每日所需总能量 = 63 × 20 = 1260kcal

（3）计算碳水化合物、脂肪、蛋白质供给量：患者碳水化合物供能比为55% ~ 65%，脂肪供能比为20% ~ 30%；蛋白质供能比为10% ~ 15%。分别取60%、25%、15%。

碳水化合物 = 1260 × 60% ÷ 4 = 189g

脂肪 = 1260 × 25% ÷ 9 = 35g（每天小于40g属于低脂饮食）

蛋白质 = 1260 × 15% ÷ 4 = 47.3g

（4）计算主食、副食、油脂用量

①计算主食用量：主食以谷类为主，一般谷类的碳水化合物含量为75%，故根据所需的碳水化物量计算出主食用量为：189 ÷ 75% = 252g。

②计算副食用量：根据蛋白质的需要量来计算副食用量。谷物中蛋白质含量约为10%，因此主食提供蛋白质25g，副食应提供大约23g蛋白质（考虑到蛋白质消化率，可适当增加摄入）。确定每日牛奶、鸡蛋、肉类等主要副食的用量，该病人每天固定摄入牛奶200ml（蛋白质6g），鸡蛋1个（每个50g左右，提供蛋白质5g），肉类70g（蛋白质10g）左右。蔬菜400g左右。

（5）确定餐次分配比例，早中晚三餐能量分配为30%、40%、30%。

该病人一日食谱举例见实训表7-3。

实训表 7-3　痛风患者一日食谱

餐次	种类	食物	用量/g
早餐	牛奶	纯牛奶	200ml
	馒头	面粉	70g
	鸡蛋	水煮蛋	50g
加餐	玉米棒	水煮带芯玉米棒	200g
午餐	米饭	大米	75g
	芹菜炒肉	炒芹菜	150g
		瘦肉	25g
	清炒西葫芦	西葫芦	100g
晚餐	红萝卜炒肉	瘦肉	20g
		红萝卜	100g
	鸡丝面	面粉	60g
		鸡肉	20g
		青菜	50g

(6)调整食谱:根据粗配食谱中选用食物用量,计算该食谱营养成分,与食用者的营养素供给量进行比较,如果不在 90%～110%,则应该进行调整,直至符合要求。

(7)编制一周食谱:一日食谱确定后,可根据饮食习惯、市场供应情况等因素在同一类食物中更换品种和烹调方法,编排一周食谱。

(孙雪萍)

参 考 文 献

1. 王其梅. 营养配餐与设计. 北京:中国轻工业出版社,2014
2. 郝志阔,李超. 营养配餐设计与评价. 北京:中国质检出版社,2013
3. 蔡智军. 食品营养与配餐. 北京:化学工业出版社,2013
4. 付丽. 食品营养与卫生. 北京:中国轻工业出版社,2013
5. 陈静. 中医药膳学. 北京:中国中医药出版社.2013
6. 中国就业培训技术指导中心. 公共营养师(国家职业资格三级). 第 2 版. 北京:中国劳动社会保障出版社,2012
7. 彭景. 营养配餐师培训教程. 北京:化学工业出版社,2010
8. 张滨. 营养配餐与设计. 北京:中国环境科学出版社,2009
9. 劳动和社会保障部. 营养配餐员. 北京:中国劳动社会保障出版社,2002
10. 杨月欣,王光亚,潘兴昌. 中国食物成分表2002. 北京:北京大学医学出版社,2002

附录 中国居民膳食营养素参考摄入量

附表1 能量和蛋白质的 RNIs 及脂肪功能比

年龄（岁）	能量 #RNI（kcal）		蛋白质 RNI（g）		脂肪占总能量的百分比（%）
	男	女	男	女	
0 ~	95kcal/（kg·d）*		1.5 ~ 3g/（kg·d）		45 ~ 50
0.5 ~					35 ~ 40
1 ~	1100	1050	35	35	
2 ~	1200	1150	40	40	30 ~ 35
3 ~	1350	1300	45	45	
4 ~	1450	1400	50	50	
5 ~	1600	1500	55	55	
6 ~	1700	1600	55	55	
7 ~	1800	1700	60	60	25 ~ 30
8 ~	1900	1800	65	65	
9 ~	2000	1900	65	65	
10 ~	2100	2000	70	65	
11 ~	2400	2200	75	75	
14 ~	2900	2400	85	80	25 ~ 30
18 ~					20 ~ 30
体力活动 PAL▲					
轻	2400	2100	75	65	
中	2700	2300	80	70	
重	3200	2700	90	80	

续表

年龄（岁）	能量 #RNI（kcal）		蛋白质 RNI（g）		脂肪占总能量的百分比（%）
	男	女	男	女	
孕妇					20 ~ 30
早期		+200		+5	
中期		+200		+15	
晚期		+200		+20	
乳母		+500		+20	
50 ~					20 ~ 30
体力活动 PAL▲					
轻	2300	1900	75	65	
中	2600	2000	80	70	
重	3100	2200	90	80	
60 ~			75	65	20 ~ 30
体力活动 PAL▲					
轻	1900	1800			
中	2200	2000			
70 ~			75	65	20 ~ 30
体力活动 PAL▲					
轻	1900	1700			
中	2100	1900			
80 ~	1900	1700	75	65	20 ~ 30

注：# 各年龄组能量的 RNI 与其 EAR 相同

　* 为 AI，非母乳喂养应增加 20%

　PAL▲ 体力活动水平

　（凡表中数字缺如之处表示未制定该参考值）

附表 2　常量和微量元素的 RNIs 或 AIs（RNIs or AIs of some element）

年龄 age/（岁 year）	钙 Ca AI (mg)	磷 P AI (mg)	钾 K AI (mg)	钠 Na AI (mg)	镁 Mg AI (mg)	铁 Fe AI (mg) 男M／女F	碘 I RNI (μg)	锌 Zn RNI (mg) 男M／女F	硒 Se RNI (μg)	铜 Cu AI (mg)	氟 F AI (mg)	铬 Cr AI (μg)	锰 Mn AI (mg)	钼 Mo AI (mg)
0 ~	300	150	500	200	30	0.3	50	1.5	15(AI)	0.4	0.1	10		
0.5 ~	400	300	700	500	70	10	50	8.0	20(AI)	0.6	0.4	15		
1 ~	600	450	1000	650	100	12	50	9.0	20	0.8	0.6	20		15
4 ~	800	500	1500	900	150	12	90	12.0	25	1.0	0.8	30		20
7 ~	800	700	1500	1000	250	12	90	13.5	35	1.2	1.0	30		30
—						男M　女F		男M　女F						
11 ~	1000	1000	1500	1200	350	16　18	120	18.0　15.0	45	1.8	1.2	40		50
14 ~	1000	1000	2000	1800	350	20　25	150	19.0　15.5	50	2.0	1.4	40		50
18 ~	800	700	2000	2200	350	15　20	150	15.0　11.5	50	2.0	1.5	50	3.5	60
50 ~	1000	700	2000	2200	350	15	150	11.5	50	2.0	1.5	50	3.5	60
孕妇 Pregnant women														
早期 1st trimester	800	700	2500	2200	400	15	200	11.5	50					
中期 2nd trimester	1000	700	2500	2200	400	25	200	16.5	50					
晚期 3 rd trimester	1200	700	2500	2200	400	35	200	16.5	50					
乳母 Lactating mothers	1200	700	2500	2200	400	25	200	21.5	65					

（凡表中数字缺如之处表示未制定该参考值）

附表 3 脂溶性和水溶性维生素的 RNIs 或 AIs(RNIs or AIs of some vitamins)

年龄(岁 year) age	维生素A VA RNI (μg/RE) 男M	女F	维生素D VD RNI (μg)	维生素E VE AI (mgα-TE*)	维生素B₁ VB₁ RNI (mg) 男M	女F	维生素B₂ VB₂ RNI (mg) 男M	女F	维生素B₆ VB₆ AI (mg)	维生素B₁₂ VB₁₂ AI (μg)	维生素C VC RNI (mg)	泛酸 Pantothenic acid AI (mg)	叶酸 Folic acid RNI (μgDFE)	烟酸 Niacin RNI (mgNE) 男M	女F	胆碱 Choline AI (mg)	生物素 Biotin AI (μg)
0 ~	400(AI)		10	3	0.2(AI)		0.4(AI)		0.1	0.4	40	1.7	65(AI)	2(AI)		100	5
0.5 ~	400(AI)		10	3	0.3(AI)		0.5(AI)		0.3	0.5	50	1.8	80(AI)	3(AI)		150	6
1 ~	500		10	4	0.6		0.6		0.5	0.9	60	2.0	150	6		200	8
4 ~	600		10	5	0.7		0.7		0.6	1.2	70	3.0	200	7		250	12
7 ~	700		10	7	0.9		1.0		0.7	1.2	80	4.0	200	9		300	16
11 ~	700		5	10	1.2		1.2		0.9	1.8	90	5.0	300	12		350	20
14 ~	800	700	5	14	1.5	1.2	1.5	1.2	1.1	2.4	100	5.0	400	15	12	450	25
18 ~	800	700	5	14	1.4	1.3	1.4	1.2	1.2	2.4	100	5.0	400	14	13	500	30
50 ~	800	700	10	14	1.3		1.4		1.5	2.4	100	5.0	400	13		500	30
孕妇 pregnant women																	
早期 1st trimester	800		5	14	1.5		1.7		1.9	2.6	100	6.0	600	15		500	30
中期 2nd trimester	900		10	14	1.5		1.7		1.9	2.6	130	6.0	600	15		500	30
晚期 3rd trimester	900		10	14	1.5		1.7		1.9	2.6	130	6.0	600	15		500	30
乳母 Lactating mothers	1200		10	14	1.8		1.7		1.9	2.8	130	7.0	500	18		500	35

* α-TE=α-生育酚当量。α-TE is tocopherol equivalent

(凡表中数字缺如之处表示未制定该参考值)

附表 4　某些微量营养素的 ULs（ULs of some micronutrients）

年龄 age (岁 year)	钙 Ca (mg)	磷 P (mg)	镁 Mg (mg)	铁 Fe (mg)	碘 I (μg)	锌 Zn 男 M (mg)	锌 Zn 女 F (mg)	硒 Se (μg)	铜 Cu (mg)	氟 F (mg)	铬 Cr (μg)	锰 Mn (mg)	钼 Mo (μg)	维生素A VA (μgRE)	维生素D VD (μg)	维生素B$_1$ VB$_1$ (mg)	维生素C VC (mg)	叶酸 Folic acid (μgDFE)	烟酸 Niacin (mgNE*)	胆碱 Choline (mg)
0 ~				10				55		0.4							400			600
0.5 ~				30		13		80		0.8							500			800
1 ~	2000	3000	200	30		23		120	1.5	1.2	200		80			50	600	300	10	1000
4 ~	2000	3000	300	30		23		180	2.0	1.6	300		110	2000	20	50	700	400	15	1500
7 ~	2000	3000	500	30	800	28		240	3.5	2.0	300		160	2000	20	50	800	400	20	2000
11 ~	2000	3500	700	50	800	37	34	300	5.0	2.4	400		280	2000	20	50	900	600	20	2500
14 ~	2000	3500	700	50	800	42	35	360	7.0	2.8	400		280	2000	20	50	1000	800	30	3000
18 ~	2000	3500	700	50	1000	45	37	400	8.0	3.0	500	10	350	3000	20	50	1000	1000	35	3500
50 ~	2000	3500	700	50	1000	37	37	400	8.0	3.0	500	10	350	3000	20	50	1000	1000	35	3500
孕妇	2000	3000	700	60	1000	35		400						2400	20		1000	1000		3500
乳母	2000	3500	700	50	1000	35		400							20		1000	1000		3500

注：* NE = 烟酸当量，DFE = 膳食叶酸当量（凡表中数字缺如之处表示未制定该参考值）

附表 5　蛋白质及某些微量营养素的 EARs（EARs of protein and some micronutrients）

注：锌 Zn、维生素 B_1、维生素 B_2 各年龄段中“男 M／女 F”分别表示男、女参考值。

年龄 age（岁 year）	蛋白质 Protein（g/kg）	锌 Zn（mg）	硒 Se（μg）	维生素A VA（μgRE*）	维生素D VD（μg）	维生素B_1 VB_1（mg）	维生素B_2 VB_2（mg）	维生素C VC（mg）	叶酸 Folic acid（μgDFE）
0 ~	2.25 ~ 1.25	1.5		375	8.8*				
0.5 ~	1.25 ~ 1.15	6.7		400	13.8*				
1 ~		7.4	17	300		0.4	0.5	13	320
4 ~		8.7	20			0.5	0.6	22	320
7 ~		9.7	26	700		0.5	0.8	39	320
11 ~		男M 13.1　女F 10.8	36	700		0.7	1.0	75	320
14 ~		男M 13.9　女F 11.2	40			男M 1.0　女F 0.9	男M 1.3　女F 1.0	75	320
18 ~	0.92	男M 13.2　女F 8.3	41			男M 1.4　女F 1.3	男M 1.2　女F 1.0	75	320
孕妇						1.3	1.45	66	520
早期		8.3	50						
中期	+ 5	+ 5	50						
晚期	+ 5	+ 5	50						
乳母	+ 0.18	+ 10	65			1.3	1.4	96	450
50 ~	0.92							75	320

注：*0 ~ 2.9 岁南方地区 8.88 μg，北方地区为 13.8 μg

RE 为维生素 A 当量（凡表中数字缺如之处未制定该参考值）

目标测试参考答案

第一章

单选题

1. E 2. A 3. C 4. E 5. C 6. A 7. E 8. D 9. C 10. B
11. D 12. C 13. C 14. A 15. B 16. A 17. B 18. A

第二章

单选题

1. D 2. A 3. B 4. E 5. C

第三章

一、简答题

1. 保证能量、营养充足和平衡 食谱的编制首先要保证能量、营养充足和平衡,提供符合人体需要的营养膳食。

2. 满足食物多样化和比例适当 食物多样化是营养食谱编制的重要原则,也是实现合理营养的前提和基础。同时在进行食谱制定时,要特别注意各营养素在人体内发挥作用时相互间的关系。

3. 照顾饮食习惯和食物烹调方式 制定食谱时,根据就餐者年龄、生理特点及健康的要求,注重合理的食物烹调方法、口味特征、色泽搭配等方面不出现简单重复,菜肴品种常变,色香味形俱佳,起到增加就餐者食欲的作用。食物的烹调配合要合乎营养原则,符合季节特点,科学加工,粗细搭配,荤素兼备。少用盐,油脂使用适量。采取有效措施以去除干扰营养吸收利用的不利因素,尽量保存食物中营养素,减少其损失。

4. 考虑食物价格和定量 饮食消费必须与生活水平相适应。

5. 合理分配三餐进食量和能量 一日三餐食物的合理分配,通常以能量作为进食量的标准。根据膳食指南的推荐和实际经验,早餐提供的能量应占全天总能量的25% ~30%,午餐应占30% ~40%、晚餐应占30% ~40%。

6. 注意安全卫生 选择清洁、卫生的食物,保证食物的安全性是食谱编制时首先要考虑的,也是最基本的要求。

二、计算分析题

(1)判断体型

标准体重 = 175 – 105 = 70kg

$BMI = 80 \div 1.75^2 = 26 kg/m^2$,处于24 ~28,因此判断其体重超重。

(2)确定能量需要量

已知该男子为轻体力劳动者,且体重超重,根据正文中表 3-3"成人每日膳食能量供给量估算表"可知其标准体重能量需要量为 30kcal/kg。该男子一天的能量供给量应为:

全天能量供给量(kcal) = 70×30 = 2100kcal

(3)计算膳食中碳水化合物供给量

膳食中碳水化合物供给量(g) = 2100×60%÷4 = 315g

(4)确定主食用量

因主食只选择大米一种,查食物成分表可知,每 100g 大米(标一)中碳水化合物含量为 76.8g,即大米(标一)碳水化合物含量为 76.8%。

主食大米(标一)用量(g) = 315÷76.8% = 410.2g

因此,该男子若只进食米饭,每天大米的用量为 410.2g。

第四章

一、单选题

1. A   2. E   3. A   4. C   5. C   6. C   7. E   8. E   9. A   10. A

11. B   12. C   13. A   14. B   15. D   16. A   17. C   18. E   19. C   20. B

二、食谱编制题

参考食谱:

早餐:牛奶(牛奶 200g)、二米粥(大米 50.4g;小米 52.3g)、馒头(标准粉 71.1g)、肉炒油菜(猪肥瘦肉 23.5g;油菜 100g;大豆油 4g)、凉拌海带丝(海带 70g;胡萝卜 1.5g;芝麻油 2g);

加餐:苹果(80g);

中餐:米饭(大米 117.8g)、芙蓉面(标准粉 134.3g)、小鸡炖蘑菇(鸡肉 28.58g;蘑菇 100g;大豆油 2g)、清蒸河虾(河虾 24.8g)、鸡蛋炒韭菜(鸡蛋 25g;韭菜 80g;大豆油 3g)、凉拌黄瓜(黄瓜 50g;香菜 5g);

加餐:西瓜(80g);

晚餐:大米粥(大米 35.4g)、花卷(标准粉 149.7g;花生油 3g)、萝卜鸭汤(麻鸭 42.7g;白萝卜 100g;大豆油 2g)、西芹腰果(西芹 100g;腰果 17.6g;芝麻油 3.5g);

加餐:猕猴桃(100g)。

三、应用计算题

1. 根据中国营养学会制定的膳食营养素推荐摄入量表,查得成年女性,轻体力劳动者孕早期的能量推荐摄入量为 2100kcal。

2. 根据能量计算合理的三大主要供能营养素的质量。

蛋白质质量 = 2100×(10%~15%)÷4 = 53~88g

脂肪质量 = 2100×(20%~30%)÷9 = 47~70g

碳水化合物质量 = [2100 - 2100×(10%~15%) - 2100×(20%~30%)]÷4 = 289~360g

3. 根据能量和三大供能营养素质量合理安排各类食物的需要量。

根据平衡膳食食物的膳食宝塔分类与饮食习惯,采用食物交换份法先确定牛奶、果蔬类食物的供给量,再分别由碳水化合物、蛋白质和脂肪的质量换算出主副食和食用油的质量,具体计算如下(列表法):

步骤	食品类别	交换份数	折换食物总量（g）	蛋白质（g）	脂肪（g）	碳水化合物（g）
1	纯牛奶	1.5	240	8	8	9
2	蔬菜类	1.0	500	5	0	17
3	水果类	1.0	200	1	0	21
4	粮谷类	12～16	300～400	24～32	6～8	242～323
5	肉类	1.2～5.5	60～275	12～50	7～33	0
6	油脂类	2～3	20～30	0	20～30	0

4. 具体食谱安排如下：

早餐：牛奶(250g)、面包(面粉100g)、苹果(200g)；

中餐：二米饭(大米75g；小米75 g)、炒牛肉(芹菜100g；牛肉75g)、素炒空心菜(空心菜150g)；

晚餐：米饭(大米100g)、青椒炒羊心(青椒150g；羊心50g)、西红柿鸡蛋汤(西红柿100g；鸡蛋25g)；

全日烹调油27g。

第五章

一、单选题

1. A　　2. C　　3. A　　4. D　　5. B　　6. D　　7. B　　8. B　　9. D　　10. D
11. D　　12. C　　13. C　　14. C　　15. D　　16. C　　17. D　　18. B　　19. C　　20. D

二、案例分析题

1. (1)B　　(2)D　　(3)C

2. (1)标准体重 = 170 – 105 = 65kg

(2)体质指数 = $55 \div 1.7^2$ = 19.03

(3)根据成年人糖尿病能量供给量，他每天所需能量为 65×35 = 2275kcal

(4)计算其三大营养素需要量

碳水化合物：$2275 \times 60\% \div 4$ = 341.25g

蛋白质：$2275 \times 15\% \div 4$ = 85g

脂肪：$2275 \times 25\% \div 9$ = 63.2g

(5)略。

第六章

一、单选题

1. E　　2. A　　3. D

二、填空题

1. 平补法、清补法、温补法、峻补法

2. 益气养阴、补脾养心、补肾健脑

三、思考题

幼儿脏腑形态及功能发育尚不成熟，为稚阴稚阳之体，但同时又生长发育迅速，需要丰富的营养物质，因此食补设计应注重"调养"，增强体质，促进其生长发育。

《营养配餐与设计》教学大纲

一、课程性质

《营养配餐与设计》是中等卫生职业教育营养与保健专业一门重要的专业核心课程。本课程主要内容包括常见食物原料基础知识、营养食谱的编制、特殊人群的营养配餐与设计、常见慢性疾病人群营养配餐与设计及食补养生膳的设计。通过本课程的学习,学生需要掌握营养食谱的编制方法,特殊人群和慢性疾病人群营养配餐的原则,应用中国居民膳食指南、平衡膳食宝塔,在平衡膳食理论的指导下,能够为特殊人群及慢性疾病人群设计合理的营养食谱。

二、课程目标

通过本课程的学习,学生能够达到下列要求:

(一) 职业素养目标

1. 具有良好的职业道德,重视医学伦理,自觉尊重患者人格,保护患者隐私。

2. 具有良好的职业素养,能将合理营养、平衡膳食、促进健康作为自己的职业责任。

3. 具有良好的人际沟通能力,能与社区居民、患者及家属进行有效沟通,与相关医务人员进行专业交流。

4. 具有良好的身体素质、心理素质和较好的社会适应能力,能适应不同机构与岗位营养与保健工作的实际需要。

(二) 专业知识和技能目标

1. 具备基础营养相关知识与技能,能正确确定不同人群各种营养素的参考摄入量,正确计算能量分配,合理选用食物。

2. 具有应用临床营养相关知识与技能的能力,对病人进行初步的临床营养治疗,会配制常用治疗膳食。

3. 具有评价健康人、病人等不同人群的营养和膳食状况的能力。

4. 具有合理编制健康人、病人等不同人群的食谱的能力。

5. 具有使用计算机软件进行食谱编制、结果评价、营养指导的能力。

三、学时安排

教学内容	学时		
	理论	实践	合计
一、常见食物原料基础知识	4	0	4
二、营养配餐与设计的理论依据	4	0	4

续表

教学内容	学时		
	理论	实践	合计
三、营养食谱的编制	6	4	10
四、特殊人群的营养配餐与设计	8	4	12
五、常见慢性疾病人群营养配餐与设计	6	6	12
六、食补养生膳的设计	4	0	4
机动	4	2	6
合计	36	16	52

四、主要教学内容和要求

单元	教学内容	教学目标		教学活动参考	参考学时	
		知识目标	技能目标		理论	实践
一、常见食物原料基础知识	（一）粮谷类 1. 谷类 2. 薯类 3. 豆类 （二）蔬菜类 1. 叶菜类蔬菜 2. 茎菜类蔬菜 3. 花菜类蔬菜 4. 果菜类蔬菜 5. 瓜类蔬菜 6. 根菜类蔬菜 7. 食用菌类 （三）水果类 1. 鲜果类 2. 干果类 （四）禽畜类 1. 家畜类 2. 家禽类 3. 畜禽肉制品 4. 蛋和蛋制品 5. 乳及乳制品 （五）水产品 1. 鱼类 2. 甲壳动物类 3. 贝壳动物类 4. 藻类及其他水产类	1. 掌握：常见食物的分类；常见各类食物的营养价值。 2. 熟悉：各类食物的营养特点及应用。 3. 了解：各类食物的品种及特点。		理论讲授 案例教学 教学录像 讨论教学 PBL教学	4	0

续表

单元	教学内容	教学目标		教学	参考学时	
		知识目标	技能目标	活动参考	理论	实践
一、常见食物原料基础知识	（六）调味品 1. 调味品的分类 2. 常见调味品的营养价值及应用					
二、营养配餐与设计的理论依据	（一）中国居民膳食指南 （二）中国居民平衡膳食宝塔 1. 中国居民平衡膳食宝塔说明 2. 中国居民平衡膳食宝塔的应用 （三）中国居民膳食营养素参考摄入量 （四）食物成分表 （五）膳食平衡理论 1. 膳食平衡理论 2. 膳食平衡搭配原则	1. 掌握：中国居民膳食指南的内容；中国居民平衡膳食宝塔的结构及应用。 2. 熟悉：中国居民膳食营养素参考摄入量；食物成分表的使用。 3. 了解：膳食平衡的十大理论。		理论讲授 案例教学 讨论教学 启发教学 PBL教学	4	0
三、营养食谱的编制	（一）食谱编制的基础知识 1. 成人营养需要的确定 2. 成人食谱编制基本原则与依据 （二）食谱编制方法与实例 1. 计算法编制食谱 2. 食物交换份法编制食谱 3. 计算机软件法编制食谱	1. 掌握：计算法编制营养平衡食谱；食物交换份法编制营养平衡食谱。 2. 熟悉：营养食谱编制的原则；营养食谱编制的依据。 3. 了解：营养食谱编制的目的和意义。			6	4
	实训1：计算法编制食谱 实训2：食物交换份法编制食谱		1. 能熟练掌握计算法编制食谱的方法。 2. 会运用食谱交换份法编制食谱。	案例分析		

单元	教学内容	教学目标		教学	参考学时	
		知识目标	技能目标	活动参考	理论	实践
四、特殊人群的营养配餐与设计	（一）特殊生理时期人群的营养配餐与设计 1. 孕妇营养配餐与设计 2. 乳母营养配餐与设计 3. 婴幼儿营养配餐与设计 4. 学龄前儿童营养配餐与设计 5. 学龄儿童与青少年营养配餐与设计 6. 老年人营养配餐与设计 （二）特殊环境人群的营养配餐与设计 1. 高温环境下人群营养配餐与设计 2. 低温环境下人群营养配餐与设计 （三）特殊职业人群的营养配餐与设计 1. 电脑作业人群营养配餐与设计 2. 运动员营养配餐与设计 3. 驾驶员营养配餐与设计 4. 高考学生营养配餐与设计 5. 放射性作业人群营养配餐与设计	1. 掌握：不同生理时期人群、特殊环境人群和特殊职业人群的膳食配餐原则。 2. 熟悉：不同生理时期人群、特殊环境人群和特殊职业人群的营养需要与目标的确定。 3. 了解：不同生理时期人群、特殊环境人群和特殊职业人群的食物选择。		理论讲授 案例教学 情境教学 讨论教学 启发教学 PBL教学	8	4
	实训3：集体用餐的食谱设计 实训4：高考学生的食谱设计		1. 能熟练掌握集体用餐食谱和高考学生营养食谱的配餐原则并编制食谱。 2. 会计算集体用餐的能量需要量。	案例分析		

单元	教学内容	教学目标		教学活动参考	参考学时	
		知识目标	技能目标		理论	实践
五、常见慢性疾病人群营养配餐与设计	（一）医院膳食 1. 基本膳食 2. 治疗膳食 （二）常见慢性疾病营养配餐与设计 1. 高血压人群营养配餐 2. 高脂血症人群营养配餐 3. 冠心病人群的营养配餐 4. 糖尿病人群的营养配餐 5. 痛风病人群的营养配餐 6. 单纯性肥胖人群的营养配餐 7. 骨质疏松症人群的营养配餐	1. 掌握：基本膳食的特点、适用人群和配膳原则；治疗膳食的适应证、配餐原则；常见慢性疾病人群的膳食配餐原则、膳食营养食谱设计。 2. 熟悉：治疗膳食的概念、种类；常见慢性病人群的食物选择。 3. 了解：治疗膳食的食物宜忌；与慢性病有关的膳食因素。		理论讲授 案例教学 讨论教学 演示教学 启发教学 PBL教学	6	6
	实训5：高血压人群的食谱设计 实训6：糖尿病患者的食谱设计 实训7：痛风患者的食谱设计		1. 能熟练掌握高血压、糖尿病和痛风患者的配餐原则及食谱编制。 2. 会选择不同疾病的适宜食物。	案例分析		
六、食补养生膳的设计	（一）食补养生基础知识 1. "药补不如食补"的饮食保健观 2. 药食兼用品种名单 3. 常见的食补方法 （二）食补养生膳的设计 1. 食补养生膳的设计步骤 2. 食补养生膳的设计 3. 食补养生膳的制作	1. 掌握：不同年龄人群、不同季节及不同体质人群的食补养生膳的设计方法。 2. 熟悉：药食兼用品种名单。 3. 了解：食补养生的基础知识。		理论讲授 讨论教学 启发教学 PBL教学	4	0

五、说明

（一）教学安排

本课程标准主要供中等卫生职业教育营养与保健专业教学使用，第四学期开设，总学时为 52 学时，其中理论教学 32 学时，实践教学 14 学时，机动 6 学时。学分为 2 学分。

（二）教学要求

1. 本课程对知识部分教学目标分为掌握、熟悉、了解三个层次。掌握：指对基本知识、基本理论、有较深刻的认识，并能综合、灵活地运用所学的知识解决实际问题。熟悉：指能够领会概念、原理的基本含义，解释现象。了解：指对基本知识、基本理论能有一定的认识，能够记忆所学的知识要点。

2. 本课程重点突出以岗位胜任力为导向的教学理念，在技能目标分为能和会两个层次。能：指能独立、规范地解决实践技能问题，完成实践技能操作。会：指在教师的指导下能初步实施实践技能操作。

（三）教学建议

1. 本课程依据营养与保健专业的工作任务、职业能力要求，强化理论实践一体化，突出"做中学、学中做"的职业教育特色，根据培养目标、教学内容和学生的学习特点以及执业资格考试要求，提倡项目教学、案例教学、任务教学、角色扮演、情境教学等方法，利用校内外实训基地，将学生的自主学习、合作学习和教师引导教学等教学组织形式有机结合。

2. 教学过程中，可通过测验、观察记录、技能考核和理论考试等多种形式对学生的职业素养、专业知识和技能进行综合考评。应体现评价主体的多元化，评价过程的多元化，评价方式的多元化。评价内容不仅关注学生对知识的理解和技能的掌握，更要关注知识在临床实践中运用与解决实际问题的能力水平，重视职业素质的形成。